Vorschusslorbeeren

Dies ist ein Buch, das schon vor 100 Jahren hätte geschrieben werden müssen, bevor Dr. Kellogg seine Kampagne zur Beschneidung von Jungen startete, um sie am Masturbieren zu hindern. Lindsay Watson präsentiert ein Problem, das ein Jahrhundert lang versteckt wurde.

Jedem, der ein männliches Baby hat, sollte ganz klar bewusst gemacht werden, dass es KEINEN Grund für Beschneidung gibt und dass sie das Potenzial hat, dem Kind lebenslang Probleme zu bereiten. Ärzte müssen aufhören, ihren Anteil zu dieser Verstümmelung beizutragen. Krankenhäuser und Krankenkassen sollten Beschneidungen nicht mehr unterstützen oder bezahlen. Stellen Sie einem Arzt die einfache Frage: „Würden Sie als Erwachsener einwilligen, dass Ihnen ein Stück Ihrer Genitalien abgeschnitten wird?" Die meisten würden sich das als Erwachsene nicht selbst ohne einen triftigen medizinischen Grund antun. Es gibt keinen Grund für Erwachsene, dies Babys anzutun, die nicht zustimmen können. Eltern sollten niemals das Recht haben, ihre Kinder im Namen von Religion oder Tradition zu verstümmeln. Wenn es jemandem wegen seiner Religion so wichtig ist, kann er sich immer noch als Erwachsener dafür entscheiden.

Lesen Sie dieses Buch und erfahren Sie, wie verheerend sich diese unnötige Praxis auf das Leben von Männern auswirkt. Dann lassen Sie es andere wissen. Lassen Sie uns gemeinsam diese barbarische und primitive Praxis beenden.

Dr. Darrel Ray, Ed. D., Autor von „*Sex and God: How Religion Distorts Sexuality*" und „*The God Virus*".

24. Februar 2014

UNAUSSPRECHLICHE VERSTÜMMELUNGEN

BESCHNITTENE MÄNNER SPRECHEN DARÜBER

„Nichts offenbart die Seele einer Gesellschaft besser als die Art und Weise, wie sie ihre Kinder behandelt." – Nelson Mandela

LINDSAY R. WATSON

ÜBERSETZUNG: ULF DUNKEL

Herausgegeben von Lindsay R. Watson
Ashburton, Neuseeland

Titel der englischen Originalausgabe:
  „Unspeakable Mutilations – Circumcised Men Speak Out"

Haftungsausschluss:
Dieses Buch dient nur der Information und sollte nicht als Ersatz dafür angesehen werden, einen approbierten Arzt zu konsultieren.

ISBN 13: 978-1516854707
ISBN 10: 1516854705

Gestaltung: Lindsay Watson, Larry D. Wilson und Ulf Dunkel
Umschlag: Ulf Dunkel (Bildquelle: Fotolia)

Bibliografische Information der Deutschen Nationalbibliothek:
Die Deutsche Nationalbibliothek verzeichnet diese Publikation in der Deutschen Nationalbiographie; detaillierte bibliografische Daten sind im Internet über http://dnb.d-nb.de abrufbar.

Gedruckt bei CreateSpace, einem Unternehmen von Amazon.com.

Inhalt

Hinweis: In der englischsprachigen Originalausgabe sind die Berichte, Geschichten und Gedichte der Betroffenen alphabetisch sortiert. Diese Reihenfolge wird in der deutschsprachigen Version beibehalten. [Der Übersetzer]

Vorwort

Es kann sein, dass diese Seiten manchmal schwer zu verdauen sind. Die Informationen, die dieses Buch bietet, können erschreckend und schockierend sein. Unabhängig vom unangenehmen Gefühl beim Lesen ist dies ein wichtiges Buch: Es bringt uns allen wichtige Informationen über die Gefahren und Traumata, unter denen Männer und Jungen durch Beschneidung leiden.

Darüber hinaus muss man klar sehen, dass dieses Buch mit einem der ungeschriebenen Tabus der westlichen Kultur bricht: Es spricht offen über den emotionalen Schmerz von Männern und Jungen. Dieses Tabu wird nur selten wahrgenommen und viele Menschen sind sich einfach nicht bewusst, dass sie es haben. Ich hätte auch nichts darüber gewusst, doch ich wurde wiederholt damit konfrontiert, weil ich in meiner psychotherapeutischen Arbeit mit Männern und Jungen innerhalb der letzten 30 Jahre damit beschäftigt war, sie von ihren Traumata zu heilen. Es war offensichtlich erkennbar, dass niemand über den emotionalen Schmerz dieser Männer und Jungen überhaupt etwas hören wollte. Die meisten Menschen rechtfertigten sich dadurch, dass sie die Männer als kalt und gefühllos beschuldigten. Zu Anfang war mir nicht klar, was da passierte, aber im Laufe der Zeit wurde es deutlich. Der emotionale Schmerz von Männern und Jungen ist etwas, das die Leute meiden wie die Pest. Die Männer wissen das und handeln entsprechend, indem sie ihre eigenen emotionalen Zustände selbst kontrollieren.

Es ist dieses starke Tabu, das uns hilft, ein wenig mehr über Beschneidung zu verstehen. Das Tabu erzeugt eine Situation, in der emotionaler Schmerz bei Männern ausgeblendet wird, während wir den emotionalen Schmerz einer Frau als Aufruf zum Handeln ansehen. Wenn wir Schmerz bei Frauen erleben, fühlen wir uns verpflichtet, in irgendeiner Weise zu helfen, etwas zu tun. Wenn wir von Frauen hören, die ein Beschneidungstrauma erleiden, sehen wir das mit Empörung und versuchen mit vereinten Kräften, das Übel an der Wurzel zu packen. Aber wenn wir hören, dass Männer leiden, schalten wir ab. Wir hören es nicht. „Er kommt damit schon selbst klar“, sagen wir uns selbst.

Unsere Politiker sind nicht anders. Sie reagieren sehr sensibel auf Leid bei Frauen und entwerfen Gesetze, um zu versuchen, ihnen zu helfen. So wird man wiedergewählt. Aber sie tun nichts für die Männer (und es gefährdet ihre Wiederwahl nur selten, wenn sie nichts für Männer tun). Natürlich ist dies die Situation, die wir nun haben, wo in den meisten westlichen Kulturen die weibliche Beschneidung in all ihren Formen gesetzlich verboten ist und als Verletzung der Menschenrechte angesehen wird. Gleichzeitig ist die Beschneidung von männlichen Kleinkindern der häufigste chirurgische Eingriff in Amerika.

Weil der emotionale Schmerz von Männern und Jungen tabu ist und abgeblockt wird, gibt es viel weniger öffentliche Aufmerksamkeit für ihren Schmerz als für den

---

1   William Shakespeare, Romeo und Julia, 2. Akt, 2. Szene.

von Mädchen und Frauen. Fast jeder Zeitschriften- oder Zeitungsartikel, den Sie zum Thema Beschneidung gesehen haben, war wahrscheinlich über die Beschneidung von Mädchen. Wenn Sie in Fachzeitschriften schauen, sehen Sie eine ähnliche Ausrichtung. Es gab zahlreiche Zeitschriftenartikel über die traumatischen psychologischen Konsequenzen weiblicher Beschneidung, aber ich habe noch keinen Fachartikel über die psychologischen Konsequenzen der männlichen[2] Beschneidung gesehen. Die Artikel, die erscheinen, werben damit, dass männliche Beschneidung der Krankheit des Tages vorbeugt. Momentan ist es HIV, aber die Ärzteschaft hat dieses Lied schon früher gesungen. Sie haben uns versichert, dass männliche Beschneidung vor Syphilis, Epilepsie, Querschnittslähmung, Bettnässen, Augenproblemen, Schwerhörigkeit, Stummheit, Tuberkulose, Peniskrebs, Gebärmutterhalskrebs schützt – und jetzt vor HIV.

Dadurch, dass die Presse die Beschneidung von Frauen als Unterdrückung festschreibt und Jungenbeschneidung als gesundheits- und lebensfördernd darstellt – und die Ärzteschaft das ziemlich genauso propagiert – ist es kaum verwunderlich, dass unsere Bevölkerung im Allgemeinen einen ähnlichen Standpunkt einnimmt. Befragen Sie eine zufällige Person auf der Straße nach weiblicher Beschneidung und sie wird Ihnen erzählen, wie teuflisch es ist, so etwas überhaupt zu machen. Aber wenn Sie sie über Jungen befragen, wird sie mit den Schultern zucken. Es ist ihr egal, weil sie kaum etwas darüber weiß.

Dieses Buch zu lesen wird Ihnen helfen, mehr zu erfahren. Wenn Sie dieses Buch lesen, finden Sie Informationen darüber, dass das Bewusstsein über das Leid von Männern und Jungen aufgrund von Beschneidung immer mehr wächst. Es braucht mehr Menschen, die den Mut haben, dieses Buch zu lesen und ihr Bewusstsein für den Schmerz von Männern und Jungen zu erweitern. Das ist dringend nötig, denn ohne Sensibilität für das Leid einer Person gibt es keine Chance, ihr unser Mitgefühl zu zeigen.

Die Welt, in der wir leben, ist vermutlich viel weniger geeignet, Mitgefühl für Männer und Jungen zu erzeugen. Das kann sich ändern. Sie ändern es, indem Sie dieses Buch lesen. Vielen Dank für Ihren Mut. Die Männer und Jungen, die Sie lieben, werden es Ihnen ebenfalls danken.

Thomas R. Golden, LCSW, Autor von „*Swallowed by a Snake: The Gift of the Masculine Side of Healing*" und „*The Way Men Heal*".

13. März 2014

---

2   Es gibt ein paar Artikel über die psychologischen Auswirkungen von Beschneidung bei Männern, aber diese sind entweder nicht sehr weit verbreitet oder werden ignoriert. Ein Beispiel: T.A. Hammond, „Preliminary Poll of Men Circumcised in Infancy or Childhood", *British Journal of Urology International* 83, Ergänzung 1 (1999): 85-92.

Danksagungen

„Wir sind wie Zwerge, sitzend auf der Riesen Schultern. Wir sehen mehr, und Dinge, die weiter entfernt als zuvor, doch nicht, weil unsere Augen den ihren überlegen oder weil wir größer sind als sie, sondern weil sie uns aufrichten und durch ihre große Statur unsere erhöhen."

John von Salisbury (Metalogicon, *1159*)

Vielen Dank den Autoren, die zuvor schon die Aufmerksamkeit auf den Schaden durch nicht-therapeutische Beschneidung Minderjähriger gelenkt haben, einschließlich: Jim Bigelow, Lisa Bisque, Billy Ray Boyd, Robert Darby, Leonard Glick, Ronald Goldman, David Gollaher, Tim Hammond, Karen & John O'Hara, Patricia Robinett und Rosemary Romberg.

Vielen Dank dem Psychotherapeuten Thomas Golden für den Vorschlag, dieses Buch zu schreiben.

Vielen Dank den fünfzig mutigen Männern von zwei Vorhautrestauration-Websites dafür, dass sie ihre Geschichten erzählt haben.[3]

Vielen Dank an Larry D. Wilson aus San Jose, Kalifornien, für seine Unterstützung und Hilfe beim Bearbeiten des Originaltexts, vor allem für seine sorgfältige Bearbeitung der Männergeschichten.

Vielen Dank an Ulf Dunkel aus Deutschland für die Übersetzung ins Deutsche und die Umschlaggestaltung der deutschen Ausgabe.

---

3   foreskin-restoration.net und restoringforeskin.org

9

Widmung

Dieses Buch ist den Männern und Frauen gewidmet, die normaler sexueller Erfahrungen beraubt wurden durch systematische Genitalamputations-Chirurgie, die bei ihnen in der Kindheit durchgeführt wurde, aufgrund der Kultur, in die sie unglücklicherweise hineingeboren wurden.

---

4   Christopher Hitchens, *God Is Not Great; How Religion Poisons Everything* (Crows Nest: Allen & Unwin, 2007): 223.

Einführung

Es gibt eine Kategorie von Männern, die in der Kindheit beschnitten wurden, die in den meisten Büchern, Artikeln und Studien nicht erwähnt werden und deren Existenz die meisten Experten noch nicht einmal wahrgenommen haben: Männer, die sich selbst als Opfer einer Verstümmelung ansehen, die durch Erniedrigung verstummt sind, aber lieber eine intakte Vorhaut haben würden, die es jedoch nicht ertragen können, durch das Hinweisen auf die Tatsache, dass ein Teil ihres Penis abgeschnitten wurde, nochmals erniedrigt zu werden.[5]

Während die Gesellschaft akzeptiert, dass die Beschneidung von Mädchen schädliche psychologische Effekte erzeugt, haben Ärzteschaft und Eltern sich bisher geweigert, anzuerkennen, dass dies auch auf Jungen und Männer zutrifft. Einige Männer brauchen emotionale Unterstützung, um den Schmerz der Trauer zu verarbeiten, wenn sie die Wahrheit über den physischen und psychologischen Schaden entdecken, der ihnen als nicht zustimmungsfähige Minderjährige durch die nicht-therapeutische Beschneidung zugefügt wurde. Der Zweck dieses Buches ist, solchen Männern einen geschützten Ort zu bieten, an dem sie über ihr sehr persönliches Thema reden können. Dieses Buch will ebenso allen, die diesen Schmerz bisher ignoriert haben, Mut machen, zu hören, was diese Männer empfinden.

Die Männer sind zwischen achtzehn und dreiundachtzig Jahren alt und haben verschiedenste Bildungs- und Berufshintergründe. Fünfunddreißig der Männer sind aus den USA, vier aus Kanada, vier aus Großbritannien und zwei aus Südafrika. Von je einem Mann werden die Länder Neuseeland, Australien, die Philippinen, Iran und Irak repräsentiert. Mit Ausnahme der Philippinen, des Irans und Iraks, wo die Beschneidung Minderjähriger seit Jahrhunderten kulturell verwurzelt ist, sind die anderen Länder vorrangig englischsprachig. Vor mehr als einem Jahrhundert fing die Ärzteschaft in diesen Ländern an, junge Knaben zu beschneiden, um sie von der Selbstbefriedigung abzuhalten.[6]

Das Wort *Unaussprechlich* im Titel dieses Buchs bezieht sich auf die hilflosen Säuglinge und Jungen, die während der Beschneidungsprozedur nicht zu ihrer eigenen Verteidigung sprechen konnten. *Unaussprechlich* bezieht sich auch auf die Tatsache, dass das ganze Phänomen der nicht-therapeutischen Kleinkinder-Beschneidung von Schweigen und der Leugnung von Schäden durchdrungen ist, und dass Männer, die darüber reden, lächerlich gemacht werden. *Unaussprechlich* bezieht sich außerdem darauf, wie schwer es für viele Männer schon allein ist, laut auszusprechen, wie sehr sie verletzt sind. Einige beschnittene Männer können noch nicht einmal das Wort *Beschneidung* (oder *Zirkumzision)* aussprechen.

---

5   J. Erickson, (1989) in Jim Bigelow, *The Joy of Uncircumcising, Exploring Circumcision: History, Myths, Psychology, Restoration, Sexual Pleasure and Human Rights* (Aptos: Hourglass Publishing, 2002): 52.

6   Juden in englischsprachigen Ländern waren immer nur ein sehr kleiner Anteil der Bevölkerung.

Wenn wir uns vor der Realität verstecken oder etwas verleugnen wollen, beschönigen oder schwächen wir den Begriff. Statt *genitale Verstümmelung* zu sagen, sagen wir *Zirkumzision* (oder *Beschneidung*). Mag sein, dass wir den Begriff *unbeschnittener Penis* akzeptabel finden, aber wir würden niemals den Begriff *unbeschnittene Vulva* verwenden. Wir finden *verstümmelter Penis* inakzeptabel, aber nur, weil westliche Gesellschaften sich weigern, die männliche Beschneidung in irgendeiner Weise als schädlich zu sehen, weil sie normalerweise in klinischer Umgebung durchgeführt wird. Um diesen Hohn wahrnehmen zu können, müssen wir fähig sein, die korrekten Begriffe zu verwenden: Es ist eine unnötige Zerstörung eines normalen menschlichen Körperteils.

Im Gegensatz zur Auffassung der Mehrheit der Ärzteschaft ist die Vorhaut nicht nur „ein Hautlappen". Sie ist tatsächlich Teil eines sehr komplexen Organs: des Penis. Sie hat Schichten, verschiedene Bereiche und verschiedene Hautarten und eine Reihe von Funktionen. Zu dieser Komplexität kommt hinzu, dass tatsächlich jede Beschneidung unterschiedlich ist: Das Ergebnis hängt von den Fähigkeiten des Chirurgen ab (oftmals ein beginnender Arzt), seiner oder ihrer Erfahrung, seiner oder ihrer Einstellung zu dieser Operation, den verwendeten Gerätschaften und Methoden usw. Außerdem wird sie oft gemacht, wenn der Penis noch sehr klein ist – schließlich ist das Gewicht des Säuglings normalerweise nur etwa 6 Pfund (3 Kilogramm). Daher hat der Einfluss der Beschneidung viele Aspekte und das Ergebnis kann für jeden Mann sehr unterschiedlich sein. Trotzdem gibt es einige Gemeinsamkeiten bei den Reaktionen dieser Männer auf ihre Beschneidungen, von denen viele durch ihre Geschichten in diesem Buch offenbart werden.

Beschneidungskoma

Die meisten beschnittenen Männer klagen niemals darüber, dass ihre Genitalien chirurgisch reduziert wurden. Wie im Fall der weiblichen Beschneidung akzeptieren solche Männer, was die Gesellschaft ihnen erzählt: Es ist gesünder, kulturell gefordert und viel hygienischer. Die meisten beschnittenen Männer „sind erstaunlich ignorant darüber, was ihnen angetan wurde, und natürlich nahezu komplett ignorant darüber, was normal ist".[7] In seiner Geschichte schlägt Jeffrey vor, dass solche Männer wie betört in einem traum-ähnlichen Zustand zu sehen sind, quasi wie von Morpheus verzaubert.

Zum Glück für sie selbst, ihre Partner, ihre Eltern, für die, die sie beschnitten haben und für die Gesellschaft allgemein leben die meisten beschnittenen Männer ihr ganzes Leben glücklich unter Morpheus' Zauber und realisieren niemals, dass sie

---

7   Christopher Fletcher, „Penile Wounding: The Spectrum of Complications of Routine Male Circumcision as Seen in a Typical American Family Medical Practice", in *Genital Cutting: Protecting Children from Medical, Cultural, and Religious Infringements*, herausgegeben von George C. Denniston, et al., (Springer, New York/Heidelberg 2013): 85-99.

sexuell den Kürzeren gezogen haben. Dieser Zustand von Stupor ist das *Beschneidungskoma*.[8]

Das Leugnen – ein Stoßdämpfer

> Viele [Männer] vermeiden jegliche Diskussion über Beschneidung; andere können nur humorvoll darüber reden. Manche bagatellisieren es, während andere wütend werden, wenn das Beschneidungsthema provoziert wird. Um sich selbst vor dem Gefühl der Minderwertigkeit zu schützen, nehmen einige Beschneidung wahr als „etwas, das für sie getan wurde, nicht etwas, das ihnen angetan wurde".[9]

Beschnittene Männer leugnen normalerweise, dass sie einen Schaden davongetragen haben, als eine Möglichkeit, mit ihrer Scham umzugehen. „Von Männern wurde beständig erwartet, zu versorgen und zu beschützen, und unsere Männer sind sich über diese Erwartung im Klaren. Das führt dazu, dass sie immer zuerst versuchen, ihre Arbeit zu erledigen und erst später Gefühle an sich ranzulassen, in ihrer Abgeschiedenheit."[10] Menschen, die von Geburt an blind sind, sagen, dass sie es nicht vermissen, sehen zu können. Ganz ähnlich sagen die meisten beschnittenen Männer, dass sie es nicht vermissen, vollständig funktionsfähige Genitalien zu haben. Die einzige Ausnahme ist wahrscheinlich der beschnittene, heranwachsende Junge, der schon bald lernt, wie sehr er zur Selbstbefriedigung Gleitmittel nötig hat. Es scheint seltsam zu sein, dass Männer, die ansonsten ihrem Penis und seiner Größe erheblichen Wert beimessen, die Feststellung zurückweisen, dass sie einen kleineren Penis und weniger sexuell stimulierbares Gewebe haben. Das ist wahres Leugnen – der *Stoßdämpfer*, weil die anatomischen Beweise unbestreitbar sind.[11]

Als Babys beschnittene Männer „sind in dieser Frage in die Enge getrieben. Sie wurden ohne ihre Zustimmung beschnitten und haben keine innere Kenntnis darüber, was Intaktsein bedeutet. … Männer, die beschnitten wurden, haben ein extrem schwieriges Dilemma. Zu bestätigen, dass diese Praxis unnötig und schädlich ist, heißt für sie auch, dass sie eine schmerzliche persönliche Realität zugeben müssen."[12] J. Rook sagt, dass er vom vierzehnten bis zum siebzehnten Lebensjahr im

---

8   David L. Gollaher, *Circumcision: A History of the World's Most Controversial Surgery* (New York: Basic Books, 2000): 180.

9   T.A. Hammond, „Preliminary Poll of Men Circumcised in Infancy or Childhood", *British Journal of Urology International* 83, Ergänzung 1 (1999): 85-92.

10 Thomas R. Golden, *The Way Men Heal* (Gaithersburg: G.H. Publishing, 2013) Kindle Edition. Goldens Buch ist Männern ans Herz gelegt, die Trauer aufgrund ihrer Beschneidung empfinden, und denen, die ihnen helfen.

11 Thomas R. Golden, *Swallowed by a Snake: The Gift of the Masculine Side of Healing* (Gaithersburg: G.H. Publishing, 2000) Kindle Edition.

12 Vincent Bach, „The Vulnerability of Men", http://www.stopcirc.com/vincent/vulnerability_of_men.html (abgerufen am 7. April 2014).

Zustand des Leugnens blieb. Bei manchen Männern hat dieses Leugnen Jahrzehnte angedauert, bis sie aus dem Beschneidungskoma erwachten. Für die meisten Menschen ist diese Koma lebenslänglich, ein Zustand, aus dem sie niemals erwachen.

Da die Funktionen der Vorhaut in der Gesellschaft ignoriert werden, hat der Verlust der Vorhaut eventuell keinen Wert oder keine Bedeutung, weshalb Männer *die Bedeutung des Verlusts* leugnen.[13] Diese Art des Leugnens zeigt sich auch, wenn man sagt: „Es ist nur ein Hautlappen", „Ich hab's nie vermisst", „Es ist hygienischer", „Es ist gesünder" usw. Männer blenden alle Informationen aus, die andeuten, dass Beschneidung mit Verstümmelung gleichzusetzen ist, oder sie verarbeiten es mit Humor und akzeptieren die „Werte der sozialen Umgebung, der sie angehören".[14] Es überrascht nicht, dass eine starke Parallele zwischen männlicher und weiblicher Beschneidung gibt, diesen Zustand des Leugnens beizubehalten.

> ... die psychologischen Effekte sind wahrscheinlich subtiler, vergraben unter Schichten des Verleugnens, gemischt mit Resignation und Akzeptanz sozialer Normen. ... sie wurden gezwungen, ihre Gefühle zu unterdrücken, ihr „Bewusstsein" zu verbannen und den Brauch sogar zu idealisieren, schließlich sogar die Prozedur als harmlos und notwendig zu rechtfertigen. ... [Sie] können ihren unterdrückten Zorn nicht erinnern und haben niemals darüber getrauert, was ihnen widerfahren ist. Konsequenterweise zwingen sie dieselbe Tortur ihren Kindern auf, ohne gleichzeitig ihre Aktion zuzugeben.[15]

Das Erwachen – die schlechte Nachricht

> Eines Tages fragte ich, druckste herum über Dinge, die sie vielleicht getan haben könnten, als ich geboren wurde, und sie erwähnten, dass ich beschnitten worden war. Ich tat so, als wenn das für mich okay ist, aber dann ... ich ging rauf in mein Zimmer, wo ich einfach so zusammenbrach und im Stillen einige Stunden vor mich hin weinte.[16]

Ein Mann oder Junge kann durch Kommentare von innerhalb oder außerhalb der Familie aus seinem Beschneidungskoma erweckt werden, oder durch den Umgang mit intakten Männern, oder heutzutage häufiger durch Informationen aus dem Internet. Der erwachende Junge oder Mann erlebt oft eine unerwartete und

---

13 J. William Worden, *Grief Counseling & Grief Therapy* (New York: Springer, 1982), 11-12.
14 Jim Bigelow, *The Joy of Uncircumcising!: Exploring Circumcision: History, Myths, Psychology, Restoration, Sexual Pleasure and Human Rights*, Electronic Edition, http://www.norm.org/ (2002): 111.
15 T.A. Hammond, „Preliminary Poll of Men Circumcised in Infancy or Childhood", *British Journal of Urology International* 83, Ergänzung 1 (1999): 85-92.
16 Someone Mundane auf http://www.foreskinrestoration.net/forum/showthread.php?t=2961 (abgerufen am 20. September 2009)

zermalmende Erkenntnis, dass er einen dauerhaft und mutwillig beschädigten Penis hat.[17] Jeffrey schreibt, dass einige Männer „in der Lage sind, die Scheuklappen, die die Gesellschaft ihnen durch Unterlassungslügen aufgesetzt hat, komplett herunterzureißen". Er fährt fort: „Es traf mich wie ein harter Schlag mit einem Ziegelstein, als ich lernte, welche Teile alle entfernt worden waren." Die *Weltweite Umfrage zu Beschneidungsschäden* (Global Survey of Circumcision Harm) zeigt, dass Zorn (47 %), Schock (40 %) und Trauer (35 %) normale emotionale Reaktionen sind.[18]

Schock, der Zustand tauben Unglaubens, schützt den Jungen oder Mann dagegen, überwältigt zu werden. Dieser Moment des Erwachens wird anschaulich und dauerhaft im Gedächtnis abgespeichert. Jaime Banks „fühlte, wie eine Flut der Qual ihn verschlang". Er „verkroch sich in dem begehbaren Kleiderschrank", weil er keinen anderen Platz hatte, um sich zu verstecken. Er schluchzte und sagt, er „fühlte [seine] Haut am ganzen Körper kribbeln, hatte das lebhafte Gefühl, ein Messer würde in [sein] Herz und [seinen] Unterleib stechen. [Er konnte sich] an das Gefühl erinnern, als ob boshafte, unsichtbare Wesen an [seinem] Fleisch zerren, um [ihn] lebend aufzufressen."

Michael Gates erinnert sich, als er das erste Mal über die „schreckliche[n] Neuigkeiten" vom Nerven-Verlust durch Beschneidung erfuhr. Er fragt, „wie schrecklich ist das Gefühl, wenn sich Ihre Kehle zusammenschnürt und Sie ganz normal tun müssen? Wenn die Sekunden sich wie Minuten anfühlen und die Minuten wie Stunden?" Er wollte nur noch nach Hause gehen und die Information überprüfen, die ganze Zeit über hoffend, dass es nicht stimmt. Greg war vierzehn und „wollte in der Hölle versinken, hatte tatsächlich einen Blackout und … weiß noch, dass [er] die Erinnerung tief im Innern verbarg."

Verstörende neue Informationen

Im Internet können beschnittene Jungen und Männer heutzutage sehr einfach herausfinden, dass sie die sensibelsten Teile ihres Penis verloren haben.[19] Das sehr sensible gefurchte Band wurde abgeschnitten und das Vorhautbändchen wurde beschädigt oder komplett entfernt.[20] Der allersensibelste Teil des Penis für leichte Berührungen ist die Spitze der Vorhaut.[21] Das gefurchte Band, das tausende von Nervenrezeptoren, die sogenannten Meissner-Tastkörperchen, enthält, dient hier

---

17   T.A. Hammond, „Preliminary Poll of Men Circumcised in Infancy or Childhood", *British Journal of Urology International* 83, Ergänzung 1 (1999): 85-92.
18   *Global Survey of Circumcision Harm*, http://www.circumcisionharm.org/ (abgerufen am 13. Dezember 2012)
19   Gary Harryman, „The Lost List", http://www.norm.org/lost.html
20   J.R. Taylor, A.P. Lockwood und A.J. Taylor, „The Prepuce: Specialized Mucosa of the Penis and Its Loss to Circumcision", British Journal of Urology 77 (1996): 291-295; K.A. McGrath, „The Frenular Delta: a new Preputial Structure", in Understanding Circumcision: A Multi-Disciplinary Approach to a Multi-Dimensional Problem, herausgegeben von G.C. Denniston, F.M. Hodges, M.F. Milos (New York: Kluwer/Plenum, 2001): 199-206.

dazu, feine Berührungen und Bewegung zu erkennen, und geben dem Mann ganz besonders angenehme Empfindungen. In niedrigerer Dichte finden sich auch im Eichelrand Meissner-Tastkörperchen.

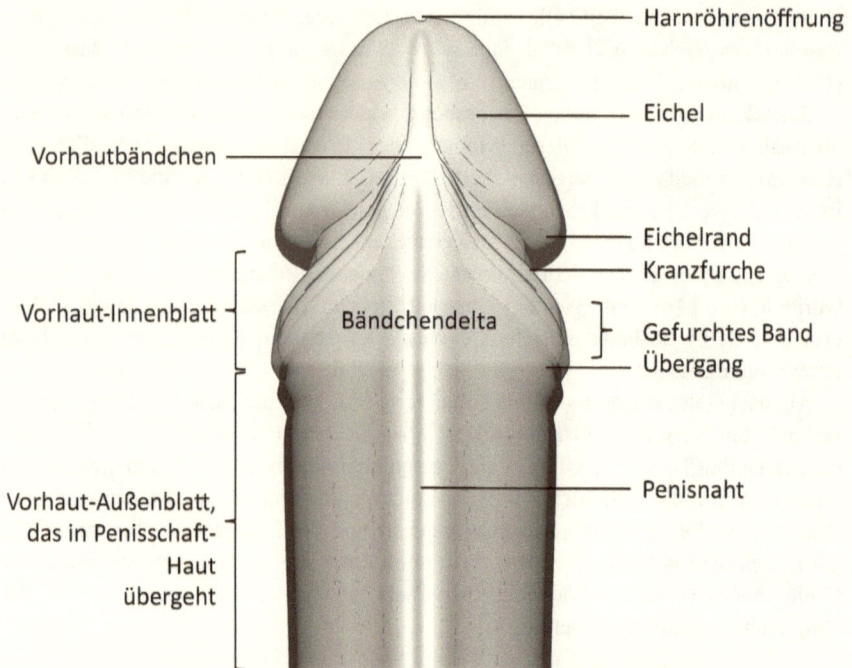

Harnröhrenöffnung

Eichel

Vorhautbändchen

Eichelrand
Kranzfurche

Vorhaut-Innenblatt

Bändchendelta

Gefurchtes Band
Übergang

Penisnaht

Vorhaut-Außenblatt, das in Penisschaft-Haut übergeht

Abb. 1: Unterseite des Penis mit zurückgezogener Vorhaut

Wie vorauszusehen ist, führt die Beschneidung zu einem kleineren Penis, weil eine doppelte Schicht von Haut und Muskelgewebe von annähernd 13 x 8 cm abgeschnitten wird. Normale Männer haben einen unerigierten Penis der „5 % länger, 4 % größer im Umfang und 15 % größer im Volumen" als der von beschnittenen Männern ist.[22]

Beim Erwachen wird die Narbenbildung an der Wundstelle plötzlich offensichtlich. Die Gomco-Klammer[23] hinterlässt eine braune Narbe, die den Penisschaft

---

21 J.R. Taylor, A.P. Lockwood und A.J. Taylor, (1996): Morris L. Sorrells et al. „Fine-touch pressure thresholds in the adult penis", British Journal of Urology International 99, 4 (2007); 864-869; K.A. McGrath, (2001).

22 Christopher Fletcher, „Penile Wounding: The Spectrum of Complications of Routine Male Circumcision as Seen in a Typical American Family Medical Practice", in *Genital Cutting: Protecting Children from Medical, Cultural, and Religious Infringements,* herausgegeben von George C. Denniston, et al. (Springer, New York/Heidelberg 2013): 85-99.

23 Die *Gomco-Klammer* ist ein Beschneidungsgerät, das von Hiram S. („Inch") Yellen und Aaron A. Goldstein entwickelt wurde und in den USA seit 1935 benutzt wird.

umschließt. Möglicherweise gibt es noch andere deutliche (hypertrophe) Narben, sofern die Narbe sich von der normalen Haut abhebt. Eine Hautbrücke (eine nicht-funktionale Hautansammlung) an der Verletzungsstelle kann dann als strukturelle Anomalie wahrgenommen werden. Vance beschreibt seinen ganz persönlichen Horror, mit einer komplett unnötigen und verpfuschten Beschneidung leben zu müssen. Gary gibt zu Protokoll, dass er mit einem haarigen Penisschaft und einer Penis-Hodensack-Verflechtung leben muss, weil während der Beschneidung so viel Haut entfernt wurde. Penis-Hodensack-Verflechtung ist eine häufige Komplikation der Beschneidung, durch die während einer Erektion die Haut des Hodensacks mit der Unterseite des Penis über einen längeren Bereich als normal verbunden ist. Dadurch wurde Garys Vertrauen in Beziehungen mit Frauen zerstört.

Männer lernen rasch, dass die Behauptung der Ärzteschaft, die Beschneidung hätte keinerlei Einfluss auf die sexuelle Funktion, eine Täuschung ist und dass die nicht normale Funktion ihres Penis durchaus auf ihre Beschneidung als Säugling zurückzuführen sein kann. Obwohl nicht alle männlichen sexuellen Dysfunktionen auf Beschneidungsschäden zurückzuführen sind, sollten die Chirurgen, die geschätzte 18.000 Fälle von Korrekturoperationen nach Beschneidungen pro Jahr in den USA durchführen, sich über den physischen Schaden durch Säuglingsbeschneidung im Klaren sein.[24] Auch wenn dies nur rund 0,1 Prozent der mehr als eine Million Beschneidungen betrifft, die jährlich an Säuglingen in den USA durchgeführt werden, bedeutet dies für jeden betroffenen Mann verminderte sexuelle Erfahrung und reduziertes Selbstwertgefühl. Es gibt zudem nur niedrige Schätzungen über ernste Penis-Beschädigungen, weil viele Männer mit stark beschädigten Penissen sich niemals trauen, korrigierende Nachoperationen machen zu lassen.

Young Man aus Kanada berichtet, dass der Urologe, der seine Hautbrücke entfernte, sagte: „Ja, ich habe viele gemacht, zu viele. Es ist Zeit, aufzuhören!", womit er andeutete, dass Hautbrücken-Korrektur nicht ungewöhnlich bei beschnittenen Männern sei. Eltern wissen oft gar nichts darüber, dass ihr Sohn eine Korrekturoperation über sich ergehen ließ, um einen Schaden aufgrund der Säuglingsbeschneidung beheben zu lassen.

Der aktuelle Bericht der Arbeitsgruppe der American Academy of Pediatrics von 2012[25] liefert ein ausgezeichnetes Beispiel für all die Altweibergeschichten, Vermutungen, widerlegten Gründe für Beschneidung, Aberglauben, schlechte Wissenschaft und medizinische Unwissenheit, die helfen, diese Praxis in Amerika ewig fortzuführen. Es sei zudem darauf hingewiesen, dass diese Arbeitsgruppe sehr spezielle finanzielle Ziele verfolgte: Sie empfahl, dass alle Krankenkassen- und Regierungsprogramme den Ärzten Vergütungen für die Ausführung dieser unnötigen Operation zahlen sollten.

---

24 *Mens Health Magazine*, 2 May 2009, in Robert Darby, *The Sorcerer's Apprentice: Why Can't the United States Stop Circumcising Boys?*, Kindle Edition, SJF Publishing, 2013.
25 American Academy of Pediatrics, „Male Circumcision", *Pediatrics* 130, 3 (2012): 756-785.

Eltern verfangen sich leicht in diesem Netz aus medizinischer und kultureller Täuschung. Chester von den Philippinen, wo Beschneidung als Brauch nahezu allen Jungen aufgezwungen wird, erzählt, dass seine Eltern sagten, seine Vorhaut müsse abgeschnitten werden, weil sie „ein medizinisches Risiko" darstelle und er mit ihr „nicht fähig sein [würde], überhaupt Sex zu haben", er würde keine Kinder zeugen können und kein Mädchen würde ihn jemals nackt ansehen wollen. Ihm wurde gesagt, dass seine „überflüssige Haut" ein göttlicher Fehler sei. Gleichermaßen werden im Irak ganze Gruppen junger Knaben gedemütigt, indem ihre Genitalien in der Öffentlichkeit gezeigt und beschnitten werden, ohne Schmerzmittel, wie in der Geschichte von Muslim Man beschrieben. In seiner Kultur ist es verboten, über die Genitalverstümmelung von Jungen zu sprechen; er muss den Mund halten.

Bei jedem chirurgischen Eingriff werden Nerven verletzt und weitere Traumata der Penis-Nerven können sich im Laufe der Zeit entwickeln. Manche beschnittenen Männer haben eine hypersensible Narbe aufgrund einer übergroßen Anzahl schmerzempfindlicher Nervenenden, die sich an der Verletzungsstelle entwickeln.[26] Die ständige Stimulierung der freiliegenden Eichel an der Wäsche scheint die Sensibilität des Eichelrandes zu verringern. Es überrascht kaum, dass beschnittene Männer oft ein Taubheitsgefühl und Schmerzen empfinden, weil „… Beschneidung die sensibelsten Teile des Penis entfernt und die Sensibilität der Eichel für leichte Berührungen herabsetzt."[27] In seinem Bericht beschreibt DPX1, dass er kaum etwas spürt, wenn seine Partnerin ihn mit der Hand oder dem Mund befriedigt.

Ohne die vollständige Kontrolle über die Empfindungen kann es bei jungen beschnittenen Männern zu vorzeitigem Samenerguss und bei Männern mittleren Alters zu Verzögerungen kommen. Der Orgasmus kann einfach nur eine Ejakulation sein statt eines orgiastischen Gefühls, das den ganzen Körper durchströmt, wie es die Mehrzahl der Männer mit intakten Genitalien erlebt.[28] Ohne die Gleitfunktion der Vorhaut, die die Reibung verringert, müssen sich beschnittene Männer auf die Benutzung künstlicher Gleitmittel umstellen, sowohl für Selbstbefriedigung als auch für Geschlechtsverkehr.[29] Der hohe Umsatz im Verbrauch von Gleitmitteln in westlichen, beschneidenden Ländern bestätigt dies.[30] Junge amerikanische Frauen, die keine Ahnung von den Funktionen der Vorhaut und nur wenig oder gar keine Erfahrung mit intakten Männern haben, sagen oft, dass sie beschnittene Partner

---

26 M. Fitzgerald, „The birth of pain", *Medical Research Council News*, Summer (1998): 20-23.
27 Morris L. Sorrells et al. „Fine-touch pressure thresholds in the adult penis", *British Journal of Urology International* 99, 4 (2007): 864-869.
28 A.C. Kinsey, W.B. Pomeroy und C.E Martin, *Sexual Behavior in the Human Male* (Philadelphia: W.B. Saunders, 1948): 160-1.
29 G.A. Bensley und G.J. Boyle, „Physical, sexual, and psychological effects of male infant circumcision: an exploratory survey", in *Understanding circumcision: a multi-disciplinary approach to a multi-dimensional problem,* herausgegeben durch G.C. Denniston, F.M. Hodges und M.F. Milos (New York: Kluwer Academic/Plenum Publishers, 2001): 207–39.
30 *Durex Global Sex Survey 2005,* http://www.durex.com/en-jp/sexualwellbeingsurvey/documents/gss2005result.pdf (abgerufen am 6. Oktober 2013).

bevorzugen. Jedoch können beschnittene Männer nachlesen, dass die Forschung zeigt, dass Frauen, die sowohl Geschlechtsverkehr mit intakten als auch mit beschnittenen Männern hatten, intakte Männer bevorzugen. Beschnittene Männer brauchen länger und kräftigere Stöße beim Geschlechtsverkehr, um die fehlende Empfindlichkeit ihres Penis auszugleichen.[31] Männliche Beschneidung geht auch einher mit „einer Reihe häufiger sexueller Schwierigkeiten bei Frauen, insbesondere Orgasmus-Schwierigkeiten, Schmerzen beim Geschlechtsverkehr und einem Gefühl, die sexuellen Bedürfnisse würden nur unvollständig befriedigt."[32]

Zusammenfassend lässt sich sagen, dass der erwachte Mann schon bald lernt, dass er ohne die Vorhaut und ihre Funktionalität niemals fähig sein wird, normale sexuelle Funktionalität zu erleben. Die Hauptfunktionen sind:

1. das Senden angenehmer Sinnesreize während sexueller Aktivitäten, durch die Meissner-Körperchen im gefurchten Band, durch die Schleimhaut der inneren Vorhaut und das Vorhautbändchen,[33]
2. der Schutz des Eichelrands vor Abrieb, niedrigen Luft- oder Wassertemperaturen und Austrocknen, um seine begrenzte Empfindlichkeit zu erhalten,
3. der Schutz der inneren Vorhaut-Schleimhaut vor Abrieb und Austrocknen, um ihre Empfindlichkeit zu erhalten,
4. dem erigierten Penis genügend Haut zu bieten, um sich ohne Hautrisse oder Blutungen auf das volle erigierte Volumen ausdehnen zu können,
5. die Kraft zu verringern, die zum Eindringen in die Vagina nötig ist,[34]
6. die Reibung zwischen dem Penisschaft und der Innenwand der Vagina zu verringern,[35]
7. die Scheidenfeuchtigkeit zu bewahren, indem sie als Barriere innerhalb der Vagina dient.[36]

Die meisten Männer wünschen und erwarten, dass ihre sexuellen Erlebnisse sie erfüllen und befriedigen. Weil durch das Fehlen einer Vorhaut diese Erwartungen nicht vollständig erfüllt werden können, kann dies zu Verwirrung, Trauer, Wut, Angst, Schuldgefühlen, Einsamkeit oder Hilflosigkeit führen.

31 K. O'Hara and J. O'Hara, „The effect of male circumcision on the sexual enjoyment of the female partner", *British Journal of Urology International* 83 Ergänzung 1 (1999): 79–84.
32 M. Frisch, M. Lindholm und M. Gronbaek, „Male circumcision and sexual function in men and women: a survey-based, cross-sectional study in Denmark", *International Journal of Epidemiology* (2011): 1-15. Abgerufen am 18. Juni 2011. doi:10.1093/ije/dyr104.
33 Morris L. Sorrells et al. „Fine-touch pressure thresholds in the adult penis", *British Journal of Urology International* 99, 4 (2007): 864-869.
34 D. Taves, „The intromission Function of the Foreskin", *Medical Hypotheses* 59, 2 (2002): 180.
35 R.L. Dickinson, Human Sex Anatomy: A Topographical Hand Atlas (Baltimore: Williams & Wilkins, 1949); S. Lakshmanan and S. Parkash, „Human prepuce: some aspects of structure and function", *Indian Journal Surgery* 44 (1980): 134-7.
36 G.A. Bensley und G.J. Boyle, „Effects of male circumcision on female arousal and orgasm", *New Zealand Medical Journal* 116 (2003): 595-6.

Zorn

> Ich kann nicht mal ansatzweise die Gefühle beschreiben, die ich hatte, als ich davon das erste Mal erfuhr ... Wut, Hass, Neid, Ekel, Trauer, das Gefühl, hinterrücks erstochen worden zu sein, ein Wunsch nach Rache.[37]

> Ich fühlte mich total übermannt durch die zermarternde Verzweiflung und intensive Wut, als ich eines Tages davon erfuhr und nachdem mein Verdacht bestätigt war. Ich rastete gegenüber meiner Familie total aus.[38]

Nachdem sie aus dem Beschneidungskoma erwachen, fühlten 47 % der Männer in der *Weltweiten Umfrage zu Beschneidungsschäden* Zorn, und 27 % berichteten von „gewalttätigen Gedanken und dem Wunsch nach Vergeltung gegen [den] Täter".[39] J. Rook schreibt, dass er nach dem Aufgeben der Verleugnung in einen Zustand der Wut geriet. Männer fühlen, dass ihnen die Möglichkeit vollständig erfüllender sexueller Erfahrungen verweigert wurde. Dies entspricht den Reaktionen von Opfern weiblicher Beschneidung, die tiefen Zorn, Verbitterung und ein Gefühl des Verrats empfinden.[40] Zorn entsteht, wenn man sich hilflos fühlt. Dieses Gefühl wird verstärkt dadurch, dass die Eltern anscheinend ihren Sohn verraten haben, weil sie sich weigerten, ihn zu beschützen. Wenn der Vater intakt ist, kann das Gefühl des Verrats beim Sohn noch größer sein. J. Rooks Zorn hielt über ein Jahrzehnt an. Natürlich ist es besser, wenn Zorn sich entladen kann, ohne Schaden anzurichten, weil ansonsten die Verbitterung jahrelang als „fortwährend schwelende Bitterkeit" weiter köchelt.[41] Wahrscheinliche Ziele für Feindseligkeit aufgrund von Beschneidung sind Eltern, die Ärzteschaft und religiöse Führer. CircVictim weist darauf hin, dass man auf Babys abzielt, weil sie wehrlos sind und die Beschneidung von Säuglingsgenitalien eine Form der Kindesmisshandlung ist. Die Ärzteschaft nimmt die Intensität der Feindseligkeit nicht besonders ernst, die manche beschnittene Männer den beschneidenden Ärzten entgegenbringen. Ärzte sind „böse gierige Bastarde, die hungrig nach Geld und Macht sind und keinen Funken Mitgefühl in ihrem Körper haben. Die, die Babys verletzen, sind weibische Feiglinge und für die, die Erwachsene (wie auch Babys)

---

37 IamJacksSmirkingRevenge auf http://www.foreskin-restoration.net/forum/showthread.php?t=2585 (abgerufen am 15. Juli 2009)

38 Someone Mundane auf http://www.foreskin-restoration.net/forum/showthread.php?t=1361 (abgerufen am 28. April 2011).

39 http://www.circumcisionharm.org/ (abgerufen am 13. Dezember 2012)

40 Nikki Denholm, *Female Genital Mutilation in New Zealand: Understanding and Responding – A Guide for Health and Child Protection Professionals*, (Auckland, The Refugee Health Education Programme, 2004): 70.

41 R.M. Youngson, *Grief: Rebuilding Your Life After Bereavement* (Newton Abbot: David & Charles, 1989): 67; RPrizzle auf http://www.foreskin- restoration.net/forum/showthread.php?t=2961 (abgerufen am 20. September 2009).

manipulieren, liegt schon eine Kugel bereit."[42] „Ich bin wütend, weil ich nur ein wehrloser Neugeborener war, als irgendein Esel von Doktor (oder wahrscheinlich eine Hexe von Ärztin) mir ohne jede Betäubung meine Vorhaut abgeschnitten hat."[43]

Einige Männer entwickeln Bilder extremer Gewalt gegenüber dem Beschneider und anderen, die mit dem Beschneiden zu tun hatten. „Ich bin total sauer auf den Doktor, der mich beschnitten hat. Ich wünschte, ich könnte so lange auf ihn einprügeln, bis er blutet, dann seinen Kopf in eine Toilette voller Scheiße stopfen und seine Eier unter meinen Füßen zerquetschen. Ich hoffe auch, dass er in der Hölle brennt."[44]

> Ich will einfach nur alle Leute, die mit meiner Beschneidung zu tun hatten, verletzen und/oder töten, vor allem den, der es tatsächlich gemacht hat. … Ich dachte daran, sie zu erschießen, sie mit einer Drahtschlinge zu erwürgen, sie aus dem Fenster zu stoßen, sie zu enthaupten, den Penis des Beschneiders zu amputieren, so dass er noch immer geil sein kann, aber nicht mehr kommen kann, und so vieles mehr. … Ich lebe in Angst, dass eines Tages der Zorn, die Wut und der Schmerz mich auffressen, aber dass es, statt mich in eine tiefe Depression zu stürzen, mich an den Rand von Mord und Selbstmord treibt.[45]

Reaktive Depression und Einsamkeit

> Wenn wir über irgendeinen anderen physischen Unfall oder eine Krankheit sprechen, die zur Amputierung eines Körperteils geführt haben, würden Medizin und Psychologie nicht zögern, die Ernsthaftigkeit des Problems zu erkennen und alles Erdenkliche zu tun, um zu helfen, indem sie ihre restaurativen und heilenden Fähigkeiten anbieten.[46]

> … das Herzstück davon ist dieses Gefühl, weil mein Schwanz nicht so gut ist, wie er sein könnte, dass ich nicht gut genug und nicht würdig genug bin, geliebt zu werden.[47]

---

42 CircVictim auf http://www.foreskin-restoration.net/forum/showthread.php?t=4852 (abgerufen am 30. Mai 2010)

43 Max Brown auf http://www.myforeskin.org/content/milestones-and-anger-sep-1708 (abgerufen am 26. Dezember 2009).

44 Max Brown auf http://www.myforeskin.org/content/milestones-and-anger-sep-1708 (abgerufen am 14. März 2009).

45 Aspie auf http://www.foreskin-restoration.net/forum/showthread.php?t=5007 (abgerufen am 7. Juni 2010).

46 Jim Bigelow, *The Joy of Uncircumcising, Exploring Circumcision: History, Myths, Psychology, Restoration, Sexual Pleasure and Human Rights*, Electronic Edition, http://www.norm.org/ (2002): 116.

47 UpwardsLemon auf http://www.restoringforeskin.org/blog/2013/04/found-source-most-my-suffering-about-being-cut (abgerufen am 21. April 2013).

Eine Umfrage unter erwachten beschnittenen Männern ergab, dass 42 % der Teilnehmer unter depressiven Episoden und/oder tränenreichen Zusammenbrüchen litten, und in einer anderen Umfrage fühlten 24 % tiefe Trauer.[48] Trauer entsteht durch physische und psychische Reaktionen eines Individuums als Antwort auf den Verlust von etwas Wertvollem, sei es nun eine Person oder ein Körperteil. Depression ist eine gewöhnliche Reaktion auf solch einen Verlust. „Eines der Dinge, die ich immer noch zu bewältigen habe, ist die Depression aufgrund der Beschneidung. Manchmal dauern [die depressiven Episoden] Stunden, manchmal Wochen, und sie schmerzen, weil im Gegensatz zur landläufigen Meinung Depression nicht mit tiefer Traurigkeit gleichzusetzen ist[. E]s kommt einer Depression des Verstands und des Körpers gleich."[49] „Ich schlief häufiger als normal. ... Heute aber denke ich, all die extremen Gefühle haben den Weg freigemacht für eine abgespaltene Apathie als Bewältigungsmechanismus. Ich finde es schwierig, mich um irgendetwas anderes außer diesem Thema *ernsthaft* zu kümmern, aber ich zwinge mich trotzdem dazu. Funktioniert nicht immer, und es fühlt sich irgendwie wie ein hohles Gefühl der Fürsorge an, nicht wirklich echt."[50] Greg "durchlief einen zweimonatigen psychotischen Zusammenbruch", der ihn zerstörte.

Nicht jeder mit chronischer Depression wird apathisch, um mit dem Schmerz umgehen zu können. „Ich habe jeden Tag mit sehr starken Depressionen zu kämpfen. Das andauernde Gefühl, kein richtiger Mensch zu sein, zieht mich runter. Während ich dies tippe, zittert mein Körper und ich muss die Augen aufreißen. Fühle mich krank. Das passiert so ziemlich jeden Tag. Ich kann deshalb keine Beziehung aufrecht erhalten, selbst wo ich das Problem kenne. Und egal, was ich tue, ich komme nicht darüber hinweg. Ich hab schon die stärksten Medikamente genommen, legale und andere. Ich habe verschiedenste Therapien versucht, sind alle fehlgeschlagen."[51] „Ich erlebe gerade eine sehr tiefe Trauer darüber, was mir als Säugling genommen wurde. ... Ich weiß nur einen Weg, mit all diesen neuen Schwierigkeiten umzugehen: Ein Tag nach dem anderen."[52]

Ein einundzwanzigjähriger Mann erklärt:

> Ich werde überwältigt von Gefühlen der Trauer und Wut und manchmal
> breche ich in Tränen aus. ... Und diese Gefühle verfolgen mich in unter-

---

48 http://www.restoringforeskin.org/poll/do-you-ever-have-any-tearful-breakdowns-andor-depressed-periods-because-your-circumcision (abgerufen am 12. Juni 2012); http://www.circumcisionharm.org/ (abgerufen am 13. Dezember 2012).

49 Aspie auf http://www.foreskin-restoration.net/forum/showthread.php?t=5007 (abgerufen am 7. Juni 2010).

50 Someone Mundane auf http://www.foreskin-restoration.net/forum/showthread.php?t=1361 (abgerufen am 28. April 2011).

51 Valentyne auf http://www.restoringforeskin.org/forum/needing-get-stuff-my-chest (abgerufen am 14. Januar 2011).

52 Alfadog auf http://www.foreskin-restoration.net/forum/showthread.php?t=7253 (abgerufen am 18. April 2011).

schiedlichem Ausmaß an jedem einzelnen Tag. Ich fühle es, wenn in den Medien über Sex geredet wird, ich fühle es, wenn ich mich selbst in der Dusche ansehe oder wenn ich zur Toilette gehe. ... Meine emotionale Stärke bricht total zusammen, was zu diesem Zeitpunkt in meinem Leben völlig unakzeptabel ist. Ich muss zur Schule und Entscheidungen treffen, obwohl ich nicht weiß, warum ich mich überhaupt anstrenge. Ich bin schon zweimal sitzengeblieben wegen meiner Depression und bleibe wahrscheinlich auch ein drittes Mal sitzen.[53]

Der erwachte beschnittene Mann trauert still vor sich hin, ohne emotionale Unterstützung. „Wenn ein Mann erfährt, dass die Leute sich unwohl fühlen, darüber zu reden, nimmt er das so wahr, als sei es nicht wichtig oder dass er es nicht in Frage stellen sollte, und wenn ihm bewusst wird, dass er von der Gesellschaft ausgeschlossen ist, dann setzt eine tiefere Beschneidung der Seele ein."[54] Dies spiegelt die Notlage weiblicher Beschneidungsopfer wider, die feststellen, „dass, weil es keine akzeptablen Mittel gibt, diesen Schmerz auszudrücken, die Frauen still vor sich hin leiden."[55]

[Männer] denken oft, dass sie damit allein sind, und geben Zufriedenheit oder Gleichgültigkeit vor, um ihr Gesicht zu wahren, weil sie nicht wissen, dass es andere beschnittene Männer gibt, die genau die gleichen Gefühle haben und sie auch überspielen. Weil sie ihre Gedanken und Gefühle für sich behalten, ist es leicht, sie nicht wahrzunehmen – und sie zu ignorieren. Das ist einer der Gründe, warum Säuglingsbeschneidung als harmlos erscheinen mag – man erfährt selten etwas von den oder über die Babys, die es schließlich am meisten schmerzt.[56]

In der Regel wollen Männer ihre Eltern oder Partner nicht mit ihrer Beschneidungstrauer belasten. „Ich kann mit meiner Mama darüber nicht reden, weil sie sehr empfindlich ist und es sie verärgern wird, und das kann ich ihr nicht

---

53 Malparit23 auf http://www.foreskin-restoration.net/forum/showthread.php?t=3477 (abgerufen am 4. Dezember 2009).
54 T. Hammond, (1994) in David L. Gollaher, *Circumcision: A History of the World's Most Controversial Surgery* (New York: Basic Books, 2000): 180.
55 Nikki Denholm, *Female Genital Mutilation in New Zealand: Understanding and Responding – A Guide for Health and Child Protection Professionals*, (Auckland, The Refugee Health Education Programme, 2004): 71.
56 J. Erickson, (1989) in Jim Bigelow, *The Joy of Uncircumcising!: Exploring Circumcision: History, Myths, Psychology, Restoration, Sexual Pleasure and Human Rights* (Aptos: Hourglass Publishing, 1992): 52.

antun."[57] So kann ihre Sorge über andere, die ihnen nahestehen, dazu beitragen, dass ihre Isolation noch verstärkt wird.

Einige Männer, vor allem die jüngeren, haben Selbstmordgedanken. J. Rook erinnert sich, dass er Selbsttötung in Erwägung gezogen hat. Brian Mathew Brandt hat sich 2012 mit 28 Jahren selbst getötet. Brandt „hasste sich selbst und seine Mutter aufgrund einer sehr radikalen Beschneidung, die durchgeführt wurde, als er ein Säugling war. Dies verfolgte ihn sein ganzes Leben lang, wie er den Leuten erklärte, da diese radikale Beschneidung schiefgegangen war. Er fühlte sich ver- stümmelt und konnte niemals sexuelle Beziehungen haben." Er „bemühte ver- schiedene Gerichte, Richter und Ärzte, doch alle wiesen ihm die Tür – niemand nahm ihn ernst. Er wollte zurück zu seiner Mutter, die ihm dies ‚angetan' hatte und so sah er Selbsttötung als einzigen Ausweg."[58] Linda Massie schreibt über die versuchte Selbsttötung ihres zwanzigjährigen Sohnes und dass er „niemals in der Lage war, eine sexuelle Partnerschaft zu haben, ein Leben in relativer Abge- schiedenheit führend." Dies war das Ergebnis einer unnötigen Beschneidung wegen Phimose, als er sieben Jahre alt war.[59] Phimose ist die Unmöglichkeit, die Vorhaut zurückzuziehen. Sie ist selten ein krankhafter Zustand, obwohl sie oft als solcher fehldiagnostiziert und mit Beschneidung behandelt wird.

Echte Körperwahrnehmungsstörung

In einer Umfrage fühlten sich 61 % der teilnehmenden Männer verstümmelt, 75 % „fühlten sich unvollständig" und mit „Körperwahrnehmungsstörungen".[60] Diese Sehnsucht nach Vollständigkeit ist eine übliche Erfahrung und kein Gefühl, das vorbeigeht, sondern lebenslang anhält. Eine solche Reaktion ist ähnlich der, die Amputierte wahrnehmen; beide Gruppen erleben Angst, Schock, Trauer, Wut, Depression, Misstrauen, Hemmungen und Gefühle von Unzulänglichkeit.[61] Einige Männer finden es sehr schwer, die beschädigte Erscheinung ihres Penis zu akzep- tieren.

---

57 Chrisalexander auf http://www.foreskin-restoration.net/forum/showthread.php?t=5887 (abgerufen am 4. Oktober 2010).
58 http://www.nocirc.org/publish/NOCIRC_2012_nwsltr.pdf (abgerufen am 10. Juli 2012). Zitiert auf http://foreskin-restoration.net/forum/showthread.php?p=84352 (abgerufen am 9. Februar 2013).
59 Massie, Linda, „Male Circumcision and the Potential for Unexplained Male Adolescent Suicide in Northern Ireland", in *Genital Cutting: Protecting Children from Medical, Cultural, and Religious Infringements*, herausgegeben von Denniston, George C.; Hodges, Frederick M.; Milos, Marilyn Fayre (Springer, New York/Heidelberg 2013): 101-6.
60 http://www.circumcisionharm.org/ (abgerufen am13. Dezember 2012).
61 M. Bhojack, and S. Nathawat, (1988): 16-5 in Ronald Goldman, *Circumcision: The Hidden Trauma* (Boston: Vanguard Publications, 1997): 150.

> Als ich 22 wurde, begann ich mit Vorhautrestaurierung, aber das Aussehen der Narbe war zu krass. Also brachte ich eine erhitzte Metallplatte auf der Stelle auf. Ich hatte eine dunkle, schrumpelige Narbe mit Hautlappen, von denen einer die Größe einer Bohne hatte. Ich hasste, was mir angetan worden war. Und ich brannte mich selbst da unten, in der Hoffnung, dieses Aussehen zu verringern. … Also schwächte ich das Aussehen der Narbe ab, indem ich mich selbst brannte. Ich habe das nicht zu Ende geführt. Ich hab es halb geschafft. … Der einzige Weg, wie ich mich weniger verletzt fühlen kann, ist, die Narbe so weit wie möglich zu reduzieren und meine Vorhaut so weit wie möglich wiederherzustellen, wie viele Jahre es auch dauern mag. … Ich will ein Mann sein.[62]

Das Bewusstsein über die Nachteile durch den beschnittenen Penis senkt das Selbstwertgefühl, so dass einige Männer befürchten, beim Geschlechtsverkehr zu versagen.[63] Als Resultat vermeiden einige Männer sexuelle Intimität gänzlich.

Erwachte Männer können davon besessen werden, was sie vermissen, weil sie jedes Mal daran erinnert werden, wenn sie zur Toilette gehen, duschen oder sexuell aktiv sind. Eine Umfrage auf einer Vorhautrestaurierung-Website stellte fest, dass 72 % der Teilnehmer täglich an ihre Beschneidung denken.[64]

Während Männer, die als Erwachsene beschnitten wurden, mit dem Zustand nach der Operation eher zufrieden sein mögen, sind es dennoch nicht alle. Hatelife beschreibt, dass er sich einer Gewebeentnahme unterziehen sollte, aber der Doktor entfernte seine komplette Vorhaut. Infolgedessen begann er, sich zu ritzen und war unfähig, eine sexuelle Beziehung aufrecht zu halten.

Verletzung

> Kein Schmerz wird je größer sein als zu wissen, was mir angetan wurde, ohne Betäubung, gegen meinen Willen.[65]

Eine Umfrage fand heraus, dass 55 % der Männer sich „verletzt oder vergewaltigt" fühlten und 37 % Scham empfanden.[66] Dies deutet auf eine Parallele zu Vergewaltigung hin.[67] Sowohl Vergewaltigung als auch Beschneidung Minder-

---

62 Sogious auf http://www.foreskin-restoration.net/forum/showthread.php?t=4232 (abgerufen am 14. März 2010).
63 R. Goldman, *Circumcision: The Hidden Trauma* (Boston: Vanguard Publications, 1997): 142.
64 Umfrage auf http://www.restoringforeskin.org/poll/how-often-do-you-think-about-how-you-wish-you-had-not-been-circumcised-your-restoration- (abgerufen am 7. Juli 2013).
65 Sogious auf http://www.foreskin-restoration.net/forum/showthread.php?t=4232 (abgerufen am 14. März 2010).
66 http://www.circumcisionharm.org/ (abgerufen am 6. März 2012).
67 T. A Hammond, „Preliminary Poll of Men Circumcised in Infancy or Childhood", *British Journal of Urology International* 83, Ergänzung 1 (1999): 85-92.

jähriger gehen mit Festhalten einher und können entmenschlichen und terrorisieren. Überlebende einer Vergewaltigung erleben Schuld- und Schamgefühle, aber auch Zorn und Feindseligkeit gegen den Angreifer. Einige beschnittene Männer haben gesagt, dass sie lieber vergewaltigt worden wären, wahrscheinlich, weil Vergewaltigung nicht ein gesundes Körperteil entfernt.

> Ich denke, dass Beschneidung sich nicht von Vergewaltigung unterscheidet (umfassende Verletzung des Körpers und der Menschlichkeit einer Person), abgesehen davon, dass Beschneidung vielleicht noch schlimmer ist, weil sie sowohl emotionale als auch physische Narben und [physiologische] Lähmung hinterlässt. Und diese ganze Rechtfertigung „Aber du kannst dich nicht erinnern, du warst ein Kleinkind" ist so schwach und unappetitlich, als ob man Vergewaltigung damit rechtfertigen würde, eine mit K.O.-Tropfen betäubte Frau würde sich auch nicht mehr erinnern, was ihr angetan wurde. Es ist schon erstaunlich für mich, wie die Gesellschaft so mitfühlend sein kann mit der Notlage vergewaltigter Frauen, aber gleichzeitig die Notlage beschnittener Männer abweist und manchmal sogar verspottet.[68]

Andere psychische Auswirkungen

> Da das Ereignis auf einer sehr frühen, vorsprachlichen Ebene aufgetreten ist, wird es am häufigsten als körperliche oder somatische Erinnerung und nicht als eine vertrautere, verbale Erinnerung erlebt. Verschiedene störende mentale Bilder und intensive Gefühle begleiten oft das erneute Auftreten dieser körperlichen Erinnerung, einschließlich des Gefühls, dass ein scharfes metallisches Instrument einem ins eigene Fleisch schneidet (normalerweise wird bei der Beschneidung keine Betäubung verwendet), sowie des Gefühls, von großen Menschen überwältigt zu werden, allein und hilflos zu sein, Gefühle des Terrors und ein Gefühl der Lähmung und Unfähigkeit, sich zu bewegen. – John Rhinehart[69]

Manche denken, dass der Körper sich die Beschneidungserfahrung des Neugeborenen merkt, und Ricks Geschichte liefert einige Beweise hierfür. Es wird ebenso darüber nachgedacht, dass Säuglingsbeschneidung bei Männern zu Träumen und Alpträumen führen kann. Die Verbindung zwischen diesen beiden wird nicht immer gezogen.

John Geisheker sagt:

---

68 IamJacksSmirkingRevenge auf http://www.foreskin-restoration.net/forum/showthread.php?t=2585 (abgerufen am 8. Juli 2009). *Roofied* beschreibt eine Person, die einen sexuellen Übergriff nach Gabe von Drogen-induzierter Amnesie erlitten hat.
69 J. Rhinehart, „Neonatal circumcision reconsidered", *Transactional Analysis Journal* 29, 3 (1999): 215-21.

Ich hatte mein ganzes Leben lang heftige Alpträume, in denen ich festgehalten und beschnitten wurde, und eine lebenslange, schreckliche Angst vor Messern, was so weit geht, dass ich diese magnetischen Messerhalter nicht ertrage, die einige Leute an ihrer Küchenwand haben, auf denen man die Messerklingen aufgereiht sieht. Ich muss aber zugeben, dass die Alpträume im Laufe der Jahre verblasst sind und ich mittlerweile fröhlich Gemüse hacken kann. Jetzt, wo ich 60 bin, überkommen mich diese schlimmsten Alpträume nur erträgliche drei bis vier Mal pro Jahr, wenngleich sie zutiefst beunruhigend sind und es mehrere Tage kostet, sie wieder abzuschütteln. ... Die einzigen Sequelae (klinischer Befund), um mal einen medizinischen Fachbegriff zu benutzen, [infolge von Beschneidung als Junge] sind, dass ich den schnellsten „vaso-vagalen" Reflex auf dem Planeten habe und in der Lage bin, bei der bloßen Kombination von grünen Wänden, fluoreszierendem Licht, dem Geruch von Isopropylalkohol und dem Anblick von Laborkitteln wie vom Schlag getroffen in Ohnmacht zu fallen. Ich bin mal nur vom Anblick eines Mundspatels direkt auf den Boden geknallt.[70]

Psychotherapeuten waren überrascht, als die Neugeborenen-Beschneidungserinnerungen an die Oberfläche kamen.

Als ich dies zum ersten Mal bemerkte, wunderte und erschütterte es mich ... Ich hätte nicht gedacht, dass die Erfahrung einer Beschneidung irgendwie mehr wäre als eine routinemäßige medizinische Prozedur. Die Männer, die Dinge erneut durchlebten, waren geradezu erschreckt. Sie erwarteten gewöhnlich, dass andere Probleme an die Oberfläche kommen würden und waren überrascht, Beschneidung als eines davon zu sehen. Wir beide waren schockiert, wie intensiv der diesbezügliche Schmerz war. Ich schaute mir die medizinischen Aspekte an und es zog mir die Socken aus, als ich herausfand, dass Ärzte überhaupt keine Narkose benutzten ... in der Annahme, Babys würden keinen Schmerz spüren. ... Ich überprüfte dies mit anderen Therapeuten, die im gleichen Bereich arbeiten, und mit Leuten, die darüber geschrieben haben, und fand heraus, dass dies keine ungewöhnliche Erfahrung ist.[71]

Unter seinen Patienten fand John Rhinehart „ernste und manchmal lebenslang behindernde Konsequenzen", die sich anscheinend aus der Beschneidung als Neugeborene ergeben haben. Dies ist eine Art von verzögerter posttraumatischer Belastungsstörung (PTBS), charakteristisch für Personen, die als Kinder misshandelt

---

70 John Geisheker auf http://www.genitalintegrity.net/blouch/2006/07/ (abgerufen am 2. Januar 2008, nicht mehr verfügbar).

71 http://www.menweb.org/circtom.htm (abgerufen am 12. Dezember 2007).

wurden.[72] PTBS stört das Leben einer Person ernstlich und hält länger als einen Monat an.[73] Bei Männern sind die häufigsten traumatischen Ereignisse, die PTBS verursachen, Vergewaltigung, Kriegserfahrung sowie Vernachlässigung oder physische Misshandlung in der Kindheit.[74] Das Ereignis muss überwältigend sein, den Körper einer Person unerwartet bedrohen und „Angst, Hilflosigkeit oder Entsetzen in dieser Person" auslösen.[75] Diese Kriterien passen deutlich auf Beschneidung von Babys und Jungen, wie die Erfahrung von Muslim Man verdeutlicht. PTBS-Symptome schließen Alpträume, emotionale Loslösung, Abstumpfen der Gefühle, Schlaflosigkeit, Gedächtnisblockaden, äußerste Qualen beim Erfahren von Triggerreizen, Appetitlosigkeit, Gereiztheit, Hypervigilanz (erhöhte Aufmerksamkeit), Gedächtnisverlust, Schreckhaftigkeit, Depressionen und Angstzustände ein.

Bestimmte Hinweise oder Trigger erinnern den Mann an das Beschneidungstrauma, was zu einer Kampf-oder-Flucht-Reaktion führt. Beispiele für Beschneidungstrigger sind: Babys; ein schreiendes Baby; ein Krankenhaus zu sehen, zu riechen oder zu hören; die körperlichen Empfindungen, die mit der Vorhautrestaurierung verbunden sind; Geschlechtsverkehr; der Anblick des eigenen beschnittenen Penis beim Wasserlassen oder Baden; Männer mit intakten Genitalien; Geburtstage usw. Tormod zum Beispiel „zuckte zusammen und brach in Schweiß aus", wann immer er das Wort „Beschneidung" hörte. Bill Sloan erinnert sich, dass jedes Wort, das mit „Zirk" beginnt, ihm „all das Grauen" der Beschneidung zurückbringt, während dieser Wortanfang bewirkt, dass J. Rook „fast überkocht vor Wut". Normalerweise vermeiden PTBS-Opfer Erinnerungen an das ursprüngliche Trauma und haben, wenn man sie dem Reiz aussetzt, eine starke physiologische Reaktion. „Vor ein paar Jahren schaute ich eines dieser [Beschneidungs-]Videos an. Es war ein Fehler. Ich kotzte auf den Boden neben dem Computer. Jetzt habe ich einige schrecklich blutige Sachen in Belfast in den letzten 30 Jahren gesehen. Aber wir haben versucht, den Opfern zu helfen und sie zu trösten. In diesen Bildern der Beschneidungstortur ist kein Zeichen von Trost."[76]

Es ist jetzt bekannt, dass beschnittene Männer größere Schwierigkeiten haben, Gefühle zu erkennen und zu beschreiben (Alexithymie), als intakte Männer.[77] Vielleicht erklärt dies teilweise, warum es für beschnittene Männer so bequem ist, die Rolle des Beschneiders zu übernehmen oder ihre Söhne beschneiden zu lassen.

---

72 J. Rinehart, „Neonatal circumcision reconsidered", *Transactional Analysis Journal* 29, 3 (1999): 215-21. Rinehart gibt vier Beispiele seiner Klienten.

73 Mark Goulston, *Post Traumatic Stress Disorder for Dummies*, (New Jersey, Wiley, 2008): 27-29.

74 ebd., 17.

75 ebd., 22.

76 Tormod - IRL auf http://www.foreskin-restoration.net/forum/showthread.php?t=2621 (abgerufen am 26. Juli 2009).

77 Dan Bollinger und Robert S. Van Howe, „Alexithymia and Circumcision Trauma: A Preliminary Investigation", *International Journal of Men's Health* 10, 2 (2011): 184-195.

Alexithymie kann es einem Mann schwerer machen, aus dem Beschneidungskoma auszubrechen und den Trauerprozess zu verarbeiten.

Eltern konfrontieren

Ein Teil des Heilungsprozesses für beschnittene Männer ist, wenn ihre Eltern bestätigen, dass die Beschneidung physische und psychische Belastung verursacht hat. Solange Eltern nicht physisch oder mit Worten verletzend wurden, weisen die meisten beschnittenen Männer ihnen keine Schuld zu, da sie auch nur das Beste tun wollten und keine Ahnung von den Folgen ihres Handelns hatten. Tatsächlich wollen viele Männer vermeiden, ihre Eltern zu verletzen, trotz des emotionalen Schmerzes, den die Handlung der Eltern verursacht hat. Weil die physischen und psychischen Schäden irreversibel sind, ist eine aufrichtige Bitte um Entschuldigung und fortwährende Unterstützung während der Trauer das Beste, was Eltern anbieten können.

Gespräche mit den Eltern können langwierig und für beide Seiten emotional angespannt sein, und das Ergebnis ist nicht vorhersehbar. Canaanite hatte ein langes Gespräch mit seinen Eltern über Skype. Obwohl es ein emotionales Hin und Her war, kamen die Teilnehmenden aus der Begegnung mit einer positiveren Beziehung zueinander heraus. Im Vergleich dazu wollte Joseph aus Oregon nur, dass seine Eltern um Entschuldigung bitten, aber sie taten es nicht. Bigelow glaubt, dass Aufrichtigkeit zwischen Eltern und Sohn „möglicherweise die Verletzungen innerhalb der Familienstruktur heilen kann, von denen viele Eltern gar nicht wissen, dass sie überhaupt gibt".[78] Er berichtet, dass die meisten Männer „niemals ihre Beschneidung oder ihre Gefühle darüber mit ihren Eltern diskutiert haben".[79] Als Teil des Heilungsprozesses ziehen die meisten Männer einen aktiven Weg vor und fühlen sich vermutlich unwohl mit der Strategie „Weinen und Diskutieren" mit irgendwem, schon gar nicht mit den Eltern. Zudem ist es nicht einfach für Männer, ihre Eltern mit einem Teil ihrer Genitalien zu konfrontieren, vor allem wenn es wahrscheinlich ist, dass die Reaktion der Eltern negativ und bagatellisierend statt mitfühlend sein wird. Auf ähnliche Weise wie ihre Söhne müssen auch Eltern sich einem Heilungsprozess unterziehen, in dem sie die Folgen ihrer Entscheidung der Beschneidung verarbeiten müssen. Auf diese Weise beeinflussen die psychischen Auswirkungen der Beschneidung das emotionale Klima der ganzen Familie.

Wie im Fall von Alfadog zu sehen, vertrauen sich Söhne eher ihren Müttern (40 %) als ihren Vätern (25 %) an, und Mütter ergreifen eher Partei und sind weniger abweisend als Väter.[80] Aus Sicht der Eltern kommt eine solche Offenbarung durch den Sohn unerwartet, obwohl der Sohn vielleicht das Gespräch schon Monate oder

---

78 R. Goldman, *Circumcision: The Hidden Trauma* (Boston: Vanguard Publications, 1997): 199-200.

79 Jim Bigelow, *The Joy of Uncircumcising, Exploring Circumcision: History, Myths, Psychology, Restoration, Sexual Pleasure and Human Rights* (Aptos: Hourglass Publishing, 1992): 106-7.

80 http://www.circumcisionharm.org/ (abgerufen am 6. März 2012).

sogar Jahre geplant hat. Häufig diskutieren Männer auf Vorhautrestauration-Websites die Vor- und Nachteile, die es hat, ihre Eltern mit der „Warum?"-Frage zu konfrontieren. Manche Eltern denken, es sei eigenartig, dass ein Sohn überhaupt ihre Beschneidungsentscheidung in Frage stellt. Das völlige Fehlen von Mitgefühl und der Ausdruck von Wut bei den Eltern verwirrt trauernde Männer stark und lässt sie mit dem Gefühl zurück, noch mehr allein und entfremdet zu sein. Jeffrey erzählt, er habe das Gefühl, „dass die einzigen Menschen, von denen ich immer annehmen sollte, dass ich mich an sie wenden könnte, mich im Stich ließen. Meine Mutter, der Inbegriff des Lebens für mich, weigerte sich, mich in den Arm zu nehmen und als das Baby zu wiegen, für das sie mich immer noch hält."

Elterliche Ablehnung ist besonders schwer für Jugendliche zu bewältigen. Ein vierzehnjähriger Junge erlebte dies: „Statt Mitgefühl zu zeigen, waren meine Eltern letztendlich wütend auf mich, nur weil ich sie in Frage gestellt hatte, und mein Vater tat so, als ob ich ihn beleidigt hätte. Sie verstehen noch immer nicht und ich habe seitdem nicht wieder mit ihnen gesprochen. ... Es ist hart. Es schmerzt wie die Hölle, und der Schmerz wird so schnell nicht vergehen."[81]

Manchmal führt die Auseinandersetzung zu eine kompletten Patt-Situation. Die Eltern weigern sich zu bestätigen, dass ihre Handlungen Schaden verursacht haben, und der Sohn fühlt sich emotional zu unsicher, das Problem weiter anzusprechen, weil er verspottet oder runtergemacht würde. So entsteht ein Riss, der für Jahre anhalten kann. Seit TopHat seinen Eltern erzählt hat, wie er seine Beschneidung empfindet, hat er nach eigenen Worten eine nicht-existierende Beziehung zu ihnen.

In der Antwort von Mikeys Vater lesen wir, dass sein Vater das tat, was er für das Beste für seinen Sohn hielt, motiviert durch eine große Angst vor sexuell übertragbaren Infektionen. Das spiegelt wahrscheinlich die Fehlinformationen wider, die die Ärzteschaft damals verbreitete. Mikey ist dankbar für die ehrliche Antwort seines Vaters, will aber offensichtlich seinen Vater weiter informieren. Mütter werden, wie ihr beschnittener Ehemann und die Söhne, ebenfalls Opfer. Sie sind anfällig für einen durchsetzungsfähigen beschnittenen Mann oder für aufdringliche Beziehungen und, insbesondere in Amerika, für Mobbing durch Mediziner. Natürlich drückt der beschnittene Ehemann seinem Sohn die Beschneidung ebenfalls auf, um nicht mit seinem unzulänglichen Penis konfrontiert zu werden, aber die Mutter weiß nichts davon und glaubt, der Mann weiß am besten Bescheid über den Penis betreffende Angelegenheiten. Ein junger Vater weiß wahrscheinlich nichts von dem Gefühlsverlust, den er in seinen mittleren Jahren erfahren wird, und letztlich funktioniert er in seinem Erwachsenenleben ja auch, wenn es darum geht, Nachkommen zu produzieren.

Unglücklicherweise ist es die Mutter, die die Hauptlast der Schuld trägt, wenn sie entdeckt, dass die Prozedur sowohl schädlich als auch unnötig ist und dass sie ihr Kind nicht vor Schäden schützt. Alfadog entdeckte, dass seine Mutter aufgrund einer

---

81   Moniker auf http://www.foreskin-restoration.net/forum/showthread.php?t=3312&page=2.

früheren Unterredung mit ihm weinte. Wenn die Beschneidung „verpfuscht" ist, stürzen Eltern in Verzweiflung, weil ihr makelloses Baby aus nicht überzeugenden Gründen beschädigt wurde. Mütter drücken oft Gefühle von Unzulänglichkeit aus, weil sie versagten, als sie ihren Sohn schützen sollten. „Mein Sohn ist jetzt 35 Jahre alt und ich bedauere es wirklich immer noch. Vor ein paar Jahren fragte er mich, warum ich ihn nach der Geburt beschneiden ließ, warum ich mir die Mühe machte, warum ich es nicht einfach sein lassen konnte? Ich hatte keine Antworten. Ich sagte ihm, ich hätte es schon viele Male bedauert und es täte mir auch jetzt leid. Er hegte keine schlechten Gefühle gegen mich, aber ich weiß, dass er sich wünscht, er wäre intakt."[82]

Männliche Heilung

> Man sagt, „Zeit heilt alle Wunden". Ich stimme dem nicht zu. Die Wunden bleiben. Im Laufe der Zeit überdeckt der Verstand, der seine Gesundheit schützen will, sie mit Narbengewebe und der Schmerz lässt nach. Aber er verschwindet nie. – Rose Kennedy[83]

> Du kannst es niemals komplett loswerden, aber du lernst, damit zu leben.[84]

Es wird häufig gesagt, dass Männer sich über ihre Beschneidung nie beschweren oder deswegen Gefühle zeigen. Das ist zu erwarten, weil, wie Kohiro anmerkt, „uns Männern beigebracht wurde, unsere Gefühle nicht zu zeigen". Von einem Mann wird erwartet, dass er versorgt und beschützt, nicht aber bedürftig oder abhängig zu sein. Es wird erwartet, dass Männer an der Spitze einer unsichtbaren Dominanz-Hierarchie stehen, zusammen mit den körperlich starken männlichen Sportler-Helden. Ein Mann, der sich beklagt, wird wahrscheinlich lächerlich gemacht.

Verglichen mit Frauen haben Männer unterschiedliche hormonelle und Gehirn-Stoffwechselsysteme, und Männer müssen Trauerarbeit mit ihren einzigartigen männlichen Fähigkeiten leisten. Golden sagt, dass männliche Trauerbewältigung typischerweise still verläuft und normalerweise unerkannt bleibt. Die meisten Männer fühlen sich wohler, ihre Trauer durch *Handeln* zu bewältigen, als durch Weinen und Reden. *Kreatives Handeln* kann das Erschaffen von Kunstwerken umfassen, das Schreiben von Gedichten, wie Kohiro und Jaime Banks es taten, das Herstellen oder Verbessern von Geräten zur Vorhautrestauration oder das Schreiben von Kommentaren in Beschneidung-Blogs.[85] In seinem Bericht erklärt Greg B, wie

---

82 Gitti auf http://www.mothering.com/discussions/showthread.php?t=112410 (abgerufen am 14. August 2010) Diese Website enthält viele Zeugnisse von Müttern, die ihre Beschneidungsentscheidung bedauern.

83 http://www.quotationspage.com/quote/39132.html (abgerufen am 22. November 2009).

84 rmcj auf einer nicht länger verfügbaren Website (abgerufen am 2. Februar 2010).

85 Thomas R. Golden, *The Way Men Heal* (Gaithersburg: G.H. Publishing, 2013) Kindle Edition.

er zum Moderator in verschiedenen Beschneidungsforen wurde, nachdem er die Schädlichkeit von Beschneidung entdeckt hatte.

Praktische Handlung[86] kann z.B. Vorhautrestaurierung, Musizieren, das Konfrontieren der Eltern oder des Beschneiders oder eine Wallfahrt zu dem Krankenhaus sein. Manche Männer schließen sich der immer größer werdenden Gruppe der *Intaktivisten* an und fördern aktiv das Konzept, dass sowohl männliche als auch weibliche Minderjährige ein Recht auf intakte Genitalien haben. Ron erzählt, wie er seine Fähigkeiten nutzte, um sein eigenes Restaurierungsgerät zu machen und nach und nach einen Vollzeitjob daraus entwickelte, in dem er schon tausende dieser Geräte an restaurierende Männer verkauft hat. Praktische Handlung ist im Fall eines persönlichen Körperteils schwieriger als für eine tote Person. Für letztere können wir Beerdigungen oder Feiern abhalten, Grabsteine errichten und über die Verdienste der Person diskutieren oder schreiben. Solche Aktionen sind nicht so passend im Fall der Beschneidungstrauer, obwohl es seltene Ausnahmen gibt.

> Ich erzählte meiner Freundin vor zwei Tagen über all dieses Zeug, und alle Gefühle kamen zum Vorschein. Ich habe tatsächlich geweint, als ich ihr sagte, dass ich mich einfach nur vollständig fühlen und mich nicht für meinen Penis schämen will. Sie hielt mich sanft in ihren Armen und sagte mir, dass sie stolz auf mich sei und mich liebe, egal, wie mein Penis aussieht, und dass sie alles tun würde, um mir zu helfen. Dann legten sie und einige unserer Freunde ihre Hände auf mich und beteten zu Jesus für die Wiederherstellung meiner Vorhaut und der Empfindlichkeit (das war definitiv der schrägste Gebetskreis, in dem ich jemals war, aber hey, bessere Unterstützung als dies durch deine Freunde kannst du nicht finden). Ich habe keinen Zorn gegen meine Eltern oder sonst was. Ich möchte nur, was mein ist, zurückhaben.[87]

Gedankenhandlung kann jeden Prozess umfassen, der die Gefühle des Mannes ausdrückt, und kann auch bedeuten, ein Tagebuch zu führen, einen Brief an die Eltern oder den Arzt zu schreiben, Bücher über Trauer zu lesen oder zu meditieren. Alternativ gibt es die *Untätigkeit*, einschließlich der Selbstreflexion, um Gedanken zu verarbeiten, wenn der Mann ruhig und allein für sich ist.[88]

Trauer kann intensiv sein und die Heilung kann für einen beschnittenen Mann langwierig sein, denn er hat natürlich eine starke Bindung an seinen Penis und seine verlorene Vorhaut; er war nicht vorbereitet auf die Erkenntnis, dass eine Beschneidung gemacht wurde und/oder über das Ausmaß der Folgeschäden; er nimmt die Beschneidung als völlig unnatürlich wahr, er sieht seinen Penis als sehr bedeutenden

---

86 ebd.
87 http://www.newforeskin.biz/members/framesetMain.htm (abgerufen am 30. Juni 2007)
88 Thomas R. Golden, *The Way Men Heal* (Gaithersburg: G.H. Publishing, 2013) Kindle Edition.

Teil seiner sexuellen Identität an und er benötigt einen vollständigen Penis, um optimale sexuelle Lust zu erleben.[89]

Und dann sind da die desensibilisierte Eichel und die hässlichen Narben, beide ständige Erinnerung an den fehlenden Teil. Für manche Männer scheint es nahezu unmöglich zu sein, die Verletzung anzunehmen, die ihnen von einer unsensiblen Ärzteschaft durch den Verrat schlecht beratener Eltern zugefügt wurde. Dennoch ist es, wie J. Rook herausfand, für einige Männer möglich, die Trauer zu überwinden und auf einem „Pfad der Vergebung und des Mitgefühls" fortzuschreiten.

Es gibt eine Gruppe beschnittener Männer, die vor ihrem Erwachen zuließen, dass auch ihre Söhne beschnitten werden, und die sich nun dem stellen müssen, was sie ihren Söhnen antaten. Restore1 erzählt, warum sein erster Sohn beschnitten wurde, sein jüngerer Sohn aber nicht mehr. Aufgrund seiner offenen und sensiblen Beziehung war er in der Lage, die Angelegenheit mit seinen beiden Söhnen zu besprechen, und das half, seine Schuld zu lindern. Erwachte Väter in dieser Gruppe tragen eine lebenslange Last der Schuld.

Männer in der Trauer unterstützen

> Die meisten Männer kommen aus einer Umgebung, in der noch niemals jemand Interesse für ihre emotionellen Schmerzen gezeigt hat. – Thomas Golden

Goldman sagt: „Grundsätzlich kann die Bedeutung der Unterstützung durch Frauen nicht überschätzt werden. Weibliches Verständnis und Mitgefühl sind entscheidend für Männer, wenn sie sich immer sensibler und verletzbarer durch Gefühle über die Beschneidung fühlen. Die Belohnung für diese Unterstützung kann sowohl für Männer als auch für Frauen erheblich sein."[90] Ein Beispiel für Partnerunterstützung wird nachfolgend stellvertretend für viele gezeigt: „Ich bin seit vierzehn Jahren mit dem Oregon-Intaktivisten verheiratet und kann Ihnen sagen, das Beschnittensein hat ihn mehr verfolgt, als die Leute jemals ahnen werden. Wenn Ihr Ehemann sagt, er mag es nicht, beschnitten zu sein, dann ist das kein Witz. Männer verdienen, intakt zu bleiben, so wie sie bei der Geburt waren, und Sex so zu genießen, wie Gott es vorgesehen hat."[91]

_____ *Masculine Side of Healing* (Gaithersburg: G.H. Publishing, 2000) Kindle Edition.

90 R. Goldman, *Circumcision: The Hidden Trauma* (Boston: Vanguard Publications, 1997): 200.

91 http://oregonintactivist.com/circumcision-stories/oregon-intactivist/ (abgerufen am 25. September 2013) Verwendet mit freundlicher Erlaubnis.

Um einen typischen Mann im Beschneidungstrauer-Prozess zu unterstützen:[92]

1. Helfen Sie ihm, seine Unabhängigkeit zu bewahren.
2. Lassen Sie ihn wissen, dass er respektiert und bewundert wird. Sein Selbstwertgefühl kann gering sein, weil er nicht vollständig ist, und er kann Scham oder sexuelle Unzulänglichkeit empfinden, weil sein Penis unvollständig ist.
3. Unterstützen Sie ihn bei der Aktivität, die er zur Trauerbewältigung wählt, zum Beispiel Vorhautrestaurierung.
4. Würdigen Sie seinen Verlust, ohne zu urteilen oder Rechtfertigungen für das zu suchen, was ihm angetan wurde.
5. Reden Sie über seine Aktionen und nicht über seine Gefühle.
6. Rechnen Sie mit düsteren Stimmungen, Reizbarkeit und Wut. Gegen den eigenen Willen beschnitten worden zu sein, ist ein gravierender Eingriff in die körperliche Unversehrtheit, vergleichbar mit Vergewaltigung.

Aktive Trauer: Vorhautrestauration

> Zu erkennen, dass tiefe Konflikte und Ängste einen Grund haben und eine angemessene Reaktion auf das frühe Trauma sind, kann auch zur Heilung beitragen. Frühe Traumata zu überleben ist ein Triumph für den menschlichen Geist. – Ronald Goldman[93]

Im Rahmen eines aktiven Trauerprozesses greifen einige Männer zur nicht-chirurgischen Vorhautrestauration. Dies mag nicht als Teil des Heilungsprozesses wahrgenommen werden und manchmal verschweigen Männer es vor ihren Partnerinnen. Die Vorhautrestauration bietet Männern die Möglichkeit, mehr Haut nachwachsen zu lassen und so Aussehen, Funktionalität und Vergnügen zu verbessern. Mehrere Methoden werden benutzt, um sanften Zug auf die Vorhaut auszuüben, um so das Hautwachstum durch Zellteilung anzuregen.

Manuell: Die Hände zu benutzen, um Zug zu erzeugen, ist preiswert und bietet die Möglichkeit, die ungleichmäßigen Hautreste zu korrigieren. Manuelle Restauration ist oft die erste Methode, kann aber genutzt werden, um eine vollständige Wiederherstellung zu erreichen.

Überkreuz-Kleben: Der Vorhautrest wird bis über die Eichel gespannt und mit Heftpflaster in Position gehalten, um Zug auszuüben. Diese Methode wird üblicherweise in den frühen Stadien genutzt.

---

92 Basierend auf Thomas R. Golden, *The Way Men Heal* (Gaithersburg: G.H. Publishing, 2013) Kindle Edition.
93 R. Goldman, *Circumcision: The Hidden Trauma* (Boston: Vanguard Publications, 1997), 199.

Erweitertes Kleben: Das Pflaster wird angebracht und mit verschiedenen Mitteln wird Zug aufgebaut. Beispielsweise werden elastische Bänder benutzt, Schaumstoff oder Silikonzylinder unterhalb der wachsenden Hautröhre eingesetzt, die Haut an Röhren festgeklebt, um dann an der Röhre zu ziehen oder Baumwolle in die Röhre zu stopfen.

Geräte: Wenn genügend Restvorhaut vorhanden ist, kann ein Gerät (selbstgemacht oder kommerziell) verwendet werden, um Zug zu erzeugen. Manche Geräte erzeugen Spannung, indem sie ein Gewicht oder Band nutzen, während andere so entworfen sind, dass sie gegen die Eichel drücken. Sowohl selbstgemachte als auch kommerzielle Varianten werden benutzt. Schon bald werden Entwürfe für 3D-Drucker verfügbar sein.

Aufblasen: Nach dem Vorbild der Methoden, die in der plastischen Chirurgie angewendet werden, um Haut wachsen zu lassen, wird Zug auf die Hautröhre erzeugt, indem Luft oder wassergefüllte Ballons verwendet werden. Sowohl selbstgemachte als auch kommerzielle Varianten werden benutzt.[94]

Vorhautrestauration entfernt keine Vernarbungen und stellt die Sensibilität des fehlenden gefurchten Bandes und des Vorhautbändchens (das oft durch amerikanische Ärzte ebenso grausam entfernt wird) nicht wieder her, die die Evolution als Stellen intensiver Gefühlsempfindungen und Vergnügen hervorgebracht hat. Dennoch kann Vorhautrestauration zu größerer Empfindlichkeit des Eichelrandes, des Vorhautbändchens (falls vorhanden) und der inneren Vorhautschleimhaut führen, zu größerer Beweglichkeit und angenehmen Gefühlen, wenn die neue Vorhaut über den Eichelrand gleitet, zu normalerem Aussehen, einer natürlicheren Bedeckung der Eichel und zu einem nahezu normalen Gleitmechanismus, der die Reibung beim Geschlechtsverkehr verringert.[95] Nach der Wiederherstellung berichten einige Männer wie Greg B, dass sie zum ersten Mal in ihrem Leben *Ganzkörper-Orgasmen* erleben, statt nur Ejakulationen. „Jetzt habe ich Orgasmen. Sie sind viel intensiver und ich brauche in der Regel einige Minuten, mich zu erholen und wieder zu Atem zu kommen. Anders gesagt: bisher habe ich nur ejakuliert – jetzt habe ich Orgasmen."[96] J. Rook stellt fest, dass „die Restauration den Heilungsprozess vollendet." Manche Männer berichten auch von einem positiven Ergebnis für ihre Partnerinnen. Swampthing zum Beispiel zeichnet auf, dass drei Jahre nach dem Beginn der Wiederherstellung seine Frau keinerlei Schmerzen durch den Geschlechtsverkehr mehr hat.

---

94 Aus Notizen von Gregory Breese.
95 Jim Bigelow, *The Joy of Uncircumcising!: Exploring Circumcision: History, Myths, Psychology, Restoration, Sexual Pleasure and Human Rights* (Aptos: Hourglass Publishing, 1992), 138.
96 Tally auf http://www.foreskin-restoration.net/forum/showthread.php?t=2029 (abgerufen am 7. April 2009).

Mit dem Unaussprechlichen konfrontieren

> *Die Erzählung des Opfers*: Die Geschichte beginnt weit vor der schädlichen Handlung, die nur der jüngste Vorfall in einer langen Reihe von Misshandlungen war. Was der Täter machte, war ohne Bezug, sinnlos, nicht nachvollziehbar. Entweder das, oder er war ein abnormaler Sadist, nur von seinem Wunsch getrieben, mich leiden zu sehen, obwohl ich völlig unschuldig war. Der Schaden, den er mir zufügte, war schmerzlich und irreparabel, mit Folgen, die für immer andauern werden. Niemand von uns wird das jemals vergessen. – Steven Pinker[97]

Die Mitwirkenden dieses Buches haben nicht nur sich selbst mit dem konfrontiert, was ihrer Sexualität angetan wurde, sondern sie haben eingewilligt, es mit uns zu teilen. Wir danken ihnen für ihre Bereitschaft, uns von einigen sehr persönlichen Erfahrungen und Gefühlen zu berichten. Wir danken ihnen besonders für ihre Unterstützung beim Versuch, andere vor dem Schaden zu bewahren, den sie durch ihre unaussprechlichen Verstümmelungen erfahren haben.

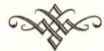

---

97   Steven Pinker, *The Better Angels of our Nature: the Decline of Violence in History and its Causes* (London: Penguin, 2011), 489.

Wenn beschnittene Männer darüber reden

Wenn beschnittene Männer darüber reden,
Beschreiben sie ihr Gefühl des Verlusts.
Ihre Botschaft geht verloren.

Wenn beschnittene Männer darüber reden,
Beschreiben sie den Verrat.
Niemand will das hören.

Wenn beschnittene Männer darüber reden,
Beschreiben sie ihren Groll.
Du kommst schon drüber weg.

Wenn beschnittene Männer darüber reden,
Beschreiben sie ihre Erzürnung.
Die Leute lachen sie aus.

Also reden beschnittene Männer nicht
Und verstecken ihren Schmerz.
Das Schneiden geht weiter.

Thomas
38 Jahre
Florida, USA
10. April 2014

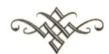

Ein paar Dollar. Eine Narbe fürs ganze Leben.

Es gibt keine gültigen medizinischen Indikationen für Beschneidung in der Neugeborenen-Phase.[98]

Ich wurde am 28. September 1975 in Concord, Massachusetts, geboren. Meine Mutter war zu der Zeit siebzehn und mein Vater war ein Neunzehnjähriger, eingezogen bei der US-Luftwaffe. Mir wurde erzählt, dass es ein wunderschöner Herbsttag war und dass alles gutging.

Nachdem ich durch den Geburtshelfer entbunden war, wurde ich von einem Kinderarzt untersucht. Mir wurde gesagt, dass er ungefähr fünfzig Jahre alt und piekfein war. Das ist alles, was ich über diesen Mann weiß, alles, was ich jemals über diesen Mann wissen werde, weil die Aufzeichnungen nicht länger als zwanzig Jahre aufbewahrt werden. Es gab nichts von Bedeutung bei mir: Ich war ein gesunder Baby-Junge.

Allerdings fand der Kinderarzt aus Gründen, die ich nie erfahren werde, meinen Penis anstößig. Dies war für ihn ein Anlass zu großer Sorge. Ich hatte einen schönen, perfekten Penis, mit einer Vorhaut, und er war entschlossen, mich ihrer zu berauben. Meine Eltern hingegen waren deswegen nicht besorgt. Sie hatten nicht das Gefühl, dass es einen Grund gäbe, irgendwas mit meinem Penis anzustellen. Meine Mutter sagte zum Kinderarzt: „Nein." Er wurde sehr wütend auf sie.

Am nächsten Tag kam er zurück, um dem Problem mehr Gewicht zu verleihen; er bestand darauf, dass ich wie mein Vater sein sollte. (Jahre später, als ich mal mit meiner Frau stritt, stichelte sie mich mit den Worten: „Du bist genau wie Dein Vater.") Meine Mutter gab nach, weil dieser gut angezogene, hochrangige Doktor so bestimmt war und sie sich ihm nicht länger in den Weg stellen wollte. Am 30. September 1975, an einem Dienstag, wurde ich in ein Circumstraint geschnallt, meine Hüfte erhöht, so dass mein Penis dem Kinderarzt perfekt präsentiert wurde. Ich konnte nicht verstehen, zustimmen, mich verweigern oder fliehen. Es wurde kein Schmerzmittel verwendet. Die starken Schmerzen, die ich zu ertragen hatte, sollten einen bleibenden Einfluss auf meine neurologische Entwicklung hinterlassen. Unbeeindruckt von meinem Schmerz fuhr der Kinderarzt fort.

Es gibt keine verbindliche medizinische Indikation für Routine-Beschneidung des Neugeborenen.[99]

---

98 American Academy of Pediatrics Committee on Fetus and Newborn. *Standards and Recommendation for Hospital Care of Newborn Infants*. 5th ed. (Evanston: American Academy of Pediatrics, 1971), 110.
99 H.C. Thompson, L.R. King, E. Knox, et al. „Report of the ad hoc task force on circumcision", *Pediatrics* 56, 4 (1975): 610-1.

Was waren die Beweggründe dieses Mannes? Warum war es ihm so wichtig, wie mein Penis aussieht? Warum dachte er, dass er ein Recht hätte, über den intimsten Teil meines Körpers, mein „bestes Stück", meinen Penis, zu bestimmen? Ich werde nie erfahren, was er von mir wollte, aber was immer es war, er nahm es.

Er bekam, was er wollte. Er hat mich ausgenutzt. Er schnitzte seinen Gehaltsscheck in meinen Penis. Er schnitzte seine Religion in meinen Penis. Er schnitzte sein Stammes-Kennzeichen in meinen Penis. Er schnitzte seinen grotesken ästhetischen Geschmack in meinen Penis. Er schnitzte seine obszöne Signatur in meinen Penis. Er schnitzte seinen sadistischen sexuellen Fetisch in meinen Penis.

Meine Mutter glaubt, die Vorliebe der Kinderärzte für die Penisvorhaut-Beschneidung sei in erster Linie finanziell begründet. Ich schaue auf die Narbe auf meinem Penis und frage mich: „Was ist das?" Eine Nacht in der Stadt – ins Klo gespült. Ein Paar edle Herrenschuhe – am Fuße einer Mülldeponie seit 1978. Ein Golfschläger – 1983 auf einem Trödelmarkt verkauft. Welches Vergnügen auch immer er hatte, es war vergänglich; es ist längst vorbei. Aber 38 Jahre später ist die Narbe noch immer auf meinem Penis und wird dort bleiben bis zum Tag meines Todes – nur wofür?

Im Film *Robin Hood – Helden in Strumpfhosen* spielt Mel Brooks einen Mohel[100], der versucht, einer Gruppe von Twens Beschneidungen zu verkaufen. Seine Stimme überschlägt sich: „Die Damen lieben es, die Männer wollen es alle." Dann erklärt er die Prozedur und die Männer wollen nichts davon wissen. Er kommt zu dem Ergebnis: „Ich muss ein viel jüngeres Publikum bearbeiten".

Während ich die Motivation meines Übeltäters niemals wirklich erfahren werde, ist mir erschreckend deutlich, warum es getan werden musste, als ich ein Kleinkind war. Er würde mich nie wieder sehen, er würde nie erfahren, was ich über sein Werk dachte, er würde mir nie ins Gesicht sehen, er würde niemals verantworten müssen, was er getan hat. Das ist der Grund, denn es gibt keinen gültigen medizinischen Grund, warum dies der beste Zeitpunkt sein soll.

Es gibt viel medizinische Gründe, warum dies ein schlechter Zeitpunkt ist. Meine Vorhaut war mit meiner Eichel verbunden, und er riss sie davon ab. Narkose ist gefährlich; also hat er keine genutzt. Mein Penis würde ja noch wachsen, so dass er das Endergebnis nicht vorhersagen könnte. Er musste es in meiner Kindheit tun, damit er Macht über mich ausüben konnte, mir keine Möglichkeit zum Nein-Sagen bieten musste und mir alle Erinnerungen an den schönen, perfekten Penis nehmen konnte, mit dem ich geboren war, und damit er diesen Übergriff vor mir verbergen konnte – als ob ich schon so geboren sei. Vor allem, weil es so einfach ist, zuzustimmen – wenn es nicht dein Penis ist.

> Wenn die Vorteile der Beschneidung überzeugend wären, würden die betroffenen, gut informierten Männer es für sich selbst entscheiden, aber nur

---

100 Ein *Mohel* ist ein jüdischer ritueller Beschneider.

sehr wenige normale Männer tun dies. Nur einer von 3.000 genital intakten amerikanischen Männern fragt als Erwachsener nach Beschneidung ohne medizinische Gründe. Die Rate ist in Europa sogar noch niedriger.[101]

Sie konnten mir die Erinnerung nehmen, aber die Narbe wird immer auf meinem Penis bleiben, und sie können auf ewig nicht vor mir verbergen, was sie mir angetan haben. Als ich sechs Jahre alt war, pinkelten mein Bruder und ich mit meinem Freund Lucas in eine Toilette. Ich bemerkte, dass da mit Lucas' Penis etwas anders war, er hatte Haut bis ganz nach vorn, die an der Spitze konisch zusammenlief. Sein Urin spritzte eher heraus als dass er in einem klaren Strahl herauslief. Ich wusste nicht warum, oder was ich davon halten soll. Mein jüngerer Bruder bemerkte es auch. Aber er ging einen Schritt weiter – er fragte nach.

Ich werde diesen Tag nie vergessen. Ich stand im kleinen Hinterhof unserer Wohnung in San Diego, als er die Glastür öffnete und geheimnisvoll verkündete, das „sie" ihm irgendwas abgeschnitten hätten, das „Infektionen verursachen könnte". Ich hatte keine Ahnung, wovon er sprach. Ich blieb ahnungslos, aber es hinterließ einen bleibenden Eindruck.

Beschneidung entfernt die empfindlichsten Teile des Penis.[102]

1993 war ich auf der weiterführenden Schule. Howard Stern, der schockierende Radiomoderator, war auf Sendung, und Mannomann, ich war echt schockiert – obwohl ich seine Show niemals angehört habe. Aber mein Freund Nathan. Eines Abends sagte Nathan zu mir: „Das ist der empfindlichste Teil."

Ein angsterfüllter Satz. Ich wusste immer noch nicht wirklich, was mir abgeschnitten worden war. Dieser beängstigende Satz sollte noch jahrelang in meinen Ohren klingeln. Ich war sauer. Er war sauer. Ich war einfach nur sauer. Warum war ich sauer? Ich wusste überhaupt nichts über die Vorhaut, oder warum sie wichtig sein soll, oder überhaupt, was mit „der empfindlichste Teil" gemeint sein sollte.

Was wusste ich? Ich wusste, dass es mein Penis war. Ich wusste, dass ich keine Wahl gehabt hatte.

Ich wusste, dass ich sauer war. Ich wusste, dass mein Freund dachte, es sei von Bedeutung. Ich wusste, dass es von Bedeutung ist, weil es meins war. Ich wusste, dass ich es zurückwollte.

---

101 J.S. Svoboda, „Circumcision of Infants as a Human Rights Violation", *Journal of Medical Ethics* 39, 7 (2013): 469-474.
102 Morris L. Sorrells et al. „Fine-touch pressure thresholds in the adult penis", *British Journal of Urology International* 99, 4 (2007): 864-869.

Ich wusste, dass das Wenige, das ich wusste, ausreichte, um zu wissen, dass es falsch war. Und so begann eine Jahrzehnte lange Reise, um rückgängig zu machen, was mein Übeltäter in Minuten angerichtet hatte.

Thomas
38 Jahre
Florida, USA
5. Dezember 2013

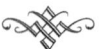

Befreiung von der Scham: Eine Reise durch die Zeit

Ich wurde kurz vor dem zweiten Weltkrieg in einem kleinen Haus in einer kleinen Stadt in einer trockenen, staubigen Gegend in Dakota gezeugt.

Sieben Monate später rollten die Autoren Christopher Isherwood und W.H. Auden in der letzten Etappe ihrer Weltreise durch das Städtchen, die heißen Eisenbahnschienen, auf denen sich ihr Eisenbahnwaggon bewegte, lagen in einem Viertel, wo ich friedlich in der Gebärmutter meiner Mutter lag. Isherwood beschrieb ihren Streifzug durch den Bundesstaat als einen „bestürzend großen Kontrast" zu ihrer angenehmen Reise durch die kanadischen Rockies. „Die heiße schäbige Prärie blies sich selbst in Wolken von Staub hinweg", witzelte er. Wäre ich doch in der Lage gewesen, meine Arme auszustrecken und ihre befreiende Gegenwart zu spüren. Aber ach, diese knappe Begegnung mit Isherwood sollte sich innerhalb der nächsten fünfunddreißig Jahre nicht wiederholen.[103]

Meine Geburt fand fünfzehn Meilen entfernt an einem heißen Augustmorgen in einer nicht ganz so kleinen Stadt in einem kleinen Krankenhaus statt, das von einem katholischen Nonnen-Orden betrieben wurde. Ich blieb bei der Geburt intakt, da Beschneidung eine dem behandelnden Arzt, einem altmodischen norwegischen Doktor, praktisch unbekannte Prozedur war.

Wenn man bedenkt, dass Menschen auf der ganzen Welt abgeschlachtet wurden, war meine Kindheit relativ ruhig und ereignislos. Als ich jedoch ungefähr zwölf oder dreizehn Jahre alt war, gingen ein Freund und ich zusammen zur Mittagszeit zu unseren Elternhäusern. Gerade als ich abbiegen wollte, hielt mein Freund für eine Minute und stellte mir eine Frage, die mein ganzes Leben ändern sollte, eine Frage, die mich sprachlos machte. Er fragte mich, ob ich beschnitten sei oder ob ich eine Vorhaut hätte.

Also, das war ein Thema, das mir völlig fremd war – ein Thema, das mir niemals zuvor zu Ohren gekommen war. Obwohl ich zu der Zeit schon einige unschuldige Kinder-Doktorspiele ausprobiert hatte, wurden sexuelle Fragen bei uns zuhause niemals besprochen. Ich wusste überhaupt nichts von Sex. Wir waren so erzogen worden, dass wir uns deswegen schämen würden, und es war unmöglich, bei uns zuhause Fragen zu stellen.

Zu der Zeit hatte ich den Begriff „Beschneidung" schon gehört, aber ich hatte keine Kenntnisse aus erster Hand, was er bedeutete. Also musste ich innehalten und darüber nachdenken, was ich sagen sollte, was ich meinem Freund erzählen könnte. Nachdem ich einen oder zwei peinliche Augenblicke lang gezögert hatte, schaffte ich es, zu murmeln: „Ja, ich bin intakt", aber mit gekreuzten Fingern, denn ich war mir überhaupt nicht sicher.

---

103 The Reise von Isherwood/Auden ist erwähnt in Christopher Isherwood, *Christopher and His Kind: 1929-1939* (New York, Farrar, Straus Grioux, 1976), 313.

„Ah, ich auch", rief mein Kumpel mit einem großen Lächeln auf dem Gesicht. „Aber ich kann meine zurückziehen", fuhr er stolz fort.

Mir wurde schlagartig alles klar. Er *wusste es!* Ich konnte nur vermuten, dass ein Cousin ihm erzählt hatte, dass ich meine nicht zurückziehen kann. Diese Möglichkeit war für mich jedoch etwas völlig Neues – etwas Fremdes, etwas Unerwartetes, etwas völlig Unbekanntes. Also sagte ich mir, ich habe eine Vorhaut, aber sie sollte sich zurückziehen lassen. Es war ein Schock – verblüffend. Mein Freund hörte nicht auf, davon zu reden, wie viel Spaß es ihm machte, mit seiner Vorhaut „zu spielen". Wäre ich nicht so schambehaftet gewesen, hätte ich wahrscheinlich danach gefragt, hätte vergleichen wollen, hätte mir zeigen lassen, wie das geht, oder so. Diese neue Erkenntnis jedoch ließ mich zerbrechen – sie gab mir das Gefühl, nicht vollständig zu sein: auf peinliche Weise „anders".

Gedemütigt verzog ich mich und ging nach Hause. Ich verzog mich hinter die Garage, zog meinen Penis heraus und untersuchte zum ersten Mal die geheimnisvolle Vorhaut gründlich … und, tatsächlich, innerhalb der kleinen Öffnung von etwa sechs Millimetern konnte ich ein kleines Stück glänzender Oberfläche sehen … später lernte ich, dass das meine Eichel war. Im Innern konnte ich meinen Pinkelschlitz sehen … die Harnröhre … und bemerkte, dass die beiden Öffnungen nicht übereinander lagen. Schließlich entdeckte ich, dass es schwierig war, zu pinkeln, ohne über den ganzen Platz zu spritzen … weshalb es so viel angenehmer war, im Sitzen zu pinkeln. Ich schaffte es, eine Erektion zu bekommen, und sah deutlich, dass das die Situation nur verschlimmerte, weil die Haut am Schaft so stramm wurde, dass mein Penis stark eingeschränkt war.

Was sollte ich also tun?

Es wäre unendlich peinlich gewesen, mit meinen Eltern darüber zu sprechen. Ich überlegte, allein unseren Doktor aufzusuchen, der Sohn des Arztes, der bei meiner Geburt zugegen war. Das allein wäre schon peinlich gewesen. Ich war schlau genug, um zu wissen, dass er wahrscheinlich eine Beschneidung empfehlen würde. Nachdem ich gehört hatte, wie begeistert mein Freund über die vergnüglichen Gefühle erzählt hatte, die ihm das Vor- und Zurückschieben seiner Vorhaut bereitete, konnte ich nicht sehen, dass Beschneidung mir irgendwie nützen sollte. Ich war in einer Zwickmühle, denn einerseits wollte ich eine funktionierende Vorhaut haben, konnte aber nicht sehen, wie das erreicht werden könnte.

Damals entschied ich mich, zu warten: zu warten, bis ich von Zuhause fort war, um dann selbstständig einen Arzt aufsuchen zu können, der sicherlich wüsste, was zu tun wäre. Warum ich so dachte, ist mir ein Rätsel, wenn ich bedenke, dass ich vor meiner Entdeckung schon von dutzenden Ärzten wegen anderer körperlicher Sachen untersucht worden war, von denen einige bedeutende Ärzte an der Mayo-Klinik waren. Nie hatte auch nur ein einziger Arzt meinen Penis angesehen oder gründlich untersucht, und so waren sie genauso ahnungslos wie ich. War es Scham, die sie davon abhielt, nachzusehen? Angst? Unwissenheit?

Nachdem ich mein Elternhaus verlassen hatte, hab ich genau das gemacht – ich ging von Doktor zu Doktor, auf der Suche nach einer Lösung des Problems meiner sehr engen Vorhaut und ihrer kleinen Öffnung. Jedes Mal, wenn ein Arzt meinen Penis untersuchte, schlugen sie sofort Beschneidung vor, ohne Ausnahme. Sie konnten keine andere Lösung anbieten. Zu der Zeit bewirkte mein Vorhautproblem zudem unvorhergesehene Folgen für meine Beziehungen und meinen Sex. Wann immer ich einer anderen Person näher kam, war ich durch die Peinlichkeit und Scham meiner Situation wie gelähmt.

Schließlich wurde meine Verzweiflung so groß, dass ich dem Arzt, der mir zuletzt Beschneidung empfohlen hatte, widerwillig einwilligte. Er machte einen Termin, und ich überantwortete mich dem Messer. Es war die schlimmste Entscheidung meines Lebens, und ich bedauere sie jeden einzelnen Tag.

Offensichtlich wurde die Drecksarbeit von einem Assistenzarzt gemacht, denn es waren zwei anwesend, von denen einer Anweisungen gab und der andere offensichtlich schnitt, obwohl ich nichts sehen konnte, weil man einen Vorhang vor mein Gesicht gezogen hatte.

Das Ergebnis war und ist nicht besonders schön: große, an der Eichel verwachsene Hautbrücken, die viel von der Eichelfurche verdecken, ein tropfenförmiger Überrest meines Vorhautbändchens, und noch heute, Jahrzehnte später, immer wieder mal Blutungen aus den Narben. Direkt nach der Prozedur bekam ich Infektionen, so dass es nötig war, dass ich eine weitere Woche im Krankenhaus bleibe. Es war ein absoluter Alptraum.

Meine eigene Mitschuld an dieser Angelegenheit erfüllte mich mit Reue von dem Moment an, als ich das Ergebnis das erste Mal sah. Von dem Tag an entschloss ich mich, alles dafür zu tun, dass Scham und Peinlichkeiten nie wieder die Möglichkeit bekommen, mein Leben zu zerstören. Das war ein fortwährender Kampf, aber er machte aus mir einen besseren Menschen.

Die Folge meiner Beschneidung ist, dass es mir nicht mehr peinlich ist, meine Vorhaut nicht zurückziehen zu können, sondern dass ich beschnitten bin. Um diesen Schmerz zu überwinden, beschloss ich, mich darüber zu erheben: Ich setzte mir das Ziel, persönlichen Stolz und Selbstvertrauen zu entwickeln, um so die schlimme Verzweiflung zu überwinden, die ich empfand.

Natürlich fehlen mir die wunderbaren sexuellen Empfindungen, die ich einst erlebt habe. Samenergüsse, die ich früher mit solchem Vergnügen erlebte, müssen jetzt einem widerwilligen Penis abgerungen werden, dem jetzt seine empfindlichsten Nervenenden fehlen. Der klägliche Rest vom Vorhautbändchen ist mein einziger Trost gewesen, obwohl es nicht immer einfach ist, ihn während des Geschlechtsverkehrs zu stimulieren. Meine Partnerinnen wurden bei jedem Versuch wundgerieben.

Vor etwa zwanzig Jahren entdeckte ich Vorhautrestauration und begann auf der Stelle damit, meine eigene Vorhaut wiederherzustellen. Um Unterstützung anderer Männer zu erhalten und zu geben, gründete ich die Ortsgruppe der Nationalen

Organisation Restaurierender Männer (NORM).[104] Mitglieder unserer Gruppe, die die vielen Vorzüge des Intaktseins gelernt haben, unterhalten Beschneidungs-Informationsstände bei öffentlichen Veranstaltungen wie dem örtlichen Martin-Luther-King-Bürgerrechtstag. Andere zu unterstützen und fortzubilden, ist ein weiterer Weg geworden, wie wir uns mit unseren Beschneidungen abfinden können. Wenn Mütter mit ihren intakten Söhnen an unseren Infostand kommen, nachdem sie fünf oder sechs Jahre zuvor mit uns gesprochen hatten, zeigt uns das, dass die vielen Stunden, die wir aufwenden, jede einzelne Minute und jede einzelne Stunde wert sind.

Während dieser Zeit entdeckte ich auch die große Quelle des Internets, das uns dazu diente, die komplexe Anatomie und die Funktionen der Vorhaut neu zu beleuchten. Eine eher bittersüße Entdeckung, die ich auf meiner Reise zur Beschneidung und zurück gemacht habe, war, zu lernen, dass Männer mit meiner Ausgangssituation – eine enge Vorhaut, die sich kaum oder nur schwer zurückziehen lässt – das Problem durch einfache Dehnübungen beheben können. Heute helfe ich solchen Männern, mein Problem ohne Beschneidung zu lösen, und der Aufwand hilft mir auch selbst, Frieden zu finden. Würden doch die Ärzte genug Grips und Verstand haben, die gleiche Lektion zu lernen.

Roy
75 Jahre
Arizona, USA
27. November 2013

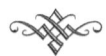

---

104 Die „National Organization of Restoring Men" (NORM) wurde 1990 in San Francisco gegründet.

Süchtig nach Wut und Traurigkeit?

Ich las die Website von TLC Tugger[105], als ich vierzehn war, und wollte in der Hölle versinken, hatte tatsächlich einen Blackout und ich weiß noch, dass ich die Erinnerung tief im Innern verbarg. Sehen Sie, ich hatte zu der Zeit eine tolle Beziehung zu meinen Eltern und der Gedanke, dass sie etwas so Beschissenes taten, war zu viel für mich. Ich denke, mir war klar, dass es unsere Beziehung beschädigen würde, wenn ich es in meinem Verstand zulassen würde. Ich war zudem, wie jeder Vierzehnjährige, total versessen auf Sex und außerdem noch Jungfrau. Also war auch der Gedanke, nicht fähig zu sein, die Sache, die ich unbedingt erleben wollte, auch ganz und gar genießen zu können, zu schwer zu verdauen. Ich muss zugeben, dass ich in dem Alter emotional sehr unreif war.

Nun schnell vorspulen: Ich war sechzehn und erinnerte mich ganz ehrlich nicht mehr daran, dass ich die TLC-Tugger-Seite gelesen hatte. Ich hatte eine Freundin und kümmerte mich mehr als um alles andere um das Spiel, zu versuchen, meine Jungfräulichkeit zu verlieren. Endlich passierte es. Und nichts weiter. Ich benutzte ein Kondom und fühlte überhaupt nichts. Ich konnte kaum steif bleiben und bekam keinen Orgasmus. Ich traf das Mädchen zwei Jahre lang und hatte tonnenweise Sex. Sie war eine Nymphomanin und ich lernte, wie ich besser kommen konnte. Sie musste mich aber mindestens dreiviertel der Zeit mit der Hand befriedigen, und beim Oralsex konnte ich überhaupt nichts fühlen. Ich dachte nie wirklich darüber nach, warum – ich glaube, ich war einfach zu begeistert davon, dass ich so viel Sex hatte, dass ich mir keine Sorgen machte.

Okay, danach hatte ich eine andere Freundin, die verhütete, und ich benutzte keine Kondome mehr. Ich konnte ein bisschen fühlen, aber nicht viel. Irgendwas fehlte immer noch. Ich brauchte etwa dreißig Minuten, um ohne Kondom beim Geschlechtsverkehr zu kommen.

Dann hatte ich eine jahrelange Phase ohne Sex und stolperte wieder über die Beschneidungsthemen. Es kam alles wieder hoch. Ich fühle mich, als wenn ich einen zweimonatigen psychotischen Zusammenbruch durchlief. Er zerstörte mich. Er zeigte mir, wie emotional schwach ich bin und offenbarte mir, wie ängstlich und erbärmlich ich bin, wenn ich nicht zu meinen Eltern rennen kann, um Hilfe zu kriegen. Ich fühlte mich, als wenn der beste Teil von mir für immer gegangen ist, und dass alle um mich herum mir sagen würden, wie albern es sei, dass ich meine Vorhaut haben wolle. Ich habe nie Selbstmord oder Selbstverstümmelung versucht, aber viele Dinge, die ich bedaure, und an vieles in den letzten Monaten kann ich mich nicht mehr erinnern.

---

105 TLC Tugger ist ein Vorhaut-Restaurierungsgerät, hergestellt von TLCTugger.com.

Neulich allerdings schien sich der Nebel ein wenig zu lichten und ich bin nicht mehr ganz so wütend auf meine Eltern, fange jetzt sogar an, einige Sachen zu genießen, wie zum Beispiel wieder Schlagzeug zu spielen.

Ich habe vor etwa einem Monat mit Restauration begonnen und hab bisher schon ganz gute Ergebnisse erzielt. Neulich hat mir eine einen geblasen und ich hatte davon tatsächlich einen Orgasmus. Trotzdem dauerte es noch ziemlich lange und sie war beim Oralsex die beste, die ich je hatte.

Aber wie auch immer, ich habe das Gefühl gehabt, in letzter Zeit etwas weniger psychotisch zu sein, und heute Abend hatte mein Kumpel aus unserer Band seine Schwestern und seinen Schwager zu Besuch und wir hatten eine tolle Zeit miteinander. Ich fühlte mich glücklicher als zumindest in den letzten drei Jahren, zum Teil auch, weil ich das Gefühl habe, ich könnte mich in eine seiner Schwestern verlieben und und auch, weil wir alle so gut miteinander auskommen.

Aber wissen Sie was? Nachdem die anderen wieder weg waren, war es so, als könnte ich das Gefühl nicht ertragen, glücklich zu sein. Ich kramte mein verdammtes Smartphone wieder raus und fing wieder an, über Beschneidung zu lesen und las Artikel, in denen Frauen sich für diese Verstümmelung aussprachen und ich geriet wieder total in Rage. Mein Glücksgefühl war weitgehend überschattet von der Wut und Verzweiflung. Und es ist so, als hätte ich mir das in voller Absicht selbst angetan. Was zum Teufel ist das für eine Scheiße? Macht es mich zu einer wertlosen Person?

Ich weiß, wie schlimm Beschneidung ist. Ich will damit nichts schönreden, aber es sollte mich nicht davon abhalten, glücklich zu sein. Ich sollte schon aus Trotz glücklich sein, wenn überhaupt. Also warum mache ich mich selbst so fertig?

Greg
20 Jahre
Nebraska, USA
25. November 2013

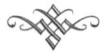

UNAUSSPRECHLICHE VERSTÜMMELUNGEN

Beschneidungstrauma als Erwachsener

Ich bemerkte Knubbel am äußersten Ende meiner Vorhaut, die mich besorgten. Der Doktor schaute sich die Knubbel an und sagte mir, ich sollte einen Urologen aufsuchen, also tat ich es. Ich suchte mehrere auf, und sie alle rieten zur Beschneidung. Das war keine Option für mich. Die Knubbel blieben. Schließlich suchte ich einen Urologen bei uns in der Gegend auf, der mir sagte, er wolle eine Gewebeentnahme der Knubbel vornehmen, damit sie mich zumindest nicht mehr beunruhigen würden, und er sagte mir zu, dass mein Wunsch berücksichtigt werde, die Vorhaut vollständig intakt zu behalten, so dass die Eichel immer bedeckt sei.

Dieses Monster jedoch log mich an. Ich bekam eine unglaublich stramme Beschneidung. Jede Zelle des Vorhautbändchens und der inneren Vorhaut war weg. Sie war so stramm, dass ich schließlich eine weitere Operation brauchte, um die Unterseite der Penisschaft-Haut wieder in Form zu bringen. Das mentale Trauma wurde so groß, dass ich schon bald mit Selbstverletzung durch Ritzen begann und ab 2002 trank ich jeden Tag bis zum Rausch. (Ich bin jetzt seit vier Jahren trocken, aber manchmal ritze ich mich noch.) Meine Freundin, mit der ich viele Jahre zusammen war, kam mit mir nicht mehr klar und verließ mich. Ich lernte ein anderes Mädchen kennen, die aber meinte, ich sei nicht ganz richtig im Kopf und mich auch verließ. Jetzt kann ich nicht mal mehr eine simple Beziehung mit irgendeinem Mädchen haben, sogar wenn es nichts mit Sex zu tun hat – und das hat es nie, weil ich mich total beschädigt fühle.

Ich fand einen Anwalt. Er öffnete mir die Augen für einige echt beschissenen Sachen. Ich will nicht weiter drauf eingehen, aber das machte die Sache noch schlimmer. Wir machten einen sehr soliden Rechtsstreit. Ich hatte eine Aktennotiz geschrieben und mein Anwalt fand sie, als er die Unterlagen erhielt. In dem Brief stellte ich klar, dass der Herr Doktor Vergewaltiger nur eine Biopsie machen sollte, keine Beschneidung. (Ich vermute, dass ich im ganzen Schreck dieser Situation den Brief vergessen hatte.) Der Anwalt hat mich im Rechtsstreit sehr gut vertreten. Aus irgendeinem Grund musste ein Gerichtsmediziner den Fall überprüfen. Er muss auch ein Monster gewesen sein, weil er keinen Grund sah, den Fall ernstzunehmen. Vielleicht irre ich mich, aber ich dachte, Anwälte und Richter seien dazu da. Das Rechtssystem in diesem Land ist ein totaler Witz. Verdammte Scheiße. Die Verjährungsfrist lief ab, bevor die Sache gelöst wurde. Hätten Sie das gedacht, verdammt noch mal?

Ich kann jetzt so nicht mehr weiterleben.

Hatelife
41 Jahre
Minnesota, USA
18. September 2013

Als Säugling misshandelt, als Erwachsener wütend

Jeder weiß, dass Beschneidung große Scheiße ist. Sie würden sich nicht selbst beschneiden, aber sie haben keine Gewissensbisse und zögern nicht, es anderen anzutun. Und weil die meisten Beschneidungen an Säuglingen vorgenommen werden, aufgrund der Tatsache, dass sie den Doktor nicht nach Strich und Faden verprügeln können, ist es schlicht Mobbing – jemanden zu verletzen, der kleiner ist als man selbst, einfach nur, weil man die Macht dazu hat.

Und weil alle Tyrannen im Grunde Feiglinge sind, bedeutet das, dass alle Beschneider in der Welt Feiglinge sind? Fast könnte man das als ein Kompliment ansehen. Warum konnten sie nicht warten, bis ich fünfundzwanzig Jahre alt war, um mich zu beschneiden? Ist es, weil ich dann zu kräftig, zu clever, und zu gut für eine Person wie sie bin, so dass die einzige Chance, mich zu verletzen, dann besteht, wenn ich ein wehrloser, verdammte vier Tage alter Säugling bin? Wenn Kindesmisshandlung als schrecklich und ekelhaft angesehen ist, wie bewerten Sie dann Säuglingsmisshandlung?

Wenn es nicht in Ordnung ist, sonst irgendwen zu beschneiden, warum ist es dann in Ordnung, mich zu beschneiden?

Beschneidung nimmt dir nicht nur körperlich was, sondern auch emotional, geistig und sogar seelisch. So lange du dir immer wieder sagst, dass du akzeptieren musst, was passiert ist und dass du nichts tun kannst, als so weiterzumachen, wirst du immer mit einer Lüge leben und immer unglücklich sein. Und sich über seine Gefühle zu belügen ist das Schlimmste, was du tun kannst.

Wir werden am körperlichen Aspekt arbeiten. Aber der emotionale Aspekt ist noch schwieriger und ist der schwierigste Teil von allen, weil unsere geheiligten emotionalen Beziehungen in den Händen eines anderen liegen. Jemand anders als wir selbst. Das ist der Grund, warum viele Menschen heutzutage kein Selbstwertgefühl haben. Sie wissen nicht, was sie tun sollen oder wie sie anfangen sollen. Sie machen denselben verdammten Fehler immer und immer wieder, weil sie dumm oder gefangen sind. Um Selbstwertgefühl aufzubauen, gilt in jedem Fall immer dieselbe Antwort: HALTE DICH VON ARSCHLÖCHERN FERN!

Auf der einen Seite gibt es Männer, die bei der Geburt intakt waren und später als Erwachsene beschnitten wurden, die sich nicht über sexuelle Probleme wie Empfindungsvermögen und so weiter beschweren. Soll das die ermutigende Botschaft sein, dass es nicht so schlimm ist, beschnitten zu sein?

Auf der anderen Seite, wenn wiederhergestellte Männer (die bei der Geburt beschnitten wurden) alle sagen, dass Jahre der Restauration ihr ganzes Leben sowohl körperlich als auch mental total gewandelt haben, wie kann irgendwer dann immer noch diese zerstörerische Prozedur befürworten? Unabhängig von den geteilten Meinungen bleibt eine Sache als Tatsache: Wenn Sie Ihr Baby beschneiden, muten Sie ihm ein dämliches, unnötiges Risiko zu. Sie werfen Ihr Baby durch einen brennenden Reifen und hoffen, er kommt heil da durch, ohne Feuer zu fangen. Wir können alle bestätigen, dass das 100 % Schwachsinn ist.

Zu guter Letzt, wenn ich als beschnittener und gebildeter Erwachsener mit der Fähigkeit, kritisch zu denken, die Wahl hätte, statt beschnitten zu werden – ich würde tatsächlich den brennenden Reifen wählen.

CircVictim
28 Jahre
Quebec, Kanada
September - November 2013

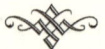

Autobiografie einer Beschneidung

Ich wurde so etwa mit sieben Jahren zum ersten Mal gewahr, dass ich beschnitten war, als ich bemerkte, dass die anderen Jungen in meiner Klasse anders waren als ich. Ich fragte Mama danach, und ihre Antwort war: „Du hattest eine kleine Operation." Ich erhielt kaum weitere Informationen darüber. In der Umkleide rannten alle nackt herum, aber ich konnte das nie, weil sie hätten sehen könnten, wo ich anders war. Ich zog mich immer so schnell wie möglich um, damit ich nicht gesehen wurde.

Wir zogen um und mein Nachbar wurde mein bester Freund. Er war ein bisschen älter als ich. Wir spielten oft auf dem Golfplatz, an den unsere Häuser angrenzten. Wir gingen auch zusammen zur Toilette und spielten mit unserem Urin-Strahl, machten Pinkel-Wettbewerbe, wer am höchsten, am weitesten oder am genauesten zielen konnte. Er war unbeschnitten und zog beim Pinkeln seine Vorhaut zurück. Ich dachte, er hatte die gleiche Operation gehabt wie ich. Eines Tages sah ich, wie er beim Zurückziehen seiner Vorhaut seine glänzende Eichel freilegte. Das war der coolste Trick, den ich jemals gesehen hatte, und diese „Operation" verhinderte, dass ich das Gleiche tun konnte wie er.

Ich ging zur Schule und verglich oder fragte andere Jungen über diesen coolen Trick, fragte, ob das bei ihrem auch so ginge, und die meisten von ihnen zeigten es mir. Ich wollte, dass meiner auch so sei wie ihrer, so dass man ihn quasi auspacken konnte und er dann anders aussah. Ich konnte meine Haut nach vorn ziehen, aber sie rollte gleich zurück, wenn ich losließ. Ich wählte Heftpflaster, um die Haut vorn zu halten, in der Hoffnung, dass sie wieder wachsen würde. Aber im Alter von sieben Jahren hatte ich keine Ahnung, wie man es richtig klebt und brauchte eine Menge Heftpflaster. Ich dachte, man würde es mir verbieten, also versteckte ich die Verpackungen in meinem Schlafzimmer hinter meinem Wäschekorb.

Tja, Mama fand sie und fragte mich, wo ich mich denn verletzt hätte. Ich war zu beschämt, um ihr zu sagen, was ich gerade machte, also sagte ich gar nichts, aber sie wusste, dass etwas nicht stimmt und ging zu meiner Klassenlehrerin, weil sie dachte, ich werde schikaniert. Ich wusste das nicht, und so fuhr ich fort, die Jungen in der Klasse zu fragen, ob sie mir zeigen, wie ihre Vorhaut funktioniert. Bis sich eines Tages einer der Jungen bei der Lehrerin beschwerte, so dass die aktiv wurde. Sie fragte die ganze Klasse, wen ich gebeten hätte, mir ihre Genitalien zu zeigen. Ein Junge nach dem anderen rief laut, was ich mit ihnen gemacht hatte und es entwickelte sich zu einer „Lasst alles raus"-Sitzung gegen mich! Noch nie in meinem ganzen Leben war mir etwas so peinlich oder beschämend wie der Moment, als ein anderer Junge sagte: „Er ist beschnitten und hat keine Vorhaut." Mein Geheimnis war heraus – die ganze Klasse wusste es – sogar die Mädchen! Ich konnte nur noch weinen, sonst nichts. Die Lehrerin teilte die Klasse auf und erklärte den Jungen die

Beschneidung und dass es so oder so normal sei. Nach dem Unterricht zog sie mich beiseite und fragte nach den Pflastern.

Das Leben ging für ein paar Jahre normal weiter. Ich akzeptierte, dass ich der einzige beschnittene Junge in der Klasse bin, als ein Klassenkamerad mit etwa neun Jahren vom Unterricht freigestellt wurde. Er fehlte für ein paar Tage. Nach seiner Rückkehr erzählte er uns im Vertrauen, welche Operation er gemacht hatte.

Meine Pubertät ging früher los als bei meinen Altersgenossen, so dass ich wegen meines Aussehens während der Umkleidezeiten ziemlich schüchtern war. Ich würde gern wissen, ob die Beschneidung Einfluss auf den Beginn der Pubertät hat.

In der Oberstufe besuchte ich eine reine Knabenschule, und der Umkleideraum war voll pubertierender Jungen, so dass sie sich alle bedeckten. Aber nach allem, was ich weiß, waren nicht viele von ihnen beschnitten. Gegen Ende der Schulzeit war es eine große Sache, seine Jungfräulichkeit zu verlieren. Meine unbeschnittenen Freunde waren schon so weit und ich noch nicht, und ich dachte, das läge daran, dass ich beschnitten bin. Vielleicht können Mädchen es ja erahnen. Mein Freund erzählte mir, er sei beschnitten. Ich war erstaunt, zu hören, dass ein Freund, den ich die ganze Oberstufe hindurch kannte, auch beschnitten ist. Ich konnte es nicht glauben. Aber auch er schaffte es, Sex zu haben.

Bevor ich arbeiten ging, hing ich viel bei Freunden zum Übernachten rum, mit Mädchen und Jungen. Keiner von diesen Freunden wusste, dass ich beschnitten bin. Als wir eines Nachts ‚Wahrheit oder Pflicht' spielten, fragte ein Mädchen: „Beschnitten oder unbeschnitten?" Ich musste als Zweiter antworten, und ich hatte seit dem besagten Tag in der Grundschule niemandem davon erzählt. Leise antwortete ich: „Ja, ich bin beschnitten" und erwartete Finger, die auf mich zeigen und Gelächter, aber nichts davon. Alle in der Runde befragten mich. Wie ist das so? Was ist der Unterschied? Echt wahr? Wann? Warum? Ich Schüchterner bekam all diese Fragen über etwas, das ich all diese Jahre geheimgehalten hatte. Ich gab Antworten und erklärte ihnen – sie waren wirklich interessiert. Das baute mein Selbstvertrauen auf. Ein Mädchen sagte: „Du gehörst zu einer aussterbenden Art." Dieses Zitat nutzte ich jahrelang, wann immer ich etwas zur Beschneidung erklärte.

Als ich zum ersten Mal Sex mit meiner Freundin hatte, hatten wir uns vorher niemals nackt gesehen oder rumgemacht, weil ich schüchtern war und es mir unangenehm war. Als wir Sex hatten, fühlte ich gar nichts. Ich hatte etwa sechs Mal oder so Sex nötig, bis ich mir endlich antrainiert hatte, wie ich mit meinem Mangel an Gefühlsvermögen zum Orgasmus kommen kann. Ich hielt ewig damit hinterm Berg, ihr zu sagen, dass ich beschnitten war, bis ich es ihr einfach erzählen musste, mit der Befürchtung, dass sie mich dann fallen lassen würde. Sie wusste, dass nichts anders war, und wir hatten nun schon oft miteinander geduscht und uns nackt gesehen. Ich musste ihr den Unterschied zwischen beschnitten und unbeschnitten erklären – sie hatte gedacht, so würden Männer nach der Pubertät nun mal aussehen. Jungen sind bedeckt. Sie erzählte ihren Freundinnen, dass ich beschnitten bin, und das schien die Mädchen irgendwie anzuziehen. Ich war was Seltenes, kein gewöhnlicher Typ. Dadurch verlor ich meine Schüchternheit. Mädchen wollten mich ausprobieren.

Von den Mädchen, mit denen ich zusammen war, bekam ich viele Komplimente über meinen beschnittenen Penis. Er ist sauberer, riecht nicht, fühlt sich steifer an. Einige haben sogar meine Narbe untersucht und bewundert. Aber sie wissen nicht, was ich vermisse. Am meisten nervt es wohl, dass ich ständig Gleitmittel brauche. Austrocknen und Scheuern ist Mist. Das Gefühl zu verlieren oder unfähig zu sein, zu spüren, was ein Mädchen mit mir macht, vor allem beim Oralsex, ist das Schlimmste, bis hin dazu, dass ich eine Erektion wieder verloren hab, weil ich nicht stimuliert werden konnte. Wenig zu fühlen bedeutet wenig Kontrolle. Es ist mir passiert, dass Mädchen ganz trocken wurden, sogar zu bluten anfingen, und ich kann das nicht mal fühlen.

Sobald mir klargeworden war, was ich vermisste, fing ich an, mit Kumpels über die Auswirkungen von Beschneidung zu sprechen. Die meisten waren wenig hilfsbereit, weil sie intakt waren. Also ließ ich das Thema fallen und erfreute mich daran, beschnitten zu sein. Ich konnte niemals mit meinen Eltern über diese Art Sachen reden, weil sie in Lebensfragen zu geradeaus waren und es ihnen peinlich gewesen wäre, über sexuelle Themen zu diskutieren. Papa würde es mit irgendeinem coolen Spruch wegwischen; Mama würde mir zuvorkommen, indem sie sagen würde, es sei ihr unangenehm, darüber zu reden.

Mein alter Mitbewohner war ein männliches Model geworden und wollte meine Meinung über seine letzte Fotosession hören, blätterte durch die jüngsten Fotos und am Ende war da ein Nacktbild. Er entschuldigte sich vielmals, dass ich das zu sehen bekommen hätte, aber mein einziger Kommentar war: „Du bist beschnitten?" Ich sagte ihm, ich sei es auch. Ich fragte ihn dann aus über seine Arbeit als Nacktmodell und das Beschnittensein, weil ich noch nie ein beschnittenes Model gesehen hatte. Wir haben uns prächtig über Beschneidung unterhalten: Wir beide fanden es nicht witzig, beschnitten zu sein, hatten aber gelernt, damit zu leben. Ich erwähnte, dass ich in einer Folge einer Fernsehserie von Beschneidungsumkehrung gehört hatte und ob er versuchen könnte, das zu bekommen.

Weil ich dachte, das Annähen von Haut sei so einfach, wie sie abzuschneiden, klärte er mich auf, dass es Jahre braucht und er es nicht machen wollte. Neugierig geworden, fragte ich ihn immer mehr über diese Umkehrungssache, und er erzählte mir von Restauration durch Dehnung. Ich hielt nicht viel davon, nachdem er mir gesagt hatte, wie lange es dauert, und so vergaß ich es wieder.

Eine neue Freundin fragte mich mal wegen meiner Narbe, und dann sprach sie darüber, meine Vorhaut zurückzubekommen. Das Thema kam auf, als wir über ihren Sohn sprachen, der zum Kindergarten ging und intakt ist; er hatte mit mir geduscht und seine Vorhaut zurückgezogen, um sich darunter zu waschen. Seit 20 Jahren hatte ich nicht mehr mit angesehen, wie jemand seine Vorhaut zurückzieht, und alle

Erinnerungen daran, wie cool dieser Trick war und wie sehr ich wieder normal sein wollte, kamen wieder hoch.

Ich recherchierte im Internet zu meinem neuen Interesse und fand viel darüber. Ich las und studierte Geräte. Mit meinem neuen Wissensschatz begann ich meine Restauration. Ich startete mit manuellem Dehnen und dem richtigen Anwenden von Klebeband und wünschte, ich hätte das damals mit den Pflastern schon alles gewusst. Ich wechselte dann zu einem Halter, den ich aus einer Kinder-Seifenblasendose und einer Mundwasser-Flaschenkappe gebastelt hatte. Dieses Gerät klemmte die Haut ein und war unangenehm zu tragen. Ich setzte meinen Studien über Geräte fort, wobei ein Silikonflaschen-Kappendesign herauskam, aber die Kappen waren zu eng und schnitten die Blutzirkulation ab.

Frustriert überprüfte ich mein Design weiter, heraus kam eine Schraube mit Silikon-Kappen. Ich hoffte, dass die Schraube als Gewicht dienen und das Silikon die Bequemlichkeit erhöht, was ich auch erreichte, aber beim Gang zur Toilette kostete es viel Zeit. Dann bohrte ich ein Loch von 5 mm (0,2 Zoll) durch die Schraube zum Wasserlassen. Mein Gerät war bequem und praktisch. Ohne weitere Ergebnisse, außer mehr Gefühl in der Eichel, wurde mir klar, dass ich nur einen Halter gebaut hatte. Ich nahm die Kinder-Seifenblasendose und füllte sie mit Blei mit einer Schraubenmutter an der Spitze, so dass ich sie an den Schraubenhalter schrauben konnte. So hatte ich einen Halter mit einem austauschbaren Gewicht entwickelt, den man 24 Stunden ununterbrochen tragen konnte. Aber dass ständig ein Gewicht am Bein baumelte, passte zu meinem aktiven Lebensstil nicht. Es konnte herunterfallen.

Eines Tages verlor ich ein Gewicht, während ich Fußball mit meiner Tochter spielte, und einige Wochen später tauchte es auf einem Zaunpfahl wieder auf, so dass ich grinsen musste, weil es für niemanden außer mir eine Bedeutung hatte. Ich hatte längst ein anderes Gewicht nachgebaut, also ließ ich es auf dem Zaunpfahl. Ich habe das Gewichte-Gerät verworfen und in ein Drück- und Zieh-Gerät geändert, bei dem man einen Stab durch die Schraubenöffnung steckt. Es hat eine Schieberplatte, die an der Eichel anliegt. Am anderen Ende ist ein Keil angeschraubt, an dem ich ein Haargummi anbringe, um konstanten Druck zu erzeugen. Dieses Gerät ist komfortabel, kompakt und ich kann es den ganzen Tag über beim Arbeiten, Laufen, im Fitness-Studio oder allem anderen, was das Leben so bietet, tragen.

Mike
28 Jahre
Neuseeland
20. November 2013

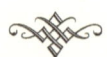

Beschneidung ist ein grausamer Scherz

Ich wurde 1955 in Schottland geboren. Wie eine wachsende Anzahl von Männern begrüße ich es natürlich, dass es die Möglichkeit gibt, zu diskutieren, wie verärgert ich darüber bin, dass ich beschnitten wurde.

Ein beunruhigender Aspekt ist für mich, dass Großbritanniens Nationaler Gesundheitsdienst etwa 1950 aufgehört hat, die Beschneidungskosten zu übernehmen. Also bezahlten meine Eltern aus eigener Tasche, um mich beschneiden zu lassen. Die Royals waren beschnitten und ich glaube, es war ein Statussymbol. Ein Statussymbol? Was dachte man damals? Dass mich eines Tages jemand nackt sieht, feststellt, dass ich beschnitten bin, und dann sagt, da ist ein Junge oder Mann von Status? Was für eine lächerliche Idee!

Als junger Mann zog ich um nach Amerika, wo zu der Zeit die Beschneidungsrate bei etwa neunzig Prozent lag und noch höher unter Weißen. Ich brauchte ziemlich lange, bis mir klar war, dass ich beschnitten wurde. Das erste Anzeichen war Unbehagen beim Umhergehen als junger Mann. Beschneidung legt die Eichel frei, so dass sie sich an der Kleidung reibt, was sehr unangenehm ist. So viel zum Anspruch der amerikanischen Ärzteverbände, dass die Eichel nichts empfinden könne.[106]

Im Umkleideraum der Hochschule schließlich bemerkte ich, dass die Penisse einiger Männer anders und größer aussahen (sie sind größer), aber mir war immer noch nicht klar, dass sie einen normalen Penis hatten, während ich einen operativ veränderten hatte. Viele Jungen wurden beschnitten, um ihnen die Peinlichkeit zu ersparen, im Umkleideraum anders auszusehen – noch so eine lächerliche Idee. Mir war es nicht peinlich. Mit dem Wissen von heute wäre ich wohl damals sauer gewesen.

Ich habe nie jemanden über Beschneidung reden hören, bis mein Sohn geboren wurde. Ein Arzt fragte, ob wir ihn beschneiden lassen wollten. Er hat meinen Sohn nicht einmal untersucht: Rückwirkend betrachtet war es ein Verkaufsgespräch. Das einzig Gute, was er über die Vorhaut sagen konnte, ist, dass sie die Eichel bedeckt und sie während der Kindheit vor Infektionen schützt. Er sagte weder, dass Beschneidung schmerzhaft ist, noch dass sie Risiken birgt, die das Sexualleben meines Sohnes beeinflussen können.

Er sagte, dass Eltern das Recht hätten, sich aus religiösen, kulturellen oder persönlichen Gründen für Beschneidung zu entscheiden, eingeschlossen den Wunsch des Vaters, dass der Sohn so aussehen solle wie er. Nun, der Sohn würde nicht so aussehen wie der Vater, egal, welche Operation an ihm ausgeführt wird. Und die elterliche Erziehungsgewalt kann nicht so weit gehen, dem eigenen Kind Körperteile abzuschneiden. Kann ich meinem Kind aus religiösen Gründen die Nase ein-

---

106 Der Hauptteil der Eicheloberfläche hat protopathische Nervenenden, die eher schmerzhafte als vergnügliche Empfindungen registrieren, wie William bemerkt. (Henry Head, *Studies in Neurology*, Bd. 1 (London: Hodder & Stoughton, 1920), 277.)

schlagen? Ihm ein Auge rausnehmen? Ihn so operieren, dass seine Ohren wie meine aussehen? Weil mein Gott es mir gesagt hat? Oder weil mir heute so danach ist? Und Eltern sollen das Recht haben, ihre Söhne zu beschneiden, aber nicht ihre Töchter? Das kann auch nicht wahr sein.

Rückblickend muss ich sagen, dass Ärzte, die beschneiden, Eltern hinters Licht führen und ihnen nicht die Wahrheit sagen. Was ist leichter, als einem Kind Süßigkeiten wegzunehmen? Die Zustimmung eines beschnittenen Vaters zu bekommen, das dem Sohn das Gleiche widerfahren soll.

Also begann ich, die Beschneidung zu erforschen, und wie ich es sehe, ist es ein Scherz. Die amerikanischen Ärzteverbände behaupten, dass durch Anästhetika der Beschneidungsschmerz „gut aushaltbar" sei. Das erscheint sehr unwahrscheinlich. Beschneidung ist extrem schmerzhaft, oft werden keine Schmerzmittel verwendet und selbst wenn, reduzieren sie den Schmerz kaum. Im Grunde werden hilflose Säuglinge, die nur ein paar Tage alt sind, lebendig gehäutet ohne Betäubung, etwas, was kein Erwachsener mit sich machen lassen würde. Es ist barbarisch.

Ich brauchte lange, bis ich das erste Mal ein Beschneidungsvideo ansehen konnte, aber als ich es tat, war es offensichtlich, dass das Baby extreme Schmerzen erlitt. Außerdem werden Babys in Panik versetzt. 1999 schrieben die amerikanischen Ärzteverbände: „Zu den Verhaltensänderungen gehört ein Schrei-Muster, das große Verzweiflung anzeigt." Echt jetzt? Was wäre also der Weg, um die große Verzweiflung zu vermeiden? Die Antwort scheint bei vielen Ärzten noch nicht angekommen zu sein.

Dann wurde mir klar, dass genau das mir angetan worden war. Obwohl ich mich nicht daran erinnern kann, nehme ich es sehr übel, dass ein Arzt mich für eine Gebühr auf ein Brett geschnallt und mir die Hälfte meiner Penis-Umhüllung abgeschnitten hat, wahrscheinlich ohne Narkose. Welchen Effekt hat das auf das Gehirn des Säuglings? Es kann nicht gut sein. Und ich bin sauer auf meine Eltern, die das zugelassen haben. Was dachten sie sich nur? Was erzählte der Doktor ihnen? Dass es gut für meine Gesundheit sei? Das ist eine Lüge. Es hat meine Gesundheit nicht verbessert. Es hat meine Gesundheit beschädigt.

1971 schrieb die Amerikanische Kinderärzte-Akademie: „Die unmittelbaren Gefahren der Beschneidung von Neugeborenen schließen lokale Infektion ein, die zu Sepsis, erheblichen Blutungen und Verstümmelung führen kann." 1999 schrieb die amerikanische Ärztevereinigung von schrecklichen Verletzungen, die von Beschneidung herrühren können, die sie „unerwünschte Zwischenfälle" nannten.[107] Diese herzlosen Bastarde. Amputation des Penis und Tod sind „unerwünschte Zwischenfälle"? „Sehr geehrte Frau, es gab einen unerwünschten Zwischenfall. Ihr Sohn ist tot. Leider haben wir vergessen, Ihnen zu sagen, dass das passieren kann." Zumindest wurde mir nicht die Eichel meines Penis abgeschnitten und ich bin nicht

---

107 Council on Scientific Affairs. „Report 10: Neonatal circumcision" (Chicago: American Medical Association, 1999).

an Blutungen oder einer Infektion gestorben, wie viele andere Jungen im Laufe der Geschichte.

Heute behaupten amerikanische Fachärzte, dass die Beschneidung nicht das Sexualleben beeinflusse, aber das ist offensichtlich unwahr. Die Vorhaut bewegt sich bei sexuellen Handlungen hin und her. Ohne Vorhaut ist dieses normale Verhalten unmöglich. Ergo zerstört Beschneidung normale sexuelle Funktionen. Die Vorhaut ist voller Nerven und Blutgefäße und hocherogen. Studien zeigen, dass sie der empfindlichste Teil des Penis ist, empfindlicher als alles andere, was nach einer Beschneidung noch übrig ist. Das versteht schon der gesunde Menschenverstand. Wenn die Vorhaut keine Empfindungen hätte, würde sie den Sex behindern. Amerikanische Ärzteverbände haben auch einst bestätigt, dass beschnittene Männer mehr onanieren, also wissen sie, dass es das Sexualleben verändert.[108] Meine Vermutung ist, dass beschnittene Männer ständig geil sind, weil sie ständig unbefriedigt sind.

Ich weiß, dass die Beschneidung mein Sexualleben und überhaupt mein Leben als Erwachsener verschlechtert hat. Ich onaniere oft, und obwohl es angenehm ist, befriedigt es nicht völlig. Genauso wenig wie Sex mit Frauen. Also glaube ich, dass es Ehen beeinträchtigt. Seit ich älter wurde, konnte ich manchmal nicht mehr zum Orgasmus kommen, und manchmal hab ich meinen Penisschaft beim Versuch wundgerieben, während der normale Penis sich einfach nur entfaltet und verhüllt, ohne Reibung, keine Gleitmittel nötig hat.

Eines Tages sah ich im Internet, dass die Vorhaut beim erigierten intakten Penis eine Gleitflüssigkeit auf dem Peniskopf verteilt. Der beschnittene Penis hingegen ist ein trockener Stock. Das war der Moment, als mir klar wurde, wie viel ich verloren hatte, weil ich keine Vorhaut habe. Ich merkte zudem, dass das Unvermögen mit zunehmendem Alter schlimmer wurde.

Dann merkte ich, dass Beschneidung auch für meine Frau schlecht ist. Zunächst einmal muss sie viel härter arbeiten, um mich zum Orgasmus zu bringen, und zweitens muss sich der trockene Stock sehr unangenehm anfühlen, verglichen mit der feuchten Vorhaut, die mit weniger Reibung gleitet.

Etwa vor vier Jahren erfuhr ich von Vorhautrestauration, bei der ein Teil der Vorhaut langsam im Laufe der Zeit nachwächst. Ich fing an ohne irgendwelche Vorhaut oder nur mit sehr wenig. Nach vier Jahren fortwährender Bemühungen fängt die Vorhaut an, den Eichelrand zu erreichen und manchmal geht sie schon darüber hinaus, was „vollständige unerigierte Bedeckung" genannt wird. Es war solch ein Aufwand, vier Jahre lang das Gerät zum Dehnen meiner Vorhaut an- und abzulegen, dass ich es kaum beschreiben kann. Ich muss das täglich viele Male tun. Und wenn ich irgendwo in der Öffentlichkeit bin, muss ich eine abschließbare Toilette finden und das in der Nähe von Leuten tun, die die Bude neben mir vollstinken. Zweitens werde ich wahrscheinlich weitere vier Jahre brauchen, bis ich auch eine erigierte

---

108 E.O. Laumann, C.M. Masi, E.W. Zuckerman, „Circumcision in the United States", *JAMA* 1997; 277(13): 1052-7.

Bedeckung habe. Irgendein unbekannter Arzt hat meine Vorhaut in ein paar Minuten abgehackt, und ich muss jetzt acht Jahre damit verbringen, nur einen Teil davon zurückzubekommen?

Aber die Vorhaut-Wiederherstellung hat mein Sexualleben erheblich verbessert. Das sagt jeder, der es tut. Tatsächlich bemerkte ich schon nach den ersten paar Wochen Verbesserungen. Die Eichel des beschnittenen Penis ist grau, und nachdem sie die ganze Zeit bedeckt ist, bekommt sie eine rosige Farbe und wird viel sensibler, tatsächlich sogar so empfindlich, dass ich die Spitze des Penis ständig abdecken muss; es fühlt sich an, als ob ich Schleifpapier davor hätte. Jetzt gleitet die Vorhaut zurück und vor, so wie es sein sollte.

Das Gefühl ist auch schon mit nur einem Teil der Vorhaut viel besser. Beim intakten Penis ist der Anstieg sexueller Erregung und der Lust langsamer. Er verläuft kontrollierter. Beim beschnittenen Penis ist der innere Teil des Schafts zum äußeren geworden. Er wurde nicht dafür entwickelt, so zu funktionieren. Ich habe gelesen, dass das Vorhautbändchen, das oftmals G-Punkt des Mannes genannt wird, auch beim Samenerguss eine Rolle spielt. Mir tun Männer total leid, die kein Vorhaut-bändchen haben.

Nach meiner Meinung sind Orgasmen sehr schwach, wenn man beschnitten ist, und erheblich besser nach der Vorhautrestauration. Das ist sogar jetzt schon so, wo ich erst halb fertig bin und niemals wieder eine vollständige Vorhaut haben werde mit ihrem gefurchten Band, den Meissner-Körperchen, dem Dartos-Muskel[109] und vollständigem Vorhautbändchen. Ich schätze, dass mein Sex jetzt etwa halb so gut ist, wie er sein sollte, und dass ich, wenn ich mit der Restaurierung fertig bin, etwa siebzig Prozent der normalen Funktionalität zurückhabe. Ich vermute, dass intakte Männer Orgasmen haben, die den ganzen Körper erbeben lassen, so wie bei Frauen.[110]

Zusammenfassend sage ich, dass die amerikanische Öffentlichkeit keine Ahnung hat, worum es bei Beschneidung geht, weil die Ärzte, die beschneiden, sie im Dunkeln lassen. Sie werden bezahlt, dies zu tun, sie haben eine Handelsorganisation, die Beschneidung bewirbt, und sie hören erst damit auf, wenn man sie ins Gefängnis wirft. Mediziner erzählen Eltern nicht, dass Beschneidung schmerzvoll ist, dass es bedeutet, die Vorhaut von der Eichel abzureißen, dass Betäubungsmittel nicht ange-wendet werden können oder nicht ausreichend wirken, dass sie ernste Verletzungen und sogar Tod riskieren, dass es alle Jungen und Männer beschädigt (d.h., unnötige Operationen sind Körperverletzung) und dass es ihr Sexualleben und das ihrer Partner ruiniert.

---

109 Der Dartos-Muskel ist eine Schicht glatter Muskelfasern in der Penis- und Hodensackhaut, die sich bei niedrigen Temperaturen zusammenzieht.

110 Kinsey et al. Weisen darauf hin, dass etwa fünfundsiebzig Prozent der intakten Männer einen Orgasmus haben, der mehr ist als nur Harnröhrenkontraktion, die die übliche Erfahrung beschnittener Männer ist. (A.C. Kinsey, W.B. Pomeroy und C.E Martin, *Sexual Behavior in the Human Male* (Philadelphia: W.B. Saunders, 1948): 160-1.)

Beschneidung ist ein grausamer Scherz

Beschneidende Ärzte und amerikanische medizinische Vereinigungen behaupten ebenso, es gäbe Vorteile, wo es keine gibt. Sie behaupten, dass es Harnwegsinfekten, Peniskrebs und Geschlechtskrankheiten einschließlich HIV vorbeugt oder das Risiko minimiert. Das ist eine gefährliche Taktik. Die Beschneidung verhindert keine dieser Krankheiten. Ärzte machen sich den Unterschied nicht klar. Es wurde noch nicht einmal belegt, dass Beschneidung das Risiko von Peniskrebs oder Geschlechtskrankheiten einschließlich HIV senkt. Und selbst wenn das so wäre, sind all dies seltene Krankheiten, die man durch Waschen des Penis (was vermutlich alle Männer gern tun) vermeiden kann, und indem man es vermeidet, Sex mit infizierten Frauen zu haben oder indem man ein Kondom verwendet. Somit profitieren nur wenige Jungen oder Männer überhaupt von Beschneidung. Nur die Unverantwortlichsten haben vielleicht was davon, und wenn, dann nur kurz. Beschnitten oder nicht, wenn Männer oft genug ungeschützten Sex hatten, können sie Geschlechtskrankheiten bekommen.

Man erwartet, dass wir Ärzten vertrauen. Ihre Aufgabe ist das Wohl des Patienten. Amerikanische Ärzte haben in den Jahren nach 1800 Eltern wissentlich getäuscht. Dies ist ein riesiger Schandfleck für die Ärzteschaft.

Ich für meinen Teil fühle mich beraubt. Ich bin sauer auf meine Eltern und den Arzt, der mich beschnitt. Ich hasse Ärzte, die beschneiden, und ihre medizinischen Vereinigungen – sie lügen schlichtweg und kommen ungeschoren davon. Ich kann nicht glauben, dass ein Arzt, der einen Eid geleistet hat, Gesundheit zu verbessern und nicht zu schaden, dies einem hilflosen Säugling antun kann. Wäre ich Arzt, würde ich nicht für alles Geld der Welt einem Jungen einen Teil von seinem Körper abschneiden.

Ich bin Vorhaut-neidisch. Obwohl ich damit umgehen kann, zum Teil dadurch, dass ich was dafür tue (Vorhautrestauration), bin ich extrem sauer, dass ich gegen meinen Willen beschnitten wurde. Ich bin einer Meinung mit den europäischen medizinischen Vereinigungen, dass es keine medizinische Begründung für diese antiquierte Praxis gibt, dass sie unethisch ist und die Rechte des Kindes verletzt. Es macht mich traurig, wenn ich daran denke, dass noch immer mehr als eine Million Jungen jedes Jahr allein in den USA auf Wunsch ihrer Eltern beschnitten und verletzt werden, ohne den geringsten Vorteil, außer für die Ärzte, die eigentlich die Gesundheit dieser Jungen und Männer erhalten, nicht aber beschädigen sollten. Ich warte auf den Tag, an dem Ärzte für nicht-therapeutische Beschneidung haftbar gemacht werden können, so wie ein Gericht in Deutschland befunden hat, und ins Gefängnis gesteckt werden, wo sie hingehören.

William
58 Jahre
Colorado, USA
24. November 2013

Beschneidung, Judentum und die Wahl

Ich bin ein jüdischer Mann und bin orthodox aufgewachsen. Ich wurde im Alter von acht Tagen beschnitten, ohne Narkose, und bei mir wurde *Metzizah b'peh* gemacht (rituelles Absaugen des Blutes mit dem Mund).

Ich werde den aktuellen Status meiner Religionsausübung aufgrund möglicher Diskriminierung von der einen oder anderen Seite nicht verraten. Trotzdem kann ich bestätigen, dass ich für den Großteil meines Lebens religiös war und mich immer noch als Jude ansehe und stolz bin, einer zu sein. Ich lebe in einem jüdischen Haus, in einer jüdischen Gemeinde, und fast alle meine Freunde sind jüdisch.

Ich habe auch schon immer Probleme mit meinem Penis gehabt, aber ich habe sie niemals mit Beschneidung in Verbindung gebracht. Straffe Haut, schmerzvolle Erektionen und Einrisse haben mich häufig geplagt.[111] Ich habe wegen der Probleme sogar einen Doktor aufgesucht, als ich jünger war; er sagte, eine Operation wäre die einzig machbare Option, aber er empfahl es nicht, weil dadurch die Probleme noch schlimmer werden könnten. Der Doktor informierte mich auch, dass die Probleme wahrscheinlich von der Beschneidung herrühren, und ich erinnere mich, dass ich das achselzuckend schlicht als Pech für mich wahrnahm.

Für mich war Beschneidung einfach etwas, „das alle machten", egal ob jüdisch oder nicht. Es war keine verletzende Prozedur, sondern eine Lebensweise. Der Doktor hätte mir ebenso gut erzählen können, ich sei mit diesen Problemen geboren, was denselben Eindruck auf mich gemacht hätte wie seine Schilderung, dass es von der Beschneidung kommt.

Ich erinnere mich daran, als ich das erste Mal überhaupt einen unbeschnittenen Penis sah. Als ich vierzehn war, machte meine Familie Urlaub in Skandinavien und da gab es ein Schwimmbad mit einem Umkleideraum. Fast alle, die ich sah, waren unbeschnitten, und ich hatte keine Ahnung, warum ihre Penisse so aussahen, wie sie aussahen. Ich sollte über dieses Ereignis jahrelang nicht wieder nachdenken.

---

111 Die altertümliche jüdische Beschneidung (*Brit/Brit Mila*) „opferte nur den vorderen Teil der Vorhaut", was damals ausreichte, um der religiösen Anforderung zu genügen. Weil die helleni-sierten Juden während des ersten oder zweiten Jahrhunderts n.Chr. ihre Vorhaut dehnten, um von den Griechen besser akzeptiert zu werden, reagierten die Rabbiner, indem sie die schädi-gendere *Periah* („Öffnung" oder „Nichtbedecken") einführten. Dazu gehörte, „die verbleibende Vorhaut und das darunterliegende Schleimhautgewebe zu ergreifen, es gewaltsam von der Eichel zu trennen (mit geschärften Fingernägeln) und es abzureißen. Wurden nicht alle ‚Fetzen' des Vorhautgewebes entfernt, wurde die Beschneidung als ungültig angesehen, entschieden die Rabbiner." *Metzitzah b'peh* („Ablutschen") wurde wahrscheinlich zu dieser Zeit eingeführt, um sicherzustellen, dass „reichlich Blut fließe", wie von der *Periah* verlangt. (Leonard B. Glick, *Marked in Your Flesh: Circumcision from Ancient Judea to Modern America* (York: Oxford University Press, 2005), 44-5). Post-Hellenistische oder moderne jüdische Beschneidung entfernt einen Großteil des Gewebes (so wie es auch die amerikanische Neugeborenen-Beschneidung macht), und dies erklärt Yechiels Erektionsprobleme.

Als ich heranwuchs, wurde Beschneidung niemals wirklich diskutiert. Ich wusste immer, was das war und war mir dessen immer bewusst, aber für mich war es niemals eine Option, es nicht zu tun. Eine Gruppe von Freunden und ich durchlebten eine kurze rebellische Phase, in der wir G'ttes Existenz anzweifelten und die religiösen Aspekte des Judentums von vorn bis hinten in Frage stellten. Wir überprüften jedes einzelne Thema, das wir jemals in der Schule und selbst gelernt hatten, und diskutierten die kleinsten Details und Probleme in unglaublicher Tiefe. Nicht einmal jedoch kamen wir dabei auf Beschneidung. Es war etwas, was noch nicht einmal die kritischsten Juden in Frage stellten.

Auf der Hochschule hatte ich einen Zimmergenossen, der unbeschnitten war, aus einem Land, in dem diese Praxis nicht weit verbreitet war. Er war genauso neugierig wegen meiner Beschneidung wie ich wegen seiner Vorhaut, so dass wir oft über das Thema sprachen. Allerdings regelten wir das meist mit Witzen und flapsigen Bemerkungen. Ich war niemals eifersüchtig auf ihn oder verärgert über meine eigene Beschneidung und dachte einfach, dass sein Penis anders ist als meiner, genau wie seine Hautfarbe.

Vor nicht allzu langer Zeit surfte ich ziellos im Internet umher und begann, etwas über die sexuellen Auswirkungen der Beschneidung zu lesen. Je mehr ich las, desto mehr begann ich zu begreifen, dass es keine guten medizinischen Gründe dafür gibt, es routinemäßig durchzuführen, und dass es dieser Prozedur tatsächlich nur selten bedarf. Ich war schockiert. Während mir klar war, dass es bei mir aus religiöser Absicht gemacht worden war, hatte ich immer angenommen, dass es auch medizinisch vorteilhaft sei, weil es ja auch Nichtjuden gibt, die es tun, besonders in den Vereinigten Staaten.

Ich sprach mit verschiedenen Leuten darüber und war verstört über die lautstarke Verteidigung der Praxis. Juden sehen es offensichtlich als ihre Religionsfreiheit an, aber ich war überrascht zu sehen, dass auch völlig säkulare Menschen und Mediziner es verteidigten.

Ich war sogar überrascht, Leute zu sehen, die die weibliche Genitalverstümmelung entschieden ablehnen, die männliche Beschneidung aber als „in keinster Weise vergleichbar" abtun. Ich denke, dass unabhängig davon, was man von dem jeweiligen Schweregrad der Eingriffe halten mag, sie doch ganz sicher vergleichbar sind: Ihre Wurzeln liegen in Religion und Kultur, das Schneiden der Genitalien gehört dazu, fast immer wird es ohne Zustimmung der betroffenen Person gemacht, und oft wird es befürwortet von Personen, bei denen es auch gemacht wurde.

Es schien mir, als ob das einzige echte Verteidigungsargument, das die Leute für diese Praxis hatten, irgendein inhaltsleeres kulturelles oder religiöses Recht sei. Obwohl ich alle Religionen respektiere, weiß ich, dass bestimmte Praktiken und Überzeugungen verboten sind, und das aus gutem Grund. In den USA setzt man sich über den Willen von Eltern hinweg, die der Lehre der Christlichen Wissenschaft anhängen, ihren kranken Kindern Medizin zu verweigern. Ein Zeuge Jehovas kann versuchen, seinem Kind eine Bluttransfusion zu verweigern, aber ein Doktor hat das Recht zu intervenieren, wenn dadurch das Leben des Kindes bedroht ist. Rastafari dürfen aus religiösen Gründen kein Marihuana rauchen, auch wenn es niemandem schadet. Einer Minderheit der muslimischen Schiiten, die ihren Kindern für das Ashura-Fest Blut abnehmen wollen, ist dies untersagt. Es ist völlig klar, dass selbst in der religionstoleranten Gesellschaft der USA religiöse Überzeugungen keinen Vorrang vor dem gesunden Menschenverstand und Kinderfürsorge haben.

Am bizarrsten war für mich, wie schnell nichtreligiöse Menschen bereit sind, die Säuglingsbeschneidung zu verteidigen. Die Leute scheinen das Prinzip nicht zu verstehen, dass man eine Beschneidung später, wenn man älter ist, nicht wieder entfernen kann, aber dass die Vorhaut etwas ist, was man entfernen kann, wenn man sie nicht will.

Die angeblich vorbeugenden Maßnahmen, die man bei Babys machen solle, waren fadenscheinig: Peniskrebs ist außerordentlich selten (tatsächlich seltener als die vorsichtigsten Schätzungen zu Komplikationen nach Beschneidungen) und überhaupt keine Rechtfertigung; und Harnwegsinfekte sind kleinere Probleme, die zudem häufiger bei weiblichen Babys als bei männlichen auftreten. Das Hauptargument, das die Leute vorbrachten, war der Schutz vor Geschlechtskrankheiten, was natürlich wesentlich weniger wirksam als Safer Sex und auch keine attraktive Alternative dazu ist. Babys sind nicht sexuell aktiv. Wenn sie das Alter erreichen, in dem sie mit Sex beginnen, können sie für sich selbst entscheiden, ob sie eine Beschneidung haben möchten.

Ich bin nicht gegen Beschneidung. Ich bin gegen Beschneidung von Kindern, weil sie in der Sache nicht mitreden können. Ein Erwachsener kann frei entscheiden, was er mit seinem Körper anstellen will, aber er sollte nicht frei darüber entscheiden können, was er mit dem Körper eines anderen anstellt. Wäre ich unbeschnitten geblieben und mit den Argumenten konfrontiert, die ich nun kenne, hätte ich mich niemals selbst für Beschneidung entschieden. Ein anderer mag sich anders fühlen. Das ist seine Wahl. Aber nicht die irgendeines anderen. Es ist schwierig für mich, meine Überzeugung mit meiner Erziehung in Einklang zu bringen, aber das Judentum ist eine fortschrittliche Religion.

Ich habe teilweise Antisemitismus innerhalb der Intaktivisten-Bewegung wahrgenommen, sowohl von Leuten, die wissen, dass ich jüdisch bin, als auch von welchen, die das nicht wissen. Ich werde nicht leugnen, dass da auch Antisemiten in der Bewegung sind und dass es auch antisemitische Beweggründe gegen Beschneidung gibt. Es gibt aber auch Antisemiten und antisemitische Beweggründe bei den Mitgliedern der Republikanischen Partei, bei der Demokratischen Partei, bei Kapitalisten, Antikapitalisten, Kommunisten, Antikommunisten, Tierschutzbewegungen, Umweltschutzbewegungen und so ziemlich jedem sozialen oder politischen Anliegen.

Daher glaube ich nicht, dass die Intaktivisten-Bewegung selbst durch Antisemitismus motiviert ist. Antisemiten und Leute, die denken, dass Juden „barbarisch" sind, sollten zur Kenntnis nehmen, dass Juden gerade mal 0,2 % der Weltbevölkerung ausmachen, so dass es irgendwelche globalen oder nationalen Beschneidungsraten kaum ändert, wenn man ihre Beschneidung stoppt. Tatsächlich hätte es praktisch keinen Einfluss, wenn jeder Jude auf diesem Planeten heute mit der Beschneidung aufhören würde.

Darüber hinaus sind die Komplikationsraten bei Mohels (jüdische rituelle Beschneider) tatsächlich niedriger als bei Ärzten, weil Mohels sich nur auf diese eine Sache spezialisiert haben.[112] Ärzte sind auch finanziell motiviert, zumindest in den USA, während fast alle Mohels den Dienst kostenlos durchführen, wenn eine Familie ihn sich nicht leisten kann. Wenn ich wählen müsste, wo ich beschnitten werden will, würde ich lieber zum Mohel als zum Arzt gehen.

Nachdem das gesagt ist, kann ich die Furcht vor Antisemitismus wahrnehmen, die meine jüdischen Landsleute empfinden. In der Tat zielten Anti-Beschneidung-Bewegungen in der Geschichte immer nur auf Juden ab, weil nur Juden die Beschneidung in den Ländern zu der Zeit praktizierten. Der griechische König Antiochos IV. (ca. 215 v. Chr. - 164 n. Chr.) verbot Beschneidung als Versuch, das Judentum zu unterdrücken, so wie auch der römische Kaiser Hadrian (76 - 138 n. Chr.) und viele andere Herrscher. Befürworter von Beschneidungsverboten im Mittelalter untersagten sogar einvernehmliche Erwachsenenbeschneidung aus beliebigen Gründen. In jenen Tagen waren die Juden die einzige Volksgruppe in der westlichen Welt, die Beschneidung praktizierte, so dass, wer immer auf Beschneidung zielte, fast immer auf Juden zielte.[113]

Ohne Zweifel wurde die Forderung, Beschneidung zu verbieten, historisch gesehen erhoben, um das Praktizieren des Judentums zu verhindern. Heute jedoch sind die meisten Menschen in der westlichen Welt, die beschnitten sind, in der Tat nicht jüdisch. Aus diesem Grund sehe ich die überwiegende Mehrheit der heutigen Beschneidungsgegner nicht als antisemitisch an. Ein antisemitischer Ansatz würde einfach fordern, die *Brit Mila* (jüdische rituelle Beschneidung) zu beenden, statt die Beschneidungspraxis als Ganzes. Es wäre zudem einfacher, dies umzusetzen, weil die meisten Mohels keine Ärzte sind, aber trotzdem – ungeachtet der niedrigeren Komplikationsrate – medizinische Operationen durchführen.

---

112 Eine israelische Studie von 19.478 Jungen fand „keinen signifikanten Unterschied in der Art der Komplikationen nach medizinischen und rituellen Beschneidungen". Die Komplikationsrate war niedrig (0,34 %), aber die Studie schloss all Komplikationen bei Erwachsenen aus, z.B. „schmerzhafte Erektionen und Einrisse", wie von Yechiel beschrieben. Siehe auch Chaim J. Ben et al., „Complications of circumcision in Israel: a one year multicenter survey", *The Israel Medical Association Journal*, 7, 6 (2005): 368-70.

113 Für mehr Informationen über die Geschichte der Beschneidung im Judentum siehe Leonard B. Glick, *Marked in Your Flesh: Circumcision from Ancient Judea to Modern America* (York: Oxford University Press, 2005).

Ich denke, dass es für alle Menschen, egal ob jüdisch oder nichtjüdisch, wichtig ist, zu verstehen, dass Judentum keine Beschneidungskultur ist, sondern vielmehr eine Kultur, in der auch beschnitten wird. Jüdische Erwachsene sollten in ihrer Entscheidung, sich beschneiden zu lassen, frei sein, und ich sage voraus, dass ein sehr großer Prozentsatz von ihnen sich dafür entscheiden würde, wenn Kinderbeschneidung verboten würde. Aber es ist wichtig, dass wir nicht voraussetzen, dass jeder dieselbe Entscheidung trifft.

Ich habe nicht um meine Beschneidung oder die Probleme, die sie mir gebracht hat, gebeten und hätte wahrscheinlich als Erwachsener auch anders gewählt. Nochmal, andere mögen eine andere Einstellung haben. Das Problem ist, dass eine erzwungene Beschneidung keinen Platz zur Umkehr lässt, während das Erzwingen einer Nichtbeschneidung immer ungeschehen gemacht werden kann.[114] Ich denke, jeder sollte das Recht haben, dass nichts mit ihm gemacht wird, wenn er das nicht möchte. Ich denke, jeder sollte das Recht haben, zu entscheiden, was er mit seinem Körper machen lassen will.

Yechiel
25 Jahre
New York, USA
16. November 2013

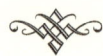

---

114 Dies ist das Offene-Zukunft-Prinzip, vorgeschlagen vom Rechtsphilosophen Joel Feinberg. Siehe J. Feinberg, „The child's right to an open future", in *Freedom and Fulfillment: Philosophical Essays* (Princeton, Princeton University Press, 1992).

Unterhaltung mit meinem Papa

Ich wurde bei der Geburt beschnitten und erfuhr schon in jungen Jahren von der Beschneidung (so mit acht bis zehn Jahren), das erste Mal, als ich den intakten Penis meines jüngeren Bruders beim Wechseln der Windeln sah und später, als ich auf das Wort „Zirkumzision" stieß und meine Mutter danach fragte. Ich bin der einzige beschnittene Männliche in meiner Familie. Ich denke, das ist der Preis dafür, der erstgeborene Sohn zu sein. Mein Vater, meine Brüder und Neffen sind alle intakt.

Ich war immer eifersüchtig auf intakte Jungen und ihre Vorhaut. Ich habe mich immer gefragt, wie es wohl aussehen und sich anfühlen würde, wenn ich auch so eine Vorhaut hätte. Ich blieb ständig bei diesem Gedanken hängen. Mir wurde klar, dass ich diese Welt wieder verlassen würde, ohne zu wissen, was ich verloren hatte, und das aufgrund der Ignoranz der Ärzte und Krankenschwestern und der Falschinformationen, mit denen sie meine Eltern abgespeist hatten. Wann immer ich darüber nachdenke, was mir angetan wurde und was weiterhin Jungen in aller Welt angetan wird, ärgert und frustriert es mich.

Ich habe endlich eine Antwort von meinem Papa auf die Frage bekommen, wer entschieden hatte, mich beschneiden zu lassen, und warum. Dadurch fühle ich mich nicht viel besser, aber es gibt mir Seelenfrieden. Nun muss ich mich nicht mehr bis in alle Ewigkeit fragen. Jetzt beginnt die Heilung.

Papas Antwort:

Hallo, mein Sohn. Ich hoffe, bei Dir ist alles in Ordnung. Also schön. Um mit dem Thema der Beschneidung zu beginnen, damals in den 1970ern gab es eine Menge schrecklicher Dinge, so wie Syphilis, Tripper und Vorhaut-Verengung, was schmerzhaft genug ist. Ich wünschte heute, man hätte es bei mir gemacht, aber damals dachte ich, dass es gut sei, es zu tun, so als Schutz gegen alle diese Krankheiten, die man sich damals so leicht einfangen konnte. Bitte vergib mir, dass ich damals diese Entscheidung für Dich getroffen habe; ich meinte es wirklich nur zu Deinem Schutz, nicht, um Dich zu verletzen! Das war damals eine ziemlich beängstigende Sache, glaub' mir, sehr beängstigend. Nochmals, bitte verzeih'! Ich liebe Dich und vermisse Dich und hoffe, dass wir eines Tages diese medizinische Prozedur vergessen können, die Dir und Millionen Erwachsener und Kinder in aller Welt angetan wurde, nur zum Schutz vor all diesen bekannten Krankheiten, die man sich so leicht einfangen kann. Ich bin mir immer noch nicht sicher, was man verhindern kann und was nicht, aber eines weiß ich sicher, dass man mit einer Vorhaut ein viel größeres Risiko hat, eine Geschlechtskrankheit zu bekommen als nach einer Beschneidung. Ich hoffe inständig, dass Dir das weiterhilft bei Deinen Überlegungen, warum das gemacht wurde. Hab Dich lieb. Lass' mich wissen, ob Dir das als Begründung ausreicht oder nicht!!!

Die Antwort des Sohnes:

Hi Papa. Ich freue mich, dass es Dir gut geht. Es ist schön, von Dir zu hören. Vielen Dank, dass Du geantwortet hast. Ich hatte schon fast vergessen, dass ich diese Nachricht gesendet hatte. Ich bin Dir dankbar, dass Du so ehrlich mit mir bist und mir mitgeteilt hast, warum Du dachtest, es sei das Beste, wenn das bei mir gemacht wird, auch wenn ich nicht damit einverstanden bin. So sehr ich es auch hasse, beschnitten zu sein (ich will das aber jetzt nicht weiter ausführen), ich vergebe Dir aufrichtig. Ich habe mich immer gefragt, warum das mit mir gemacht wurde und wer letztendlich die Wahl getroffen hat, und jetzt weiß ich es. Vielen Dank.

Wusstest Du, dass außerhalb der USA männliche Beschneidung nur selten vorkommt? Die Vereinigten Staaten haben die höchste Beschneidungsrate und die höchste Rate an Geschlechtskrankheiten, AIDS und HIV in der westlichen Welt. Durch Sex übertragene Krankheiten haben nichts mit einem Kleinkinder-Penis zu tun. So gut wie alle Männer, die ich kenne, sind intakt, außer vielleicht zwei oder drei. Nun, niemand von denen hat je irgendwelche Probleme gehabt. Letztendlich sollte es die Wahl des erwachsenen Mannes sein, ob er eine chirurgische Behandlung an seinem intimsten Körperteil haben möchte oder nicht, und erst, wenn er alt genug ist, diese Entscheidung selbst zu treffen.

Falls Du mehr darüber erfahren möchtest, es gibt eine Vielzahl guter Internet-Seiten.

Vielen Dank, Papa. Ich liebe Dich und vermisse Dich.

Mikey
37 Jahre
New Jersey, USA
3. Oktober 2011

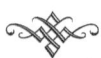

Gespräche mit meinen Söhnen

Ich bin auch beschnitten. Aber ich habe meinen Eltern niemals vorgeworfen, dass sie mir meine Vorhaut genommen haben. Ja, ich wünschte, es wäre nicht passiert. Aber ich bin sowohl vom Verstand her als auch emotional intelligent genug, um zu glauben und zu akzeptieren, dass sie eine Entscheidung trafen aufgrund dessen, was sie wussten und was der Doktor ihnen empfahl oder vorschlug. Es wurde nicht in böser Absicht gemacht.

Ich habe zwei Söhne und den ersten von ihnen ließ ich beschneiden. Ich war ebenfalls schlecht informiert und naiv in Bezug auf Beschneidung. Ich folgte der Logik, die mir auch gegeben wurde: Söhne sollten wie ihre Väter aussehen und der Doktor weiß es schon am besten. Das hat sich selbstverständlich geändert.

Mein Sohn, der einen Tag alt war, lag kuschelig in meinen Armen, als die Krankenschwester hereinkam und mir sagte, es wäre an der Zeit, ihn zu beschneiden. Ich legte ihn in ihre Arme, sie lächelte und sagte: „Ich bin gleich zurück." Augenblicke später hörte ich meinen Sohn schreien aufgrund der Schmerzen, die er erlitt, und ich war unfähig, es ungeschehen zu machen oder ihn zu schützen. Ich wollte nicht, dass meine Frau mich zu einem so wundervollen Zeitpunkt in unserem Leben, der Geburt unseres ersten Kindes, heulen sieht. Aber ich konnte meine Gefühle nicht verbergen. Sie war ebenfalls entsetzt, seine Schmerzen hören zu können.

Zu der Zeit verstand niemand von uns die Prozedur voll und ganz. Später begann ich, über Beschneidung zu recherchieren. Meine Frau und ich fingen an, immer öfter darüber zu diskutieren. Unsere Entscheidung stand fest; falls wir einen weiteren Sohn bekämen, würde er nicht beschnitten. Wir bekamen tatsächlich noch einen Sohn und wir fochten den Kampf mit den Ärzten zu diesem Thema aus. Ich gewann.

Ich restauriere jetzt meine Vorhaut. Meine Söhne sind über zwanzig. Ich habe eine Frau, die mich sehr unterstützt. Neulich sprach ich mit meinen Söhnen über meinen Weg in Richtung Vorhautrestaurierung. Das gab mir Gelegenheit, die Tatsachen rund um dieses Thema darzustellen. Sie hörten aufmerksam zu. Ich wusste nicht, wie sie darauf reagieren würden, dass ihr Papa so etwas macht. Wir haben eine sehr gute Beziehung, aber das hier war außerhalb dessen, was ihr Papa für gewöhnlich so machte!

Ich bat meinen ältesten Sohn aufrichtig um Entschuldigung dafür, dass ich ihn beschneiden ließ. Er schaute mir in die Augen und sagte mir, er sei nicht böse oder aufgebracht. Er würde mich lieben. Jetzt ist er auch an Restauration interessiert. Wer weiß? Vielleicht stellen wir unsere Vorhäute zur selben Zeit wieder her. Mein jüngster Sohn hat gelächelt und sagte: „Danke, Papa, dass Du mir meine Vorhaut gelassen hast. Ich wünschte, Du und mein Bruder hätten auch eine."

Ich habe ihr ganzes Leben lang immer viel Wert auf unsere offene, ehrliche und einander liebende Beziehung gelegt. Mir ist klar, dass nicht jeder eine solche Verbindung zu seinen Söhnen hat. Söhne brauchen ihre Väter und ich wünschte, diejenigen von ihnen, die eine angespannte Beziehung haben, könnten ihren Vätern zumindest dafür vergeben, dass sie ihnen die Vorhaut weggenommen haben. Vielleicht haben sie aus Ignoranz und Naivität gehandelt, genau wie ich und meine Eltern.

Es war eine wundervolle und befreiende Erfahrung, mit der Vorhautrestauration zu beginnen und dieses Gespräch mit meinen Söhnen zu führen. Offen gesagt hat es eine neue Stufe des Vertrauens und der Offenheit für uns alle eröffnet.

Es braucht Mut, zu vergeben. Es ist nicht leicht und manchmal ein weiter Weg. Erwägen Sie, den ersten Schritt zu machen.

Restore1
50 Jahre
Kalifornien, USA
4. März 2012

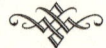

Dornenkrone

Als ich sieben war und mein Bruder zehn, erzählten meine Eltern uns, dass es da so fiese Dinger in der Kehle gibt, die Mandeln genannt werden, und dass normale Leute diese schlechten Organe nicht hätten, weil die bei ihnen rausgeschnitten wurden, und dass nur ignorante Menschen, die es nicht besser wussten und/oder arme Menschen, die sich die Operation nicht leisten konnten, Mandeln hätten.

Ich dachte, das war der dämlichste Haufen Blödsinn, den ich je gehört hatte. Es war alles in Ordnung mit meiner Kehle und ich brauchte keinerlei Operation in meinem Hals.

Ich bin mir sicher, dass ich meinen Eltern sagte, was ich von dem Gedanken hielt, dass ein Chirurg einen Teil meiner Kehle rausschneidet, aber mit sieben Jahren hatte ich keinerlei Zugang zu medizinischen Zeitschriften, um meinen Eltern zu zeigen, dass Mandeloperationen zu der Zeit schon angezweifelt wurden und nicht länger routinemäßig durchgeführt wurden. Und, selbst wenn ich bei meinen Eltern so hätte argumentieren können, hätte es sie nicht davon abgehalten, die Gräueltaten zu begehen, die sie dem Körper meines Bruders und meinem antaten.

Mein Bruder und ich flehten beide unsere Eltern an, diese dumme, unnötige Operation nicht bei uns machen zu lassen. Uns wurde gesagt, „wir sind Erwachsene, und das Rausschneiden von einem Teil des Rachens ist, was wir Erwachsene mit euch Kindern machen, und es spielt keine Rolle, was ihr darüber denkt oder wie ihr euch deswegen fühlt, es wird bei Dir und Deinem Bruder gemacht werden."

Ich hasste schon allein den Gedanken, dass jemand einen Teil meiner Kehle herausschneidet und wollte nicht, dass ein Teil meiner Kehle oder irgendein anderer Teil meines Körpers abgeschnitten wird oder dass irgendeine andere Operation an mir gemacht wird. Weder mein Bruder noch ich waren krank, und das, was da mit uns gemacht wurde, war eine Art „Erwachsenwerden-Ritual". Zu der Zeit kannte ich den Begriff noch nicht einmal, aber das war es definitiv, und es war ein „Erwachsen-werden-Ritual", an dem keiner von uns teilhaben wollte.

Weder meinem Bruder noch mir wurde gesagt, dass es da noch ein anderes grausames „Erwachsenwerden-Ritual" geben sollte, das unsere Eltern uns anzutun planten und das sogar noch schrecklicher als das Herausschneiden unserer Mandeln war, und ich bin mir sicher, Sie wissen schon, was es war. Wir hatten keine Ahnung über diese „andere" grausame Sache, die unsere Eltern für uns eingeplant hatten, es war uns nicht bewusst, bis wir aus der Narkose wieder „zu uns kamen".

Dieser bescheuerte Akt von Grausamkeit, den meine Eltern sowohl meinem Bruder als auch mir antaten, ist ein Trauma, das Narben hinterlassen hat und mich bis zum heutigen Tag in Alpträumen verfolgt.

Es ist mir völlig unverständlich, wie irgendwelche Eltern ihre eigenen Kinder so grausam behandeln können. Das ist eine so schreckliche Geschichte, dass ich sie kaum ohne Unterbrechungen erzählen kann.

Also, etwa ein Jahr oder so, nachdem unsere Eltern uns erzählt hatten, dass alle normalen Leute keine Mandeln hätten, weil sie herausgeschnitten worden waren, sie uns aber nicht erzählt hatten, dass es da noch etwas gibt, was man kleinen Jungen abschneidet, beschlossen unsere Eltern offenbar, dass es an der Zeit war, nicht länger damit zu warten, ihre dämlichen, grausamen, ritualisierten „Erwachsenwerden-Rituale" an uns zu vollziehen.

Wir wurden zu einem Chirurgen gebracht, der uns nicht wirklich untersuchte, aber einen Termin für die OP machte, irgendwann Anfang 1959. Zu der Zeit war ich sieben Jahre alt und mein Bruder war zehn.

Jahre später, nachdem ich endlich die Nerven hatte und versuchte, das Thema mit meinen Eltern zu besprechen, erzählte meine Mutter mir, dass der Chirurg ihnen gesagt hatte, dass er die Mandeln nicht einfach auf Wunsch der Eltern entfernt, sondern nur auf Empfehlung eines Arztes nach einer Untersuchung. Meine Eltern waren mit unserem „Familien"-Doktor befreundet, so dass er dem Chirurgen erzählte, mein Bruder und ich hätten sehr oft Halsschmerzen.

Wie sehr wünschte ich, ich hätte meinen Eltern niemals gesagt, dass ich mal Halsschmerzen hatte!

Aber sie hätten meinem Bruder und mir diese zwei Gräueltaten auch angetan, wenn wir niemals über irgendwelche Halsschmerzen geklagt hätten.

Der Chirurg akzeptierte offensichtlich die Empfehlung des Familiendoktors, die der zweifellos nur gegeben hatte, um die Freundschaft mit meinen Eltern nicht zu gefährden.

Ich nehme an, der Chirurg war ein wenig aufgeklärt, was das Rausnehmen der Mandeln auf Wunsch der Eltern anging, aber nicht genug, denn er hatte überhaupt keine solchen Skrupel, mir und meinem Bruder einen Teil unserer Penisse auf Wunsch unserer Eltern abzuschneiden. Er hat unsere Penisse nicht einmal untersucht, um zu sehen, ob mit ihnen irgendwas nicht stimmt, was eine Operation rechtfertigen könnte.

Nachdem meine Eltern mir erzählt hatten, was mit meinem Bruder und mir gemacht werden würde (obwohl uns sie nur die HÄLFTE dessen erzählten, was sie vorhatten, mit uns zu tun), wurde mir klar, dass Menschen, oder zumindest einige Menschen sadistisch sind, obwohl ich das Wort noch nie gehört hatte. Mir wurde klar, dass sie den Wunsch haben, anderen Schmerz und Grausamkeiten zuzufügen und dass dies oft in bescheuerten „Erwachsenwerden-Ritualen" passiert, bei denen ich nicht mitmachen wollte. Ich konnte nicht verstehen, warum Leute so gemein sein wollen.

Und als ein anderes Kind mir erzählte, dass es eine tolle Sache ist, wenn man die Mandeln rausbekommt, weil man dann Eiscreme bekommt, dachte ich, diese Kinder sind genauso bescheuert wie die Eltern, die ihren Kindern diese Gräueltat antun. Ich hatte schon oft Eiscreme und wollte ums Verrecken nicht ein ein einziges Mal in meinem Leben dafür Eiscreme bekommen, dass man mir die Mandeln rausschneidet.

Ich wusste natürlich, dass es schrecklich schmerzhaft sein würde, und das war es auch.

Durch das, was meine Eltern mir und meinem Bruder antun wollten, war ich so in Angst und Schrecken versetzt, dass ich am Morgen der geplanten Operation ernsthaft daran dachte, von Zuhause wegzulaufen und mich irgendwo im Wald in unserer Gegend zu verstecken, um ihre teuflischen Pläne zu stoppen.

Aber ich war zu verängstigt, um es zu tun. Obwohl mein Bruder und ich unsere Eltern dafür fürchteten und hassten, dass sie uns zwangen, unsere Mandeln herauszubekommen, liefen wir am Morgen dieser Gräueltat doch nicht weg, sondern gingen vorneweg zum Krankenhaus.

Wir beide hatten eine natürliche Abneigung dagegen, dass irgendwer uns etwas aus unseren Hälsen herausschneidet, und wenn wir gewusst hätten, was unsere Eltern noch mit uns vorhatten, hätten wir sicherlich auch dagegen eine natürliche Abneigung gehabt.

Aus der Narkose aufzuwachen, war ein Horror, den ich niemals vergessen werde und der mich seit 1959 verfolgt hat und mich verfolgen wird bis zum Tag, an dem ich sterbe!

Das Erste, woran ich mich erinnere, war ein schrecklicher, schrecklicher Schmerz in meiner Kehle, wie ich ihn noch niemals zuvor oder später gehabt habe. Und dann spuckte ich Blut! Die Krankenschwestern hielten eine türkisfarbene Plastikschale hin, um das Blut aufzufangen.

Dann entdeckte ich, dass da eine Dornenkrone um meinen Penis herum war!

Ich benutze dieses Wort, weil das einzige Passende, was ich zuvor gesehen hatte, Gemälde von der Kreuzigung Jesu waren, mit der Dornenkrone auf seinem Kopf.

Genauso sah das schreckliche, braune, kratzige Zeug aus, das überall um meinen Peniskopf herum war. Ein anderer Vergleich könnte ein Ring aus Stacheldraht sein.

Ich dachte sofort, was hat diese Dornenkrone um meinen Penis damit zu tun, dass mir ein Teil meines Rachens rausgeschnitten wurde?

Dann wurde mir klar, dass es überhaupt nichts damit zu tun hatte, dass mir ein Teil meiner Kehle rausgeschnitten worden war.

Es war etwas anderes, von dem uns unsere Eltern nichts gesagt hatten, und das sie machen lassen wollten, ohne dass wir davon wissen, weil es so schrecklich war .

Wenn mir vor der Operation irgendwer gesagt hätte, dass unsere Eltern wollten, dass meinem Bruder und mir ein Teil vom Penis abgeschnitten wird, hätte ich sicher gesagt: „Auf keinen Fall! Unsere Eltern würden so etwas niemals mit uns machen. Sie sind grausam und gemein und dumm, weil sie uns die Mandeln herausnehmen wollen, aber sie würden niemals im Leben auch nur daran denken, uns etwas von unserem besten Stück abzuschneiden!"

Tja, nachdem ich mit diesem Horror im Krankenhaus aufgewacht war, sah ich, dass es anders war. Unsere Eltern hatten meinem Bruder und mir einen dreckigen, hundsgemeinen, jämmerlich bösen Streich gespielt und ich wusste nun, dass ich ihnen nicht vertrauen konnte.

Ich war fuchsteufelswild, dass unsere Eltern meinem Bruder und mir sowas angetan hatten.

Zuerst hatten sie uns diese schrecklichen Schmerzen in unseren Hälsen auferlegt. Dann genossen sie, genau wie die Leute, die Jesus gekreuzigt haben, noch mehr sadistisches Vergnügen daran, uns zu beschämen und zu demütigen, indem sie uns einen Teil vom Penis abschnitten und uns anstelle der Vorhaut eine Dornenkrone aufsetzten.

Nachdem wir nach der Narkose zu uns gekommen waren, konnten unsere Eltern offensichtlich ihr Geheimnis nicht länger für sich behalten, dass sie für uns eine zweite Gemeinheit geplant hatten.

Ich erinnere mich, dass ich an diesem Morgen im Krankenhaus das Wort „Zirkumzision" zum ersten Mal hörte. Falls ich es schon früher mal gehört haben sollte, hatte ich es sicher überhört.

Unsere Eltern hatten das wirklich fein für uns arrangiert!

Weil unsere Penisse gehäutet waren und wir schreckliche Schmerzen in unseren Kehlen hatten, konnten mein Bruder und ich sie nicht anschreien: „WAS ZUR HÖLLE HABT IHR MIT UNSEREN PENISSEN GEMACHT ??? !!! Ihr habt uns davon nichts gesagt !!!"

Nein, wir konnten kaum sprechen; die Schmerzen in unseren Hälsen waren so schrecklich. Erinnert mich an Tierärzte, die Hunde kastrieren und dann die Stimmbänder des Hundes zerschneiden, damit man das Schmerzgejaule nicht hört.

Ich kann mich nicht daran erinnern, ob ich in der Lage war, irgendwelche Fragen zu stellen, aber ich erinnere mich, dass unser Vater uns sagte: „Ihr wurdet beschnitten." Und er machte eine Zeichnung, um zu erklären, was mit uns gemacht worden war, aber seine Zeichnung sagte mir gar nichts.

Mein Penis sah nach der Beschneidung wirklich nicht viel anders aus als vorher. Der Grund dafür?

Mutter erzählte mir, dass mein Bruder bei der Geburt intakt gelassen worden war, aber mein Vater darauf bestanden hatte, dass ich beschnitten werde, als ich drei Jahre später geboren wurde, obwohl der Arzt es nicht tun wollte.

Mein Vater war nicht damit zufrieden, wie mein Penis gehäutet worden war, so dass er mich nochmal häuten lassen wollte, und der dämliche, teuflische Chirurg hat es auf Wunsch meines Vaters einfach getan.

Ich erinnere mich nicht daran, dass meine Eichel jemals vor der Gräueltat in dem Krankenhaus mit Haut bedeckt war, und es sah so aus, als ob anschließend nichts weiter fehlte, aber ich wusste, dass mein Penis beschnitten worden war und dass man ihm diese schreckliche, schreckliche Dornenkrone verpasst hatte.

Dornenkrone

Ich hätte platzen können vor Wut auf meine Eltern, die Ärzte und alle anderen, die an diesem gefühlskalten, brutalen Akt gegen meinen Bruder und mich beteiligt waren.

Jedes Mal seit jenem Morgen im Krankenhaus vor all diesen Jahren, wenn ich ein Wort höre, das mit „Zir-" anfängt, durchlebe ich erneut den Horror, mit dem ich an jenem Morgen aufwachte. „Zirkumflex", „Zirkuszelt", jedes Wort, das mit diesen drei Buchstaben beginnt, bringt mir den Horror zurück.

Die Dornenkrone meines Bruders schmerzte ihn so sehr, dass er trotz der Schmerzen in seinem Rachen den Krankenschwestern Bescheid sagte.

Erst Jahre später erfuhr ich von meiner Mutter, dass sich in der ersten Nacht zuhause nach dieser Gräueltat bei meinem Bruder die Nähte lösten und er ins Krankenhaus zurückgebracht werden musste, um nochmal genäht zu werden.

Wenn ich mal sterben werde, werde ich den Horror wieder durchleben, der mir und meinem Bruder in diesem Krankenhaus angetan wurde, so wie an jedem einzelnen Tag meines Lebens seither.

Bill Sloan[115]
62 Jahre
South Carolina, USA
18. September 2013

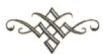

---

115 Diese Geschichte wurde mit Erlaubnis des Autors von oregonintactivist.com übernommen.

Abgespalten

Von außen betrachtet geht es mir eigentlich verdammt gut. Ich sehe gut aus, bin erfolgreich in meinem Beruf und lebe in einer der besten Vorstädte von Melbourne. Ich habe jede Menge Freunde und genieße ein aktives Sozialleben. Aber wenn Du an der Oberfläche kratzt, findest Du einen Mann, der sich sein ganzes Leben als Erwachsener mit einer verpfuschten Beschneidung herumgequält hat.

Das psychische Trauma, das ich erlitten habe und immer noch erleide, ist etwas, das ich keinem anderen Menschen wünsche. Jeder einzelne Tag in meinem Leben ist vertan durch die anhaltenden Auswirkungen dessen, was mir als Säugling angetan wurde. Es hat meine Lebenserfahrung geprägt und aus mir einen gebrochenen Mann gemacht, der mit Selbstmordgedanken kämpft.

Ich habe gerade erst den Zusammenbruch einer Beziehung mit einer Frau durchlebt, in die ich mich schwer verliebt hatte. Das ist die Frau, die ich heiraten will. Sie ist eine wunderschöne blonde, blauäugige, vierunddreißigjährige Luftfahrt-Stewardess und sie hat bei zahlreichen Anlässen gesagt, dass ich der Vater ihrer Kinder sein würde.

Aber sie hat mich nach fünf Monaten verlassen.

Wir alle wissen, warum sie ging.

Ich bin jetzt sexuell an dem Punkt, wo ich kaum noch irgendetwas beim Geschlechtsverkehr fühle. Ich bin schon auf Viagra, weil es mir fast unmöglich ist, beim Sex eine Erektion aufrecht zu halten, aber eine Erektion ist nicht wirklich toll, wenn Du trotzdem nichts dabei fühlen kannst. Du machst eigentlich nur die Bewegungen und hängst in Deinem Kopf fest, nicht aber in Deinem Körper.

Wenn ich während des Sex wie abgespalten von mir selbst bin, kannst Du sicher sein, dass ich auch nicht bei meiner Partnerin bin. Meine Fähigkeit, ihr Lust zu bereiten, wird unglaublich schwierig, wenn ich selbst sehr wenig Lust verspüre.

Meine Fähigkeit, zum Samenerguss zu kommen, ist stark beeinträchtigt. Ich habe es während der ganzen Zeit unserer Beziehung nur drei Mal geschafft, zu kommen.

Und so kann ich diese Beziehung zu der unglaublich langen Liste dessen hinzufügen, was meine Beschneidung mich gekostet hat. Wieder mal ist eine Gelegenheit, eine Familie zu gründen und ein Leben mit der Frau zu leben, die ich liebe, mir durch die Finger geglitten. Die Verzweiflung, die an mir nagt, seit sie mich verlassen hat, hat dreißig Jahre des Leidens an die Oberfläche gebracht. Es begann, als ich als Teenager auf meinen Penis herabblickte und mich wunderte, warum er mit Haaren bedeckt war.

Es gab da noch kein Internet, um nachzuschauen, und ich wusste überhaupt nichts über Beschneidung. Ich wusste nur, dass irgendwas falsch war.

Meine Beschneidung ist so stramm, dass ich etwas habe, was *Penis-Hodensack-Verflechtung*[116] genannt wird. Die Haut meines Hodensacks reicht bis zu meinem Penisschaft herauf und ich habe überall bis zur Beschneidungsnarbe Haare, weil die ganze Haut meines Penis abgeschnitten wurde.

Meine ganze Jugend hindurch litt ich unter Schamgefühlen, wie hässlich mein Penis ist.

Ich hätte mich rasiert, wenn ich jemals gedacht hätte, dass es die Gelegenheit für irgendwelche Intimitäten geben würde, aber wenn ich unrasiert war, war es mir unmöglich, mich einem Mädchen so zu zeigen. Ich war wie versteinert von dem Gedanken, dass sie die Haare fühlen könnte, oder die Haarstoppeln, wenn es wieder nachwuchs. Mal Hände hoch: Wie viele Mädchen möchten gern einen Typen mit einem haarigen Penis treffen? Nicht viele.

Ich habe Erinnerungen, angefüllt mit riesigem Bedauern.

Stell' Dir vor, Du bist mit einem wunderschönen Mädchen an einem einsamen Strand, wenn im neuen Jahr die Sonne endlich herauskommt. Du hast schon stundenlang rumgeknutscht und ihr habt gerade zusammen nackt gebadet. Du sitzt auf einem Baumstamm und sie kommt aus dem Wasser und legt sich vor Dir hin.

Dein Verstand rast, weil Du weißt, dass Dein Penis überhaupt nicht vorbereitet ist, und das auch noch mitten im Niemandsland. Du kannst nicht eben ins Badezimmer huschen, um Dich in Ordnung zu bringen. Du machst irgendeine faule Ausrede, dass Du lieber wieder zurück zum Campingplatz willst. Ein Moment, der sich in Dein Gedächtnis eingebrannt haben könnte als einer der schönsten, hat sich gerade in das genaue Gegenteil verwandelt.

Natürlich hast Du nie wieder von dem Mädchen gehört.

Eine Party gerät aus den Fugen. Zwei Mädchen ergreifen Deine Hände, nachdem sie sich gerade genau vor Deinen Augen geküsst haben. Sie fangen an, Dich in Richtung eines Badezimmers zu schieben und Dein Herz fängt an, wie wild zu schlagen, weil Dein Penis total haarig ist und Du nicht willst, dass sie ihn in diesem Zustand sehen. Es würde viel zu peinlich sein.

Wieder einmal suchst Du eine faule Ausrede und fragst Dich den Rest Deines Lebens, was in diesem Badezimmer alles hätte passieren können.

Wunderbare Erlebnisse im Leben werden auf den Kopf gestellt und zurück bleibt ewiges Bedauern, weil eine Person, die ich nie kennengelernt habe, meinen Penis am Tag nach meiner Geburt verpfuscht hat.

Ich habe während meiner Beziehungen sexuell immer mit mir gekämpft und wusste niemals wirklich, warum. Ich dachte, dass die Haare ein Problem seien, aber nachdem ich gelernt hatte, damit umzugehen, war ich im Grunde normal. Aber in der Tat war mein Empfindungsvermögen immer ein Problem und jetzt, wo ich die

---

116 *Penis-Hodensack-Verflechtung* ist eine Komplikation der Beschneidung, durch die die Haut des Hodensacks in einem größeren Bereich als normalerweise mit dem Penis verbunden ist.

Vierzig erreicht habe, wurde es das größere Problem, was meine verpfuschte Beschneidung angeht.

Ich habe gerade ein Jahr der Laser-Haarentfernung auf meinem Penis (autsch) ertragen und bin zufrieden mit dem Ergebnis, obwohl da immer noch Haare wachsen. Aber mein Empfindungsvermögen ist jetzt so schlecht, dass ich mich zu mies fühle, mich auf eine andere Partnerin einzulassen.

Warum um alles auf der Welt würde sie bleiben, wenn wir keinen guten Sex haben können?

Ich bin sogar schon dicht davor, komplett aufzugeben, weil ich neulich eine atemberaubend schöne Frau im Bett hatte und ich das Erlebnis wirklich nicht so sehr genießen konnte. Ich war so gestresst durch die Tatsache, dass ich weder ihr noch mir Lust verschaffen konnte, dass es nur flüchtige Momente gab, in denen ich mich wirklich gehen lassen konnte. Die Verzweiflung, die ich jetzt spüre, ist so überwältigend, dass ich mich frage, ob es das alles wert war.

Das ist der Grund, warum ich so viele Jahre meines Lebens damit verbracht habe, Beziehungen zu vermeiden. Ich war jahrelang Single zu einer Zeit, als meine Freunde sich die Haare rauften und sich fragten, warum ich nicht mal „aus mir rausgehe".

Der Stress, den Intimität bei mir auslöste, war oft so groß, dass ich beschloss, partnerlos zu bleiben. Meine letzte Partnerschaft hat wahrscheinlich bestätigt, dass ich wieder Single bleiben will. Wenn ich allein bin, muss ich mich nicht mit der Tatsache auseinandersetzen, dass ich als Mann ein Versager bin.

Es gibt nichts Mysteriöseres oder Wundervolleres als die Verbindung zwischen einem Mann und einer Frau. Und genau hier schlägt die Beschneidung am härtesten zu, indem sie einem Mann das Wesentliche entfernt. Wahrscheinlich bin ich einer der extremeren Fälle, aber jedem einzelnen Mann, dessen Penis beschnitten wurde, wurde ein Teil seines Wesens gestohlen, ob er es wahrnimmt oder nicht.

Die Gesellschaft, die Religion, meine Eltern und alle anderen, die mir erzählen, dass sie das Recht haben, mich festzuhalten, wenn ich geboren bin, um mir meine Männlichkeit abzureißen, mir die Möglichkeit, Lust zu empfinden, abzureißen, um dann kollektiv mit den Schultern zu zucken, wenn das alles schiefgegangen ist, haben mich an den Rand des Wahnsinns getrieben.

Jeder einzelne Augenblick ist davon überschattet, was mir geschehen ist. Bedauern in der Vergangenheit, unerfüllte Begierde, ruiniertes Selbstvertrauen, Zweifel an der Zukunft – das Maß an Hoffnungslosigkeit, das ich jetzt empfinde, ist voll.

Abgespalten

Mein einziger Gedanke ist, dass ich alles tun muss, was in meiner Macht steht, um so viele Männer wie nur möglich vor meinem Schicksal zu bewahren. Wenn ich dass schaffe, hat mein Leben vielleicht doch einen guten Sinn gehabt.

Gary
42 Jahre
Melbourne, Australien
2. Oktober 2013

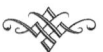

Endlich das Gespräch gesucht

Heute war es so, dass irgendetwas in mir mich keinen Schritt weitergehen ließ, ohne endlich mit meinen Eltern die Beschneidungsdiskussion zu führen. Ich konnte einfach nicht so weiter machen, bevor ich alles, worüber ich nachgedacht und was ich empfunden hatte, ans Tageslicht gebracht hätte.

Lange Zeit über habe ich vermieden, mit ihnen überhaupt aus irgendwelchen Gründen zu reden. Ich hatte zu viel Angst, was ich sagen könnte oder dass ich unfähig wäre, mich zu beherrschen, wenn mir ein falsches Wort herausgerutscht wäre. Weil sie zwei der wichtigsten Personen in meinem Leben und meine Stütze und Hilfe in so ziemlich allen Lebenslagen sind, war ich in Sorge, diese Beziehung zu beschädigen.

Das Problem war, dass es mich innerlich zerfraß, zu schweigen. Der Zorn verwandelte sich in ein Monster, das mich nachts wach hielt, und das Schweigen nährte den Zorn in mir.

Es war eine aussichtslose Situation für mich. Ich wollte unsere Beziehung nicht beschädigen, indem ich sie grausamer Taten beschuldige. Sie sind wirklich ziemlich wunderbare Eltern, aber dadurch, dass ich alles in mich hineinfraß, entfernte ich mich von ihnen und hatte im Laufe der Zeit immer weniger mit ihnen zu tun.

Es war egoistisch von mir, aber ich musste mit ihnen reden, oder ich würde mich selbst von meinen Eltern komplett entfernen. So oder so wollte ich lieber, dass sie wissen, was mich störte und wollte lieber die Beziehung mit ihnen kitten, als nie wieder ein Wort mit ihnen zu wechseln.

Ohne sie zu warnen, worum es gehen sollte, rief ich sie über Skype-Videochat an.

Es war schwer, den Anfang zu finden, aber nach dem üblichen bedeutungslosen Smalltalk schaffte ich es. Ich begann, indem ich ihnen ein paar einfache Fragen über meine Beschneidung als Säugling stellte. An welchem Tag ich beschnitten wurde, was man von ihnen verlangt hatte, ob ich irgendwelche Komplikationen hatte. Sie waren überrascht, antworteten aber ehrlich und geradeheraus. Ich erfuhr, dass ich mit einem Plastibell-Gerät[117] beschnitten worden war. Aufgrund der Art und des Ausmaßes meiner Beschädigungen hatte ich ernsthaft angenommen, ich sei mit einer Gomco-Klammer[118] beschnitten worden.

Dann kam der schwere Teil. Sie wollten wissen, warum mich das so interessiert.

Ich erklärte, welche Probleme mir zu schaffen machten. Es war sehr schwierig, meinen Eltern diese Dinge einzugestehen, und ich zitterte. Ich beschrieb das fehlende Vorhautbändchen, die strammen Erektionen, die Fehlstellung der Narbe[119] und meine

---

117 Der Plastibell ist ein Beschneidungsgerät, dass 1950 von by Hollister Inc. Erfunden wurde und aus einem transparenten Plastikring mit einer tiefen umlaufenden Nut besteht.

118 Die Gomco-Klammer ist ein Beschneidungsgerät, das von Hiram S. („Inch") Yellen und Aaron A. Goldstein entwickelt und in den USA seit 1935 benutzt wurde.

119 *Fehlstellung* ist die unnatürliche Ausrichtung zweier gegenüberliegender Körperstrukturen.

teilweise geschlitzte Harnröhre. Diese teilweise Meatotomie[120] kam entweder dadurch, dass der Doktor beim Entfernen des Vorhautbändchens zu tief geschnitten hatte, oder weil er beim Aufschlitzen der Vorhaut am Peniskopf statt von der Oberseite an der Unterseite des Penis geschnitten hatte. Bei diesem Vorgang hat er höchstwahrscheinlich die Harnröhrenöffnung angeschlitzt.

In diesem Moment fing meine Mutter an, sich aufzuregen. Sie fragte, woher ich diese Dinge wüsste.

Ich berichtete dann von meiner Vorhautrestauration und dass ich, seit ich genügend Haut entwickelt habe, um den Schlitz an der Unterseite meiner Eichel zu bedecken, in der Lage bin, dem Austrocknen der Harnröhre entgegenzuwirken, so dass ich endlich keine Schmerzen mehr beim Wasserlassen habe. Ich hatte neununddreißig Jahre gedacht, dass es normal sei, beim Pinkeln ein wenig (manchmal auch große) Schmerzen zu spüren, aber jetzt dachte ich nicht mehr so.

In diesem Moment fing meine Mutter tatsächlich an zu weinen und mein Vater wurde ganz still.

Mutter: „Was sollen wir jetzt deswegen machen? Es ist ja nicht so, dass wir die Zeit zurückdrehen und alles ändern können."

Ich: „Es geht nicht darum, die Zeit zurückzudrehen. Die Vergangenheit ist Vergangenheit. Es geht darum, die Zukunft zu ändern. Es geht darum, die Zukunft anders zu machen."

Mutter: „Was sollen wir also jetzt tun?"

Ich: „Gar nichts, aber seid meine Gesprächspartner, wenn ich mal Unterstützung brauche. Vielleicht könnt ihr der nächsten Person, die danach fragt, sagen, dass Beschneidung ein Fehler ist. Ich muss damit klarkommen, und ich brauche es, dass ihr es wisst, denn wenn ich nicht mit euch darüber reden kann, bringt es mich um."

Mutter: „Wie lange hast Du Dich schon so gefühlt? Hast Du uns immer gehasst?"

Ich: „Ich habe mich schon sehr lange so gefühlt, aber ich hab' euch niemals gehasst. Ich hasse euch auch immer noch nicht. Ich liebe euch. Aber ich muss eine Menge durchmachen, und ich muss wissen, dass die Menschen, die ich am meisten liebe, auf meiner Seite stehen, sonst kann ich nicht weitermachen. Ich hatte Angst davor, mit euch über dies zu reden, weil ich wusste, dass es euch verletzen würde, und das verdient ihr nicht. Ich hatte euch deswegen schon aus meinem Leben ausgegrenzt, und das ist falsch. Ich habe euch deswegen gestraft und ihr verdient es, zu wissen, warum. Dieses Gespräch nicht zu führen, war genauso schmerzlich wie es zu führen. Ich liebe euch beide viel zu sehr, um euch zu strafen und euch nicht einmal wissen zu lassen, warum."

Mutter: „Was möchtest Du, das wir jetzt tun sollen?"

Ich: „Ich hoffe, dass ihr auf meiner Seite sein werdet. Ich brauche euch, um einige Fragen zu beantworten, oder ich brauche einfach einen Gesprächspartner. Das ist alles, was ich von euch brauche."

---

120 *Meatotomie* ist ein Vorgang, die Harnröhrenöffnung chirurgisch zu erweitern.

Meine Mutter verließ an dieser Stelle den Raum und mein Vater sprach endlich mit mir.

Vater: „Ich denke, Du solltest wahrscheinlich irgendeine Hilfe hierfür kriegen. Ich denke, Du solltest mit jemand reden … professionell."

Ich: „Mach' ich schon, Papa. Ich bin da dran. Ich bin Mitglied einer Online-Unterstützergruppe und ich bekomme Hilfe. Ich kriege schon viel länger Hilfe, als ich euch davon erzählt habe. Ich rede jetzt mit euch, weil ihr meine Hilfe und Unterstützung im echten Leben seid. Ihr seid die Menschen, die mir am meisten bedeuten, und ohne Menschen, die mich lieben, obwohl sie das wissen, kann ich niemals vollständig geheilt werden. Ich weiß, dass Du wahrscheinlich über Deine eigene Beschneidung nicht unglücklich bist, aber das bedeutet nicht, dass ich kein Recht habe, über meine unglücklich zu sein. Ich habe ihretwegen eine Menge gelitten und ich kann damit einfach nicht weiter im Verborgenen umgehen. Ich muss diesen Schritt machen, um gesund zu bleiben. Du denkst vielleicht, dass ich wütend auf Dich bin, aber das bin ich nicht. Ich muss nur wissen, dass Du es weißt. Ich brauche Dich auf meiner Seite. Kannst Du das tun?

Vater: „Natürlich kann ich."

Die Unterhaltung ging noch ziemlich lange weiter, nachdem meine Mutter zurückgekehrt war. Sie stellten mir auch einige Fragen und ich erklärte, dass ich wegen der Probleme schon lange Zeit recherchiert hätte. Ich erzählte ihnen, dass es mir leid tat, dass ich sie damit verletzt hatte, dieses Thema anzusprechen, aber dass ich an die kommende Generation dachte. Meine Nichten würden bald heiraten und selbst Kinder haben, und es ist gut möglich, dass meine Eltern eines Tages wegen der Beschneidung gefragt werden. Ich hoffe, dass sie einfach antworten würden, dass ich beschnitten worden wäre und dass es ein Fehler war.

Sie sagten mir, dass sie keine Ratschläge geben würden, weil Beschneidung eine „persönliche Familienentscheidung" sei.

Ich antwortete, das ich hoffe, dass sie sehr wohl einen Rat geben würden und dass es hier nicht um einen Familien-Penis oder einen Eltern-Penis gehe. Der einzige, dem der Penis gehört und der mit den Konsequenzen für den Rest seines Lebens umgehen muss, ist das Kind, an dem der Penis dranhängt.

Mein Vater erwiderte: „Als ich wegen meiner Prostata im Krankenhaus war, war da ein alter Kerl, mit dem ich das Zimmer teilte, der beschnitten werden musste, weil er gesundheitliche Probleme hatte und sich nicht mehr selbst waschen konnte."

Sein Zimmergenosse im Krankenhaus war Ende Siebzig.

Ich sagte ihnen, dass das kein Grund sei, ein Baby zu beschneiden, wenn er gerade geboren ist. Zumindest hatte der alte Mann seinen vollständigen Körper für mehr als siebzig Jahre genießen können, bevor er beschnitten wurde.

Mein Vater schien durch diese Feststellung sichtlich ergriffen. Er verstummte an dieser Stelle wieder.

Meine Mutter sagte dann, ihr Vater, der intakt war (ihre Brüder waren auch alle intakt), hätte Probleme mit seiner Vorhaut gehabt und sie wollten nicht, dass ich das auch erleiden müsse.

Ich sagte ihr, nur weil eine Person eine Krankheit hat, sei das überhaupt keine Garantie, dass irgendein anderer diese auch bekommt. Ich wiederholte, dass ich beschnitten bin und Probleme aufgrund meiner Beschneidung habe. Er war nicht beschnitten und hatte Probleme. Jeder Mensch ist unterschiedlich und eine Sache gleicht nicht einer anderen.

Sie fing wieder an zu weinen.

Die Unterhaltung ging noch eine Weile weiter und ich hab sie wohl ein dutzend Mal um Entschuldigung dafür gebeten, sie dadurch verletzt zu haben, dass ich dies so spät in meinem Leben angesprochen habe, aber ich hätte das nur gemacht, weil ich das starke Gefühl hatte, ich hätte keine andere Wahl, und ich hoffte, dass wir alle aus dem Gespräch gestärkt herausgingen.

Meine Mutter weinte viel, und ich weiß, sie macht sich selbst Vorwürfe. Sie wiederholte immer wieder, sie hätte immer gedacht, ich würde irgendeinen Hass oder Wut in mir haben, aber sie konnte nie verstehen, was es war. Jetzt wüsste sie, was es war. Sie entschuldigte sich bei mir.

Mein Vater war weniger verständnisvoll, aber zumindest sagte er mir, er hätte verstanden und er würde hoffen, er könne helfen.

Ich war sehr aufgewühlt und ich sagte ihnen, dass ich offener zu ihnen sein wolle, weil sie wunderbare Eltern seien und ich sie wirklich für mein Leben brauche.

Das Gespräch endete damit, dass meine Eltern mich für meine bisherigen verschiedensten Lebensentscheidungen tadelten. Ich hätte keinen ausreichend guten Job, würde in einer zu teuren Stadt leben, hätte keine Pläne für meine Zukunft, sowas halt.

Ich ließ sie machen. Es ist ja nicht so, als ob ich mir das nicht selbst schon tausend Mal am Tag sagen würde, und ehrlich gesagt können sie meinen Sorgen, die ich mir um mich selbst mache, kaum noch was hinzufügen. Ich habe ihre Einstellung immer gekannt und es war eine Erleichterung, als sie es endlich laut aussprachen.

Es klingt so, als ob sie versuchten, sich bei mir verbal dafür zu rächen, dass ich ihnen schlechte Gefühle bereitet hatte, aber das war es nicht. Ich lud sie ein, mir zu sagen, was sie wirklich auf dem Herzen hatten. Es war ein Teil meines Ziels, dass sie sich mir gegenüber offen zeigen. Es war eine große Erleichterung. Dinge in sich hineinzufressen ist nicht gesund. Nicht für mich, und sicher nicht für meine Eltern. Ich bin froh, dass sie es gesagt haben.

Am Ende des Gesprächs sagten wir alle uns gegenseitig, wie sehr wir einander lieben, und wir planten, uns in naher Zukunft wieder mal zu treffen. Am Ende des Gesprächs hatten sich die Tränen der Trauer in Freudentränen verwandelt. Bei uns allen.

Ich bin sehr froh, dass ich den Mut hatte, dieses Gespräch anzustoßen. Ich fühle mich so, als ob mir eine riesige Last von meinen Schultern genommen wäre.

Endlich fühlt sich das Morgen wie ein schönerer Tag an.

Canaanite
39 Jahre
Kanada
16. Dezember 2013

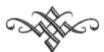

Von Wut zu Vergebung

Ich kämpfte mehr als ein Jahrzehnt mit Trauer und Wut, weil ich beschnitten wurde. In mir brodelte eine Wut, die jedes Mal fast überkochte, wenn ich die Silbe „Zirk" hörte. Ich hasste meine Eltern und hätte höchstwahrscheinlich den Doktor ange-griffen, der mich beschnitten hatte, wenn ich ihm begegnet wäre. Heute bin ich geheilt. Ich möchte gern meine Geschichte teilen, um denen Mut zu machen, die noch im Heilungsprozess sind.

Ich erfuhr aus dem Internet, was Beschneidung ist, als ich so etwa elf oder zwölf war. Ich hatte eine lockere Beschneidung, bei der von meinem Vorhautbändchen das Meiste erhalten blieb, auch hatte ich keine offensichtliche Narbe, so dass ich es vor-zog, zu glauben, dass ich gar nicht beschnitten war. Rückblickend denke ich, dass ich nicht hätte damit umgehen können, wenn ich damals gewusst hätte, dass ich es war. So ab etwa dreizehn oder vierzehn war mir dann klar, dass ich tatsächlich beschnitten worden war, und zu dem Zeitpunkt entschied ich mich, es zu leugnen und sagte mir, es sei eine gute Sache.

Ich hielt am Leugnen fest, bis ich mit Siebzehn zu dem Punkt kam, Vorhaut-restaurierung mit all den Einzelheiten darüber, was ich verloren hatte, zu entdecken. Damals schmolz die Verleugnung dahin und machte einer bis dahin ungekannten Wut Platz. Der Zorn schützte mich davor, von der Trauer überwältigt zu werden, die mich zu manchem Zeitpunkt bis an den Rand von Selbstmordgedanken brachte. Im Laufe der Zeit lernte ich, Trauer und Wut bis zu einem gewissen Grade zu unter-drücken, doch blieb ich überempfindlich auf alles, was mit Beschneidung zu tun hat, aber dadurch hatte ich nichts, worauf sich mein Hass richten konnte.

Ich versuchte verschiedene Restaurierungsmethoden und gab aus verschiedenen Gründen immer wieder auf. Ein paar Jahre nach meinem Zwanzigsten erreichte ich endlich eine ganztägige Fixierung[121]. Ich fing bei einem Abdeckungsindex (AI) 4 oder 5 an, so dass ich von Anfang an mit O-Ringen fixieren konnte, aber aufgrund von Problemen mit der Methode habe ich jahrelang Klebeband genutzt.[122]

Mit fünfundzwanzig entdeckte ich endlich TLC Tugger[123] und bestellte das ganze Set. Ich hatte Probleme, den Tugger anzuwenden, so dass ich schnell aufgab, aber Your Skin Cone[124] war wie die Erfüllung eines Traums für mich, und seitdem fixiere

---

121 *Fixierung* meint hier, die Eichel permanent bedeckt zu halten.

122 Der Abdeckungsindex ist ein Klassifizierungssystem, das mit nummerischen Werten die Länge einer Vorhaut beschreibt; AI-1 bedeutet keine Vorhaut (d.h., durch Beschneidung wurde alles entfernt) und AI-10 bedeutet, es ist genügend Vorhaut vorhanden, um über die Spitze der Eichel hinaus zu hängen. Siehe http://www.newforeskin.biz/.

123 TLC Tugger ist ein Vorhaut-Restaurierungsgerät, hergestellt von TLCTugger.com.

124 Your Skin Cone *(Dein Haut-Konus)* ist ein Gerät, das von TLCTugger.com hergestellt wird und dazu dient, mit der verbliebenen Vorhaut die Eichel zu bedecken, um verlorene Empfindsamkeit wieder zu erlangen.

ich rund um die Uhr, die ganze Woche über. Aber Wut, Trauer und Hass schlummerten weiter und vergifteten noch immer meine Seele.

Ich entschied, dass es an der Zeit wäre, zu vergeben. Wann immer die Gefühle hochkamen, konnte ich im Geiste die Liste all derer durchgehen, denen ich für meine Situation vergeben wollte und dann versuchen, die Gefühle so schnell wie möglich zu unterdrücken, mich selbst zu belügen, dass ich über den Schmerz hinweg sei. Damit begann tatsächlich meine Heilung, aber mir fehlten immer noch ein paar wichtige Schritte.

Im Verlauf von Monaten und regelmäßigen Gesprächen mit meiner Frau über meine Gefühle wurde mir das Problem klar, wie ich mit meinem Schmerz umging. Ich versuchte mir einzureden, dass ich darüber hinweg sei, im vergeblichen Versuch, den Schmerz so zu lindern. Als ich endlich akzeptierte, dass ich beschnitten worden war, dass ich der Dinge beraubt worden war, die wir alle gern zurückhaben würden, dass es mich bis ins Mark verletzt hatte und dass ich infolgedessen Jahre lang gelitten hatte, war das, als ob ein Schleier gelüftet worden wäre.

Endlich war das Vergeben echt. Ich akzeptierte den Schmerz und die Trauer in ihrem ganzen Ausmaß und dann ließ ich sie los. Ich konnte wirklich weitermachen. Die Silbe „Zirk" verlor ihre Macht über mich. Beschneidung erfüllt mich jetzt mit Mitgefühl. Das Wort brennt nicht länger.

Der freudigste Teil des Ganzen war für mich, dass meine Ressentiments durch Dankbarkeit abgelöst wurden! Ich erkannte, dass ich so viele Male bei so vielen Restaurationsmethoden aufgegeben hatte, weil der Vorgang mir immer wieder meine Beschneidung vor Augen führte, mich an meinen Schmerz erinnerte und es nahezu unmöglich machte, ihn zu unterdrücken. So gab ich immer wieder auf und machte mit dem Unterdrücken weiter. Erst eine Einstellung der Dankbarkeit erlaubte mir, meine Wiederherstellung konsequent zu beginnen. Ich bin dankbar, dass meine Beschneidung eine lose Beschneidung war. Ich habe nahezu mein ganzes Vorhautbändchen und genug innerer Vorhaut behalten, um meinen erschlafften Penis fast ganz zu bedecken, obwohl meine Narbenlinie auch jetzt noch auf der Innenseite meiner Vorhaut liegt. Vermutlich werde ich niemals erleben, dass sie sich von allein ausrollt, weil meine Eichel recht markant ist, auch im völlig erschlafften Zustand. Aber ich würde sagen, dass ich mit AI-4 oder 5 anfing, als ich im schlaffen Zustand immer komplett bedeckt sein konnte. Ich bin ebenfalls dankbar, dass ich keine offen sichtbare Narbe habe; da ist schlicht eine Linie, an der meine innere Haut die äußere Haut berührt, ähnlich einer Bräunungskante.

Doch selbst wenn meine Beschneidung viel schlimmer gewesen wäre, könnte ich immer noch dankbar dafür sein, was mir noch übrigblieb. Jahrelang wurmte mich der Gedanke, dass es schön sein muss, eine Frau zu sein, der meine Verstümmelung erspart bleibt, so frustriert und beschämt war ich durch mein beschädigtes Glied. Jetzt kann ich endlich meine Männlichkeit wertschätzen und meinen Penis genießen, und ich weiß, dass ich das sogar als AI-0 tun würde. Ich würde dankbar sein, überhaupt einen Penis zu haben, und ich bin unglaublich dankbar, weil ich entdeckt habe, dass es möglich ist, ihn wiederherzustellen.

Jetzt mache ich das mit der Restauration täglich, schätze den Vorgang und all die Unterstützung dabei, die ich im Internet finden kann, in Dankbarkeit. Ich habe vor, so lange weiterzumachen, bis ich eine Erektion bei jeder Temperatur und jedem Zustand haben kann und eine vollständige Abdeckung erreiche, ohne meine Vorhaut zu berühren. Derzeit habe ich genügend Vorhaut, dass sie bei einer beginnenden Erektion über meinen Eichelrand reicht (aber sie zieht sich zurück, wenn ich mich weit zurücklehne), also habe ich vermutlich noch einige Jahre des Dehnens vor mir. Aber ich bin immer dankbar, weil irgendwann der Tag kommen wird, an dem ich fertig bin mit der Restauration und meine Reise des Heilens dann beendet sein wird.

J. Rook
28 Jahre
Michigan, USA
12. Dezember 2012

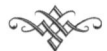

Vorhautrestauration löste die Schmerzen meiner Frau

Wie viele von uns wurde auch ich gleich nach der Geburt beschnitten. Mein Vater war intakt, aber nur bei etwa AI-5. Als ich aufwuchs, dachte ich, dass ich so wie er sei, weil meine Cousins alle so wie ich waren. Aber als ich etwa zehn war, fand ich heraus, was wirklich mit mir geschehen war und stellte fest, dass das eben in jenen Tagen so gemacht wurde. In meiner Pubertätszeit bemerkte ich, dass ich ziemlich an mir arbeiten musste, um zu ejakulieren, und dachte, ich würde etwas falsch machen, weil ich Schmerzen durch die stramme Haut hatte und kaum etwas fühlte. Die Jahre vergingen und Sex gefiel mir nicht wirklich besonders, ich arbeitete die ganze Zeit, war arm und glaubte nicht, dass irgendwer überhaupt an mir interessiert wäre.

Dann traf ich meine Frau. In den ersten paar Jahren war der Sex gut, aber sie beschwerte sich, dass ich immer so stark zustoßen würde, so dass ich versuchte, das zu ändern. Dann passierte das Schlimmste. Sie bekam beim Sex ziemlich starke Schmerzen. Auf der Suche nach Antworten gingen wir zu Ärzten. Beckenübungen, Schmerzsalben, Hymen-OP, wasserbasierte Gleitmittel, Silikon-Gleitcremes usw., nichts davon schien wirklich zu helfen. Um das Maß voll zu machen, wurde meine Frau aufgrund hormoneller Probleme mit ihren Eierstöcken immer trockener. Wir kamen irgendwann an den Punkt, dass wir Monate lang keinen Sex hatten.

Irgendwann war ich der ganzen Sache müde und begann zu überlegen, was ich vielleicht tun könnte. Dabei fand ich eine Website, auf der beschrieben wurde, wie die Vorhaut beim Sex hilft. Ich suchte weitere Seiten und entdeckte das Konzept, die Vorhaut nachwachsen zu lassen. Ich dachte, wenn meine Frau so viel durchmachte, würde ich es versuchen, auch wenn es eine Weile wehtun könnte. Dann fand ich Pauls Restaurations-Website und begann meine Reise mit der Pillendose.

Drei Jahre später erreichte ich endlich AI-5 und meine Frau hat seitdem keinerlei Schmerzen mehr. Ich wünschte absolut, ich hätte diese Informationen schon gehabt, als ich jung war, denn dann hätte ich all das, was mir geschehen ist, vermeiden können. Nachdem ich all diese Ärzte und andere gesehen habe, kann ich nicht glauben, dass niemand über die Vorhaut redet. Ich glaube, es gibt eine Menge Leute da draußen, die nicht wirklich verstehen, welchen Zweck sie hat und was sie unserem Leben geben kann.

Swampthing
49 Jahre
Georgia, USA
27. Februar 2014

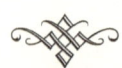

Er wird sich sowieso nicht erinnern

Ich wuchs in einer Familie auf, in der man nicht wusste, wie man über Sex oder unseren Körper redet. Meine Eltern benutzten sogar Fantasiewörter, um über das, was man im Bad macht und über Körperteile zu reden.

Obwohl ich in dieser Art Familie aufwuchs, hatte ich Fragen, aber ich musste lernen, dass man sie nicht stellt. Ich war noch sehr klein, als ich anfing, meine Mama danach zu fragen. Natürlich hatte niemand es jemals erwähnt, aber ich wusste, dass ich da unten „BESCHNITTEN" worden war. Eigentlich glaubte ich damals, der Doktor hätte die Rille hinter meine Eichel geschnitzt (jetzt weiß ich, dass es eine natürliche Furche ist). Ich war mir nicht sicher, was gemacht worden war, aber ich wusste, dass es ein Akt des Schneidens war. Ich wusste, dass ich verletzt worden war. Später verstand ich, dass ich etwas vermisste.

Ich war an der Hochschule, als ich meinen ersten intakten Partner hatte; damals entdeckte ich, was genau mir genommen worden war. Als ich ihn das erste Mal ohne Klamotten sah, war ich sehr aufgeregt, sehen zu können, wie ein „normaler" Penis aussieht – so, wie er sein sollte. Aber ich hatte nicht erwartet, zu sehen, dass ihm Sachen Vergnügen bereiteten, die auf meinen vernarbten, verkürzten Penis keine Auswirkungen haben würden. Verglichen mit ihm musste ich bis zum Äußersten gehen, um überhaupt ein wenig Befriedigung zu haben. Ich wusste, dass ich beraubt worden war – mir war nur noch nicht klar gewesen, welchen Wert das hatte, was mir genommen war. Das war aber nicht meine erste Bekanntschaft mit dem intakten Penis. Ich hatte alles darüber in der Schule gelernt und trug schon den Intaktivismus-geist in mir, aber das hier waren meine ersten „praktischen" Erfahrungen mit Form und Funktion.

Während meines Psychologie-Studiums kam ich einer meiner Mentorinnen sehr nah, die heute mein engste und vertrauteste Freundin ist. In unserer Beziehung war und ist es immer noch so, dass wir ganz intim über Kindheitserfahrungen und über Gefühle der Verletzlichkeit, Trauer und Verlust reden können. Bei einem dieser Gespräche brachte ich meine Gefühle wegen der Beschneidung zur Sprache. Ich erklärte, dass ich im Verborgenen meinen Verlust betrauerte und dass mir dieser gewaltsame Akt ohne mein Einverständnis angetan worden war. Ich empfand es als eine Form der Vergewaltigung. Sie hörte aufmerksam zu, während ich über diese Gefühle der Ohnmacht sprach, als ich auf einmal in einen Zustand geriet, den ich nicht anders als „Schock" bezeichnen kann. Ich weiß, dass ich aufhörte zu sprechen. Ich erinnere mich, dass sie mich fragte: „Rick, was fühlst Du gerade?" Ich wurde blass und begann zu zittern.

Sie sagte, sie könne den Schrecken in meinen Augen sehen. „Ich weiß nicht, was passiert ist", sagte ich ihr. „Ich habe keine Worte dafür. Meine Hüften tun weh, als würden sie zerdrückt, und meine Ellenbogen schmerzen, von meinem Herzschlag pochend, und meine Leiste … Sie fühlt sich an wie … brennend. Stechend." Mein

Herz raste. Ich fühlte mich schwindelig. Ich wollte wegrennen, aber es fühlte sich an, als könnte ich mich nicht bewegen. Ich durchlebte gerade ein Trauma, ein altes Trauma – eine Erinnerung an etwas. Meine Beschneidung? Wir hatten gerade über meine Gefühle von Verlust und Ohnmacht gesprochen, als dies hier anfing. Wir redeten dann darüber, was wir gerade erlebt hatten, und ich beschloss, mehr darüber zu erfahren. Ich war so froh, dass meine Freundin bei mir war.

Das geschah damals in den frühen 1990ern. Meine Freundin und ich gingen an verschiedenen Orten zur Nationalen Organisation der Informationszentren für Beschneidung (NOCIRC) und zu NOCIRC[125]-Veranstaltungen im Raum Seattle. Während einer dieser Veranstaltungen marschierten wir zum Haupteingang der Firma, die die Circumstraint-Bretter herstellt – die Bretter, auf denen man die Neugeborenen festschnallt.[126] Es tat mir gut, bei solchen Demonstrationen und mit anderen Intaktivisten zusammen zu sein. Eine der Krankenschwestern besorgte ein Circumstraint, das wir mit blutroten Nelken füllten.

Aber als ich das Circumstraint-Brett sah, bemerkte ich, dass seine Gurte die langen Knochen der Oberschenkel und der Oberarme in der Mitte kreuzen, nicht aber über oder unter den Gelenken. Dieses Design würde keinen Druck auf die Hüfte oder die Ellenbogen ausüben – die Stellen, an denen ich in meinem neu durchlebtem Trauma Druck gespürt hatte. Ich begann mich zu fragen, ob diese Gefühle nur daher kamen, dass mein Verstand meine Vorstellung dessen, was mir passiert war, mit Empfindungen gefüllt hatte – als ob mein Körper meine Vorstellung von Säuglingsbeschneidung nachfühlte. Ich war wirklich durcheinander. Es hatte sich so echt angefühlt. Ich wusste nicht, was das alles zu bedeuten hatte.

Ich suchte die Krankenschwester auf, die das Circumstraint besorgt hatte, und fragte diese Intaktivistin, ob es noch andere Ausführungen gäbe, bei denen vielleicht an den Armen und Hüften festgeschnallt würde. Sie erklärte mir, dass dieses Brett noch nicht benutzt wurde, als ich geboren wurde. Es wurde erst etwa zwölf Jahre nach meiner Geburt verwendet. Also fragte ich sie, wie man denn die Babys fixierte, als ich geboren wurde. Ich werde nie vergessen, was sie sagte.

Sie sagte mir, dass die Krankenschwester beim Kopfende des Kindes steht und die Schenkel des Kindes in beiden Händen hält. Sie spreizt die Beine des Säuglings und drückt die Oberschenkelknochen nach unten, um so die Hüften auf dem Tisch zu fixieren, während sie ihre Unterarme verwendet, um die Ellenbogen des Kindes festzuhalten. Das beschrieb präzise, was ich an jenem Tag gefühlt hatte! Hüften = Druck, Ellenbogen = Druck, Penis = Brennende Schmerzen.

Ich habe keine Zweifel, dass mein Körper sich an meine Beschneidung erinnert, die am zweiten Tag meines Lebens geschah. Ich durchlebte diesen Tag fast drei

125 NOCIRC ist eine gemeinnützige Bildungsorganisation mit Sitz in Kalifornien. Ihr Ziel ist es, das Geburtsrecht männlicher, weiblicher und intersexueller Kinder und Babys zu schützen, ihre Geschlechtsorgane intakt zu behalten.

126 Der Circumstraint ist eine Kunststoff-Formplatte, die verwendet wird, um Säuglinge für die Beschneidung zu fixieren.

Jahrzehnte später noch einmal. Ich hatte nicht wissen können, was meiner Hüfte und meinen Ellenbogen damals geschah – aber genau das kam wieder hoch, als ich die Erinnerung fühlte, die in meinem Körper steckte. Ich würde das wahrscheinlich selbst nicht glauben – aber ich hab's erlebt. Ich fühlte es. Und ich hatte nicht wissen können, wie ich fixiert worden war, so dass ich es mir nicht ausgedacht haben konnte.

Irgendwas in mir erinnerte sich – erinnert sich immer noch. Daher weiß ich auch so genau, warum ich weine, während ich dies niederschreibe.

Rick[127]
52 Jahre
Washington State, USA
3. November 2013

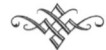

---

127 Ricks Geschichte wurde auch veröffentlicht auf http://justasnip.wordpress.com/2014/01/10/my-circumcised-life-memories-of-routine-infant-circumcision-ric/ (abgerufen am 17. Januar 2014)

Heilende Gespräche mit Mama

Seit ich ein junges Kind war, habe ich mich darüber geärgert, beschnitten zu sein. Einmal, als ich noch zur Grundschule ging, versuchte ich, mit meinen beiden Eltern darüber zu reden, aber ich kam nicht weit. Sie plapperten sofort den ganzen Mist nach, dass es sauberer sei, besser aussehe und es einem erspart bliebe, als Erwachsener die Schmerzen der Beschneidung erfahren zu müssen. Ich machte einen Rückzieher. Ich sagte ihnen nie, dass ich nicht einverstanden war. Ich sagte ihnen nie, dass ich furchtbare stramme Erektionen hatte. Ich sagte ihnen nie, dass ich meinen Schwanz in zerschnittene T-Shirts einwickeln musste, damit ich mich von der ständigen Reibung und Reizung an meiner Unterwäsche befreien konnte.[128]

Vor einem Jahr etwa entschied ich mich, mit meiner Mama über meine Beschneidung zu sprechen. In den Monaten, bevor ich mit ihr sprechen wollte, hatte ich viel Zeit damit verbracht, über das Thema zu lesen, auch über die Vor- und Nachteile. Ich las über Restauration und durchstöberte eine Vorhautrestaurierung-Website.

Ich wohne noch immer bei meiner Mama und wir haben ein gutes Verhältnis. Eines späten Abends sagte sie, ich hätte seit einer Weile ein wenig depressiv gewirkt, und sie fragte mich, was mich bedrücke. Ich dachte, das ist die Gelegenheit, ihr die Wahrheit zu sagen, und so erzählte ich es ihr. Die Unterhaltung war nicht so anstrengend, wie ich befürchtet hatte, und für mich war es sehr befreiend, meine Gefühle über die eine Sache, die mich seit so vielen Jahren geplagt hat, mitzuteilen.

Obwohl ich meiner Mama sagte, dass ich nicht wolle, dass sie irgendwelche Schuld auf sich nimmt, fand ich sie ein paar Tage später in Tränen wieder. Sie kam und umarmte mich und sagte mir, wie leid es ihr täte und dass sie sich am Tag, als ich beschnitten wurde, schrecklich gefühlt hätte. Mein Papa hatte sie getröstet und ihr gesagt, das sei nun mal das Beste und es müsse getan werden. Ich hatte diese Reaktion nicht erwartet, aber es war in Ordnung, und am Ende tröstete ich sie. Das ist einer der größten Momente in meinem Heilungsprozess gewesen und ich war in der Lage, meinen Leuten für ihre schlechte Entscheidung zu vergeben.

Mit ihr darüber zu reden, öffnete die Kommunikation zwischen uns für viele andere Themen – die Mädchen, für die ich mich interessiere, oder was für Ziele ich im Leben hätte, meine Überzeugungen, wie mein Liebesleben so läuft – alles Themen, über die ich mich vorher nie zu reden getraut hatte. Dieses neue Teilen fühlt sich gut und gesund an. So war auch der nächste Schritt einfach für mich, ihr von meiner geplanten Restaurierung zu erzählen, so dass ich die Wiederherstellung jetzt nicht als Geheimnis für mich behalten muss. Tatsächlich hat sie sogar meinen TLC-X von der Post für mich abgeholt und mir angeboten, die Hälfte zu zahlen. Ein Jahr später wurde meine Mama auch so'ne Art Intaktivistin und hat auch schon mit ein

---

128 Dadurch, dass Alfadog seinen Penis einpackte, schützte er seine Eichelkrone vor der Reibung an der Kleidung, um schmerzhafte und irritierende Stimulation zu vermeiden.

oder zwei werdenden Müttern gesprochen. Sie unterstützt mich und ich glaube wirklich, dass es für mich das Beste war, was ich tun konnte, es meiner Mama zu erzählen.

Mein Papa hingegen ist schwierig. ... Ich möchte, dass er auch davon erfährt, aber es ist nicht einfach, mit ihm über irgendwas zu reden, wenn es um Gefühle geht. Meine Alten sind seit kurzem geschieden und er wohnt in der Nähe. Ich schreibe ihm gerade einen Brief. Ich bin jetzt schon bestimmt bei meinem zwanzigsten Anlauf, es so zu beschreiben, dass er erkennen kann, was ich durchgemacht habe. ... Ich schaffe das.

Ich denke, wenn man versucht, das Gespräch mit fürsorglichen Absichten zu führen (also nicht versucht, zu beschuldigen, anzuklagen oder zu bestrafen), also einfach nur versucht, mitzuteilen, welche Erfahrungen man gemacht hat, dann kann es meiner Meinung nach heilend wirken, so wie es bei mir war. Ich bin so froh, dass ich das Gefühl, ich müsste es meiner Mama erzählen, nicht unterdrückt hatte.

Acht Monate später hab ich meinem Vater gegenüber noch immer nichts erwähnt. Ich sehe ihn zur Zeit nur unregelmäßig und es hat bisher nie eine Gelegenheit gegeben, das Thema anzusprechen. Ich habe es immer schwierig gefunden, mit meinem Papa über irgendwas zu sprechen, was mein Leben betrifft. ... Ich speise ihn irgendwie mit kleinen Häppchen ab, über die ich reden kann, damit er gar nicht erst fragt! Das Beschneidungsthema würde ihm besonders peinlich sein, und ich fühle mich bei dem Thema sehr stark, weil es nach meinem Verständnis mein Papa war, der in erster Linie entschieden hatte, dass ich beschnitten werden sollte.

Alfadog
26 Jahre
Südafrika
17. Januar 2012

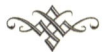

Wie es beinahe mein Leben ruinierte, bei der Geburt beschnitten zu werden

Okay, wo soll ich also anfangen? Wie der Titel schon sagt, wurde ich bei der Geburt beschnitten. Glücklicherweise erinnere ich mich nicht daran, aber manchmal, wenn ich sehr intensiv darüber nachdenke, scheine ich tatsächlich in der Lage zu sein, mich sehr vage an die Schmerzen zu erinnern. Mehr so eine Art von „intuitivem" Gefühl, nicht eine Erinnerung an sich.

Das alles fing an, als ich so etwa fünf oder sechs Jahre alt war. Ich war getauft und ging zur katholischen Kirche, als ich ein Kind war. Ich hatte einen guten, starken Glauben an Gott und dass er die Macht hätte, jedem zu helfen, der fest genug und lange genug beten würde.

Eines Tages, als ich im Kindergarten war, sah ich etwas weißes Puder auf einem der Sofas. Bis heute bin ich mir nicht sicher, was es war, aber ich bin mir ziemlich sicher, dass es Babypuder war. Ich war ein seltsames kleines Kind und, als niemand hinschaute, nahm ich ein bisschen davon und tat es in meine Hose. (Seltsam, ich weiß, LOL.) Aber hey, warum nicht? Es wurde immer bei Babys aufgetragen. Als ich das tat, bekam ich eine Erektion, und das war das erste Mal, dass ich meinen Penis wahrnahm. Ich ging ins Bad und untersuchte ihn. Ich stellte fest, dass er eine Narbe rundherum hatte und einen dunklen Ring, der von der Spitze bis ungefähr zur Hälfte reichte. Ich war entsetzt. Ich wusste nicht, warum er so war und wie er so geworden war.

Nun, ich wuchs auf ohne einen Vater. Meine Mutter war niemals so offen, mit mir über Geschlechtsorgane und so zu reden, so dass ich mich niemals (sogar noch bis heute) traute, ihr irgendwas zu sagen. Schon in jungen Jahren war ich verlegen. Was tat ich also? Eine ganze Woche lang ging ich zu meinem Schlafzimmerfenster, holte meinen kleinen Penis heraus und betete zu Gott, mich wieder richtig zu machen. Ich betete so heftig und bettelte und flehte zu Gott. (Keine Angst – wir lebten in einer Dachgeschosswohnung, so dass niemand wirklich sehen konnte, was ich tat, LOL.) Na ja, unnötig, es zu sagen: Es geschah niemals etwas. Das zerstörte allen Glauben, den ich hatte, vollständig. Aber damit hörte es noch nicht auf.

Schnell ein paar Jahre bis zur Mittelstufe vorspulen. Ich hatte immer noch keine Ahnung von Beschneidung oder „intakten" Penissen. Selbst als wir in der 5. Klasse Lehrvideos über die Pubertät sahen, wurde darin nichts davon erwähnt. Ich hatte immer noch das Gefühl, dass irgendwas mit mir nicht stimmt, und ich lebte in ständiger Angst, die Leute könnten das herausfinden. Ich fürchtete und hasste es, daran zu denken, was passieren würde, wenn ich in die Oberstufe kommen würde: Ich müsste im Sportunterricht mit den anderen Jungen duschen und sie könnten mich sehen. Oh, um das klarzustellen: Ich lebe in den USA, also würden die anderen Jungs wohl auch so sein. Wie auch immer, in der 6. Klasse und die ganze Mittelstufe hindurch hatten wir Sport. Es machte mir Spaß, aktiv beim Baseball und Basketball mitzumachen und ich genoss es sehr, auch wenn ich kleiner als die anderen Kinder und nicht besonders gut dabei war. Dann kam die Oberstufe ... Zum Glück verlangte man nicht, dass wir uns beim Sport duschen. Das war eine große Erleichterung für mich. An dieser Stelle könnten einige von euch sich fragen, wie es kam, dass ich bisher im Leben nie einen Arzt besucht hatte, um ihn zu fragen, was mit mir nicht stimmt. Nun, um ganz ehrlich zu sein: Ich wurde von meinem fünften bis zu meinem fünfzehnten oder sechzehnten Lebensjahr nicht mehr vollständig körperlich untersucht. Verrückt, ich weiß.

Naja, jedenfalls fand ich heraus, dass ich, wenn ich am Sportunterricht in der Oberstufe teilnehmen will, eine Gesundheitsuntersuchung bräuchte. Also hörte ich mit Sport auf. Ich ging in eine kleine Schule und meine Abschlussklasse hatte etwa dreißig Leute. Alle machten im Sport mit – außer mir. Ich habe niemals Sportlermuskeln gehabt (oder überhaupt viel Muskeln) und war niemals woanders als im Sportunterricht aktiv, weil ich ein ureigene Angst hatte, dass der Arzt meinen beschnittenen Penis sehen würde und weil ich dachte, dass an mir etwas unglaublich falsch sei.

Also, im Grunde ist es das. Mit etwa sechzehn fand ich endlich heraus, dass ich also beschnitten war und dass die dunklere Hautfarbe und die Narbe das Ergebnis davon sind, und dass ich völlig normal sei. Leider war es da zu spät. Ich hatte längst Scham- und Verlegenheitsgefühle wegen meines Körpers. Ich hatte nie eine Vaterfigur, die mich da hindurch leiten konnte, oder dessen Penis ich in der Dusche hätte sehen können, während ich aufwuchs, oder um ihm Jungen-Fragen zu stellen.

Bis heute fühle ich, dass mir etwas genommen wurde. Ich sehne mich so sehr danach, meine Vorhaut zu haben und beobachte ständig Foregen[129] in der Hoffnung auf IRGENDEINE Art Fortschritt für eine echte Heilung oder Regenerierung der Vorhaut. Ich habe das Gefühl, als würde ich niemals irgendwas Wichtiges erleben. Ich bin so sehr gegen Beschneidung und möchte in die Welt (oder genauer, in die USA) hinausschreien, wie barbarisch es ist und dass man endlich dem Jungen die Art von Entscheidung überlassen sollte, die er treffen kann, wenn er erwachsen ist.

Boxie7
25 Jahre
Iowa, USA
30. Juli 2013

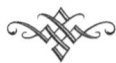

---

129 Foregen ist eine Organisation, die hofft, durch die Entwicklung von Techniken zur Regenerierung von Hautgewebe irgendwann beschnittenen Männern eine Ersatzvorhaut bieten zu können.

Wie Beschneidung mein Sexualleben beeinträchtigt hat

Meine Beschneidung als Säugling hat viele negative, dauerhafte Änderungen für mich und mein Sexualleben bewirkt.

Ich kann mich daran erinnern, wie ich als Kind (mit sechs oder sieben Jahren) meinen Penis beim Fernsehen hielt, um so die empfindsame Eichel vor meiner Unterwäsche zu schützen.[130] Damals wusste ich noch nicht, warum, aber ich erinnere mich daran, dass mein Vater sagte: „Paul, Du musst ihn nicht festhalten. Er wird nicht weggehen."

Als ich älter wurde, verlor ich unglücklicherweise die Empfindsamkeit, weil sich auf meiner ungeschützten und ausgetrockneten Eichel weitere Hautschichten bildeten und sie bedeckten, von all den Nerven, die aufgrund meiner Beschneidung entfernt worden waren, ganz zu schweigen.

Diese reduzierte Empfindsamkeit könnte einer der Grunde sein, warum ich so lange brauche, um einen Orgasmus zu kriegen. Sehr oft morgens oder nachts war meine Frau schon wund geworden, bevor ich einen Orgasmus erreichen konnte. Obwohl viele Sachen vaginale Schmerzen verursachen können, haben sicher das Fehlen einer natürlich funktionierenden Vorhaut (Gleitbewegung) und die reduzierte Empfindlichkeit meines Penis dazu beigetragen. Meine Frau war (wie auch ich) traurig, dass ich mich selbst befriedigen musste, wenn ich während des Geschlechtsverkehrs keinen Orgasmus erlangen konnte.

Viele Faktoren führten zu meiner Scheidung, als ich zweiundvierzig war, aber dass ich nicht fähig war, Sex mit meiner Frau zu genießen, stand weit oben auf der Liste. Ich glaube, dass viele meiner sexuellen Probleme (verzögerte Orgasmen, fehlende Empfindsamkeit sowie schmerzvolle Erektionen im Alter von elf bis fünfzehn) das Ergebnis meiner Beschneidung und des Fehlens von kompletter (intakter), natürlich funktionierender Vorhaut und Penis waren.

Ich wusste nie, wie viel Empfindung ich verloren hatte, bis ich damit anfing, meine Vorhaut wiederherzustellen. Allerdings war der Versuch, eine schützende Haut nachwachsen zu lassen, die meinen Penis bedeckt, eines der schwierigsten Dinge, die ich je in meinem Leben versucht habe (einschließlich eines Hochschulabschlusses nach vier Jahren). Ich musste so hart an dem Versuch arbeiten, (so viel wie möglich) wieder nachwachsen zu lassen, was ich schon mal hatte, aber was mir ohne meine Zustimmung genommen worden war.

---

130 Paul bezieht sich hier auf die eher lästigen als angenehmen Empfindungen, die durch die protopathischen Nervenenden im Großteil der Eicheloberfläche vermittelt werden. (Henry Head, *Studies in Neurology*, Vol. 1 (London: Hodder & Stoughton, 1920), 277.)

Wie Beschneidung mein Sexualleben beeinträchtigt hat

Nachdem ich meine Vorhaut teilweise wiederhergestellt habe, leben meine Exfrau und ich wieder zusammen und versuchen, unsere Beziehung wieder in den Griff zu kriegen.

Paul
52 Jahre
Florida, USA
25. Oktober 2013

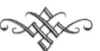

Unzulänglich

Meine Beschneidung ist etwas, worüber ich nicht wirklich kritisch nachdachte, bis ich so etwa neunzehn oder zwanzig Jahre alt war, und seitdem wuchsen meine Frustration und Verärgerung darüber immer mehr. Jetzt zerfrisst mich das Bedauern darüber, was mir angetan wurde; ich hasse es so sehr. Weil ich emotionale und psychische Probleme habe, die verhindern, dass ich Beziehungen und Sex haben kann, denke ich nicht, dass ich Sex haben könnte, solange ich mich wegen meines Körpers so fühle.

Obwohl ich bis zum Ende meiner Teenager-Zeit nicht allzu viel über meinen beschnittenen Zustand nachgedacht hatte, hatte ich immer das Gefühl, dass irgendwas mit meinem Penis nicht in Ordnung sei. Ich erinnere mich daran, dass ich Probleme bei meiner Eichel bemerkte und dass sie so trocken und rissig war. Ich erinnere mich daran, dass ich damals dachte, es läge daran, dass ich mich nicht genügend wasche oder so was.

Ein anderes meiner Probleme war, dass an meinem Penisschaft Haare wachsen, die zwischen einem Drittel und der Hälfte meines Penis bedecken, und ich war mir sowohl des Aussehens und auch der körperlichen Beschwerden dadurch sehr bewusst. Seither ist mir klargeworden, dass die Haut, auf der die meisten Haare an meinem Penisschaft wachsen, wahrscheinlich Haut vom Hodensack ist, d.h., Haut, die von meinem Hodensack hochgezogen wurde, weil sie so anders ist als die verbliebene innere Vorhaut und die sonstige Haut außen am Schaft. Sie ist dicker, hat eine andere Farbe und hat Dellen (so wie die, die ich auf meinem Hodensack gefunden habe). Wenn man das und die Tatsache, dass meine Haut sehr stramm ist, wenn ich erregt bin, in Betracht zieht, denke ich, dass ich wahrscheinlich eine strammere Beschneidung als viele andere hatte.

Ich mache schwierige Zeiten durch, mit jedem einzelnen Mangel umzugehen. Ich fühle mich total verstümmelt und unzulänglich, und ich weiß nicht, wie ich jemals lernen soll, damit als sexuelle Person umzugehen. Oft wünsche ich, ich hätte lieber gar keine sexuellen Gefühle, weil sie mich jedes Mal daran erinnern, wie sehr ich im Arsch bin. Ich fürchte mich vor der sehr realen Möglichkeit, dass es für mich keinen Ausweg geben könnte und dass ich vielleicht mein ganzes Leben lang ein sexueller Krüppel sein werde. Ich stelle mir ständig in meiner Fantasie vor, ich wäre nicht beschnitten, und versuche mir vorzustellen, wie ich aussehen würde und wie es sich anfühlen würde, wenn ich intakt wäre. Das macht die Sache natürlich nicht besser.

Ich selbst beschuldige meine Eltern wirklich nicht oder sonst was, weil ich denke, dass sie genauso Opfer kultureller Indoktrination waren wie ich auch. Ich habe mit meiner Mutter neulich ein bisschen darüber geredet und fragte sie, warum sie es getan haben. Im Grunde sagte sie, dass es etwas war, was alle taten und dass es eher eine Frage des „Warum nicht" als eine Frage des „Warum" war, was natürlich eine bescheuerte Begründung ist. Ich habe das Thema nicht vertieft, weil ich nicht wollte, dass sie sich schlecht fühlt, und außerdem wollte ich nicht zu viele persönliche Gefühle offenbaren.

Ich denke darüber nach, mit meinem Vater darüber zu sprechen, aber ich weiß noch nicht, ob ich es tun soll. Ich weiß wirklich nicht, was ich von ihm erwarte (nach allem, was ich weiß, kann es so oder so ausgehen) und ich weiß nicht, ob ich etwas aus ihm herausbekommen würde. Unterm Strich ist es so, selbst wenn das Gespräch optimal verlaufen würde, wird es nichts von dem Schaden wieder gutmachen, der mir angetan wurde.

Mark
25 Jahre
Kalifornien, USA
Oktober - November 2011

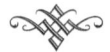

Kommt meine sexuelle Funktionsstörung von der Beschneidung?

Die Geschichte meiner Beschneidung ist wie die vieler Männer, die in den späten Achtzigern geboren wurden. Meine beiden Eltern sind Atheisten, oder zumindest Agnostiker. Sie machten kein Hehl daraus, dass sie mich als Baby aufgrund der Empfehlung des Doktors beschneiden ließen. Wir sprechen nicht offen über sexuelle Themen, aber sie erklärten, was das war und warum sie es hatten machen lassen, und es hatte mich nie wirklich gestört. Mein Vater ist beschnitten und, so weit ich weiß, sein Vater auch. Ich bin mir nicht sicher über die mütterliche Seite meiner Familie, aber sie ist sich recht sicher, dass ihre Brüder es auch sind.

Nun kommen wir zu dem Punkt, an dem meine Geschichte sich von den unzähligen wütenden und tragischen Anderen unterscheidet, die ich gelesen habe. Ich entdeckte im Alter von zwölf das Masturbieren und heute ist mir klar, dass die Beschneidung einige Schwierigkeiten verursachte. Zum Beispiel verstand ich nie, warum es sich besser mit der Hand anfühlte, als wenn ich Bumsen und Sex simulierte. Ich hatte Abdeckungsindex Zwei (AI-2)[131] und dachte eigentlich, dass das Stoßen meiner Haut gegen den Eichelrand die falsche Art der Selbstbefriedigung war, aber es war noch immer meine bevorzugte Methode. Abgesehen davon fühlte sich das Masturbieren fantastisch an. Tatsächlich erinnere ich mich daran, dass ich im Alter von etwa fünfzehn oder sechzehn extrem kräftige Orgasmen hatte, die meinen Körper krampfen ließen und mir manchmal ein Gefühl wie „durch die Luft schweben" gaben. Davon konnte ich außerdem nachts angenehm schlafen und mehr als einmal wachte ich in einer Pfütze von Speichel wieder auf.

Anfang zwanzig jedoch merkte ich, dass diese Orgasmen weniger und weniger häufig wurden. Außerdem fühlte ich beim Masturbieren weniger und es brauchte länger, bis ich zum Höhepunkt kam. Ich habe zudem bemerkt, dass ich mein sexuelles Verlangen verloren habe. Ich habe noch meinen Sexualtrieb, aber während in der Vergangenheit meine Fantasie ausreichte, um mir pochende Erektionen zu geben, bringt sie mich jetzt meistens nur noch auf „Halbmast". Die einzige Theorie, die ich jetzt habe, ist, dass die hohen Testosteron-Level teilweise mein fehlendes und beschädigtes Gewebe ersetzt hatten. Zudem wuchs ich im Internet-Zeitalter auf und wenn es schwierig wurde, erregt zu werden, waren Pornos nur ein paar Klicks entfernt.

Ich dachte, meine Probleme hätten was mit dem Älterwerden zu tun, oder dass ich mich selbst verletzt hätte. (Ich habe nie auf dem Bauch liegend masturbiert oder andere schräge Techniken angewendet.) Aber eines Tages, als ich versuchte, mich zu

---

131 Der Abdeckungsindex ist ein Klassifizierungssystem, das mit nummerischen Werten die Länge einer Vorhaut beschreibt; AI-1 bedeutet keine Vorhaut (d.h., durch Beschneidung wurde alles entfernt) und AI-10 bedeutet, es ist genügend Vorhaut vorhanden, um über die Spitze der Eichel hinaus zu hängen. Siehe http://www.newforeskin.biz/.

erregen, schaute ich online ein Porno-Video und sah, dass der Mann seine Vorhaut hatte. Ich recherchierte ein wenig und hatte die übliche schockierte Reaktion, dass meine sexuelle Funktionsstörung zumindest teilweise (falls nicht komplett) von meiner Beschneidung herrührt.

Es brauchte nicht lange, bis ich mich entschied, Restaurierung zu versuchen, und ich habe im letzten Jahr jeweils ein bis zwei Stunden am Tag über mehrere Sitzungen ausschließlich die manuellen Methoden 1 und 2[132] angewendet. Ich bin mit meinen Fortschritten bislang zufrieden, aber ich bin momentan das „hässliche Entlein" im AI-3-Status.

Ich weiß, dass mich das optimistisch stimmen sollte, aber tatsächlich ist es manchmal ziemlich schwer, damit umzugehen. Ich weiß, dass ich befriedigende sexuelle Erfahrungen haben kann, aber es sind schon Jahre und manchmal fühlt es sich so an, als ob sie für immer verloren sind. Ich weiß, dass die Leute gern alles bewerten wollen und über „Ganzkörper-Orgasmen" reden, aber ich habe größeres Interesse am langsamen, rhythmischen Geschlechtsverkehr. Ich hoffe wirklich, dass ich den Sexakt an sich genießen kann, nicht nur das „große Finale".

Zoop
24 Jahre alt
Ohio, USA
November 2013

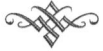

---

132 „Manuelles Tugging: Methode 1", http://www.restoringforeskin.org/blog/2009/05/manual-tugging-method-1 (abgerufen am 3. Februar 2014).

Es beginnt mit einem Teil

Für mich war Beschneidung ein Strudel gemischter Gefühle. Insgesamt kann ich Ihnen versichern, dass keines davon gut ist. Wenn ich an meine Beschneidung denke, muss ich einer klaren Tatsache ins Gesicht sehen: Ich wurde verändert, und zwar in einer sehr persönlichen Weise. Ich werde daran erinnert, dass ich als kleiner Junge einfach nicht gut genug war, so wie ich geboren wurde.

Die meisten Leute, denen ich begegnet bin, denken nicht, dass die Beschneidung so gravierend ist. Aber sie ist in der Tat ein sehr tiefer Einschnitt. Um mich herum sehe ich Menschen, die ihre Kinder ohne Bedenken beschneiden und denken, sie tun das Beste für ihr Kind. Um sich zu rechtfertigen, sagen sie: „Es ist nur ein Stück Haut." Und mit einer solchen Begründung beschneiden sie ihre Kinder: Sie schneiden ein Stück ab. Aus meiner Erfahrung jedoch erzeugt die Auswirkung der Beschneidung viel mehr. Letztendlich erzeugen die Folgen des Beschnittenseins ein Mosaik, weil sie nicht ein Teil, sondern tausende Teile erzeugen. Dieses Mosaik, das aus mir und vielen anderen Männern erschaffen wird, ist im Grunde etwas Hässliches – etwas, das nicht gemacht werden sollte. Einfach und bildlich ausgedrückt wird ein Mosaik aus Blut und Fleisch geformt, aus Folter und Schreien, aus Schmerz und Psychosen.

Viele beschnittene Männer sind sich ihrer sehr persönlichen unfreiwilligen Veränderungen bewusst. Aber uns Männern wurde beigebracht, unsere Gefühle nicht zu zeigen: Sie werden nur selten einen Mann finden, der sagt, wie er sich fühlt, vor allem, wenn er sich über seine Beschneidung ärgert. Für uns Männer ist einer unserer höchsten inneren Werte, Sicherheit und Vertrauen in uns selbst aufzubauen. Aber wie kann jemand Vertrauen haben, wenn er weiß, dass er von Geburt an nicht gut genug war, dass er verändert werden musste? Es ist kein Geheimnis, dass wir Männer ständig von unseren sexuellen Fähigkeiten besessen sind und unser Bestes geben, um unsere sexuellen Wert zu erhalten. Neben vielen anderen Sorgen der Männlichkeit grübeln wir, ob unser Penis groß genug ist, um seine Aufgabe richtig zu erfüllen, ob er unseren Partnerinnen das bestmögliche Vergnügen bereitet, ob sie uns selbst das bestmögliche Vergnügen bereitet und ob er eine andere Person beeindruckt.

Wenn man es nüchtern betrachtet, ist Beschneidung die Entfernung eines Teils. Alles beginnt mit einem Teil, einem Stück Haut. Mit dem Abschneiden der Haut kommt ein Teil Blut. Mit dem Teil Blut kommt ein Teil Schmerzen. Mit dem Teil Schmerzen kommen die Teile von Schreien um Hilfe. Ohne Antwort auf den Hilfeschrei kommt ein Teil Hilflosigkeit. Mit der Hilflosigkeit wird dieser Schmerz zur Folter. Mit der Folter wird der Geisteszustand verändert, und am Ende wird ein Teil von der Seele genommen.

Aber traurigerweise klingen diese Aktionen lange nach und nehmen im Laufe der Zeit mehr Teile. Als ich heranreifte, entdeckte ich, dass da ein Teil meiner Sexualität ist, den ich niemals kennen oder erkunden kann, weil ich meine Vorhaut nicht habe, so dass ein weiterer Teil fort ist. Seit ich mich über Beschneidung schlau mache, lerne ich, dass es zehntausende Nervenenden gibt, mit denen ich niemals fühlen werde, was ein Gefühl des Verlusts sexueller Kraft erzeugt, und so geht ein Teil meiner Stärke dahin. Ich lese, dass diese Nervenenden dem Mann das größte Vergnügen bringen, und so habe ich gelernt, dass ein Teil meines Vergnügens gegangen ist. Ich lese weiter und lerne, dass die Vorhaut hilft, den Kopf des Penis vor Gefühlsverlust und vor Verschmutzung zu schützen. Hier sind jetzt drei Teile gegangen: ein Teil meiner Reinlichkeit, ein Teil meines Empfindungsvermögens und, am wichtigsten, ein Teil meiner Sicherheit.

Mit diesem Wissen werde ich wütend, weil ich erkenne, dass diese Operation an mir ohne meine Erlaubnis durchgeführt wurde. Traurigerweise wurde sie gemacht, als ich nicht einmal meine Erlaubnis hätte geben können, selbst wenn ich gewollt hätte, weil ich nicht sprechen konnte. Kein Kind kommt aus dem Mutterleib mit dem Wissen, wie man mit Worten kommuniziert, also wurde ein Teil meiner Stimme genommen. Dies schürt mehr als nur Wut, denn da gibt es mehr als nur diesen Teil meiner Gefühle: Da gibt es einen Teil Traurigkeit über den Verlust, einen Teil Verwirrung über das Warum, einen Teil Eifersucht, weil ich von glücklicheren Männern erfahre, die die Wahl hatten, vollständig zu bleiben.

Während ich altere, lerne ich, dass mein Empfindungsvermögen sehr stark abnimmt und ich große Schwierigkeiten habe, meinen Penis zu gebrauchen. Ich kann mir kaum noch selbst Vergnügen bereiten, geschweige denn meiner Partnerin, also geht auch ein Teil meines Selbstvertrauens. Im Lichte dieser sexuellen Schwierigkeit und mit der Absicht, meine Fähigkeiten zu retten, greife ich zu Arzneimitteln als Hilfe gegen Erregungsstörungen, und so geht ein Teil meiner Freude, meiner Geliebten Vergnügen zu geben. Und so geht auch ein Teil meines Erfolgs dahin, mich durch das Bereiten meines eigenen Vergnügens selbst zu verwirklichen.

Nach diesen Frustrationen habe ich meine Männlichkeit und meinen Penis an den Nagel gehängt, natürlich sind sie immer noch Teil meines Körpers, aber für mich nicht weiter von Nutzen, außer um Abfall loszuwerden. Und so verkümmert ein weiterer Teil von mir: meine Männlichkeit, der Teil, der mich in erster Linie als Mann ausmacht, der den Menschen in der Welt schon bei meiner Geburt sagte: „Ich bin ein Mann."

Abgesehen davon, was durch den Schnitt an sich weggenommen wurde, nehmen uns auch die Gründe für die Beschneidung viele Teile weg. Die Begründung „Als Beschnittener hat man ein geringeres Infektionsrisiko für Geschlechtskrankheiten" nimmt ein Teil meiner Vertrauenswürdigkeit. Man nimmt an, dass ich keine Vorsichtsmaßnahmen ergreifen würde, um Safer Sex zu haben, selbst wenn klar ist, dass ein Kondom billiger, effektiver und sinnvoller ist, als einen dauerhaften Schnitt an meinem Penis zu machen. Der Grund „Es ist sauberer" nimmt einen Teil meiner Intelligenz, weil man annimmt, dass ich nicht genug Verstand habe, mich um meine persönliche Hygiene zu kümmern. Die Begründungen „Es ist Tradition" und „Ich möchte, dass er wie sein Papa aussieht" oder „Ich will, dass mein Sohn so aussieht wie ich" nehmen einen Teil der Eigenständigkeit, weil keine zwei Männer jemals identisch sind.

Letztendlich hat der Umstand, ohne Einwilligung beschnitten zu sein, einen Teil meiner Freiheit genommen, weil ich keine Wahl hatte, wer ich sein will.[133]

Im Laufe meines Lebens baut sich mein Mosaik stetig auf. Wenn alle Teile zusammengefügt sind, wird das Mosaik nur eine tragische Szene eines Opfers zeigen, eines inneren Dämons, einer von Menschenhand gemachten, verhunzten Schöpfung, einer Gräueltat. Letztlich beginnt alles mit einem Teil. Ich denke, bei all den Teilen, die durch Beschneidung genommen werden, wird nicht wahrgenommen, dass auffälligerweise die wichtigsten Teile eines Mannes entfernt werden. Dies sind alles Teile, mit denen wir Männlichkeit am meisten beschreiben: Freiheit, Eigenständigkeit, Sicherheit, Erfolg, Freude, Vertrauenswürdigkeit, eine Wahl zu haben, Intelligenz, Stärke, Vertrauen, Männlichkeit.

Jetzt, nachdem ich meine eigene Beschneidung reflektiert habe, fühle ich mit Sicherheit den Schmerz und Kummer über die Teile meines Selbst und meiner Seele, die beschädigt wurden. Doch als ein Mann halte ich an meinen Tugenden fest. Als Mann bin ich stolz, niemals aufzugeben, und bin mit Hingabe ein Mann, der sich selbst verbessert. Obwohl meine Beschneidung mich beleidigt hat, verharre ich nicht in Bitterkeit, auch wenn ich sie erfahren habe.

In meinen bisherigen Lebenserfahrungen habe ich gelernt, dass ich meine Vorhaut wiederherstellen kann. Sicher, das klingt als Vorsatz erst einmal total albern. Letztendlich wünschte ich, ich wäre vor allem niemals beschnitten worden, so dass ich das nicht auf mich nehmen müsste. Aber da ich ein beschnittener Mann bin, ist die Restaurierung meiner Vorhaut meine einzige Rettung durch Selbstheilung, zur Selbsterhaltung, um mich nicht der Bitterkeit zu ergeben, beschädigt zu sein. Stattdessen richte ich mein Ziel darauf aus, hoffnungsvoll zu sein.

Obwohl ich niemals die Schäden an meinem Penis und den Teilen von mir, die als Folge davon beschädigt wurden, vollständig beheben kann, habe ich doch eine Wahl. Ich kann mein Bestes geben, um mich selbst wiederherzustellen, und mit meinem Selbstbewusstsein kann ich auch auf andere zugehen und sie über Beschneidung informieren. Ich kann ihnen helfen, fundierte Entscheidungen zu treffen, so dass die zukünftigen Männer auf der Erde nicht das Gleiche wie ich und viele andere erleiden müssen, denen unglücklicherweise vorenthalten wurde, die Chance oder Wahl eines ganzen, vollständigen Körpers zu haben.

---

133 Dies ist das Offene-Zukunft-Prinzip, vorgeschlagen vom Rechtsphilosophen Joel Feinberg. Siehe J. Feinberg, „The child's right to an open future", in *Freedom and Fulfillment: Philosophical Essays* (Princeton, Princeton University Press, 1992).

Es beginnt mit einem Teil

Und dieses Mal beginnt es endlich auch mit einem Teil: einem Teil Hoffnung, einem Teil Wissen, einem Teil Inspiration, einem Teil Selbstlosigkeit und einem Teil Liebe. Zu guter Letzt wird Teil um Teil ein Mosaik entstehen lassen, diesmal aber zeigt es das Fest des Lebens.

Kohiro Hakuya
26 Jahre
Japan
14. Juni 2012

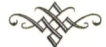

Leben mit einer verhunzten Beschneidung

Ich wurde im Militärkrankenhaus von Fort Stewart, Georgia, geboren. Meine Eltern waren fromme Christen, die auch all dieser Scheinheiligkeit bezüglich männlicher Genitalverstümmelung im Vergleich zur weiblichen auf den Leim gingen. Ich war beschnitten und meine Großmama erzählte mir, dass ich die Hand meines Vaters hielt, während er zuließ, dass die Ärzte die Vorhaut meines Penis aufrissen und die „überschüssige Haut" wegquetschten, die tausende und abertausende Nervenenden enthält. Diese Militär-Quacksalber wussten wenig, sie ließen einen Einschnitt unten an der Beschneidungslinie (an der Unterseite meines Penis) zurück, die in späteren Jahren schließlich komplett aufgerissen war.

Ich kann mich nicht erinnern, wie alt ich genau war, aber ich erinnere mich sehr lebhaft an den Schmerz. Als ich so etwa drei oder vier war, saß ich mal in der Badewanne und spielte mit meinen Power-Rangers-Figuren. Ich hatte meine Beine im Schneidersitz verschränkt, weil man mir beigebracht hatte, so zu sitzen. Ich fühlte einen quälenden Schmerz von einem Riss, der an der Spitze meines Penis begann. Dieser Schmerz hielt etwa eine Stunde lang an, während ich in der Wanne war, und Blut umspülte meinen nackten Körper.

Ich bekam Panik und wollte nicht, dass meine Eltern was erfahren. Also wartete ich, bis der Schmerz vom Reißen aufhörte, dann ließ ich das blutige Wasser ablaufen und zog meine Unterwäsche an. Als ich das Badezimmer verließ, hörte ich zu bluten auf und da war nur rohes, offenes Fleisch. Ich sah, dass die Haut meines Penis vollständig aufgetrennt war.

Ich erzählte meinen Eltern nichts, weil ich Angst hatte, sie könnten mich ausschimpfen, weil ich an mir rumgefummelt hatte, oder sie könnten dem Doktor erzählen, er solle noch mehr Nervenenden abschneiden, um zu versuchen, die momentane Situation zu beheben. Ich ließ den großen Riss einfach über einen Zeitraum von sieben Monaten heilen und unterdrückte den intensiven Schmerz, den er mir verursachte.

Ich hatte zudem Angst, mit meinen Eltern über irgendwelche sexuellen Dinge zu reden, weil sie Christen waren.[134] Sex ist ein Tabuthema. Du redest nicht über Sexuelles, wenn du in DEM Alter bist! Ich lebte in einem christlichen Zuhause und wurde gezwungen, zur Kirche zu gehen, wann immer ihnen danach war, und mein ganzes Leben war ich sehr behütet. Da ich ein „Militärbengel" und ein Einzelkind war, lebte ich sehr zurückgezogen und mit vielen Verboten. Dass mein Papa mehr als dreimal auszog, um in irgendwelchen Kriegen zu kämpfen, die damals liefen, hat die Situation(en) auch nicht gerade verbessert.

Um es kurz zu machen: Als ich ein Teenager war, wurden meine Eltern mich los und ich lebte für fast zwei Jahre bei meiner Großmama, bevor ich nach meinem

---

134 Für eine umfassende Darstellung, wie Religion normale sexuelle Psyche behindert, siehe Darrel Ray, *Sex and God* (Kansas: IPC Press, 2012).

achtzehnten Geburtstag abzog in Richtung Hochschule. Ich fand es nicht witzig, herauszufinden, dass mein Vater zugelassen hatte, dass mein Penis ohne meine Zustimmung teilweise kastriert wurde. Ich wurde geistig misshandelt (auch körperlich) durch das Christentum (vor allem mütterlicherseits) und mein Vater sagte zu allem, was sie sagte, Ja und Amen.

Meine augenblickliche Situation ist die, dass ich für den Rest meines menschlichen Daseins hier auf diesem Planeten festsitze und meine Genitalien im Arsch sind. Ich werde mit meinem Penis niemals einen Ganzkörper-Orgasmus erleben, aufgrund der Tatsache, dass nicht nur mein männlicher G-Punkt und die nervenreiche Vorhaut amputiert wurden, sondern auch die ganze Unterseite meines Genitals aufgerissen ist, weil die Ärzte einen Riss in der Beschneidungslinie hinterließen.

Ich habe so um 2011 mit der Restaurierung begonnen, habe aber nur minimale Ergebnisse mit den Klebebandmethoden erzielt. In der zweiten Hälfte 2012 habe ich mich öffentlich als Intaktivist engagiert und bleibe das bis zum Tag meines Todes. Ich möchte sie gern verklagen, aber weil ich in einem Militärkrankenhaus in Georgia beschnitten wurde, glaube ich nicht, dass es möglich sein wird. Ich bin ein armer Student und weiß nicht, wie das funktionieren soll.

Als ich siebzehn war, habe ich ein Video gemacht, das den Schaden zeigt, den männliche Beschneidung bei der Geburt einem Kind zufügt. YouTube hat mein Video zensiert und es aus ihrer Datenbank entfernt. Ich musste das Video erneut hochladen. Zu viele Personen reden nicht darüber, wie die Beschneidung ihr Leben negativ beeinflusst hat, und auch das ist ein Grund dafür, warum es in den Vereinigten Staaten von Amerika immer noch gemacht wird.

Vance
18 Jahre
Oklahoma, USA
17. September 2013

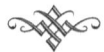

Heilung von Selbstbefriedigung

Ich wurde im September 1930 in Brüssel, Belgien, geboren. Katholizismus ist in Belgien Staatsreligion, was bedeutet, dass kaum noch jemand zur Kirche geht. Von meiner weitläufigen Familie war nur meine Großmutter mütterlicherseits praktizierende Katholikin. Zu der Zeit berichteten medizinische Fachartikel, dass Beschneidung Selbstbefriedigung heile und dass Selbstbefriedigung zu Blindheit und geistiger Behinderung führe. Geistige Krankheiten wurden so weit wie möglich versteckt und niemals erwähnt. Eine Familie mit einem bekannten Fall von geistiger Behinderung hatte Schwierigkeiten, geeignete Ehepartner für ihre erwachsenen Kinder zu finden. Ich erinnere mich daran, dass meine Großmutter mütterlicherseits den Namen einer Familie flüsterte, die mit einem zurückgebliebenen Verwandten verflucht war.

Es war vermutlich Anfang 1935, als meine Großmutter mütterlicherseits mich zu einem alten Doktor mitnahm und mit ihm flüsterte. Ohne mich zu untersuchen, sagte mir der Doktor, ich solle aufhören, mit mir selbst zu spielen. Er meinte bestimmt, an mir herumzuspielen, was aber auf Französisch mit den gleichen Wörtern gesagt wird. Obwohl meine Schwester noch Windeln trug und im Laufstall war, wurde ich so erzogen, niemals einen Erwachsenen infrage zu stellen. Wahrlich, egal wie sehr ich mich anstrenge, ich kann mich nicht erinnern, jemals irgendwas getan zu haben, was meine Eltern verboten hatten, aber so viele Ereignisse aus diesem Alter sind aus meinem Gedächtnis verloren.

Einige Zeit später brachte meine Großmutter mich in ein Krankenhaus, wo ich mit Chloroform in Schlaf versetzt wurde, ein süßer, ekelerregender Geruch. Nach dem Aufwachen forderte mich eine Nonne auf, einen Pudding zu essen, den ich wieder erbrach. Die Nonne nannte mich einen dreckigen Sünder (*pécheur* auf Französisch). Ich erinnere mich nicht an körperliche Schmerzen nach der Prozedur, nur an irgendetwas Vages, wenn ich pinkeln musste.

Eine Weile später fragte ich meine Mutter, warum ich ein dreckiger Fischer sei.[135] (Ich hatte das Wort *pécheur* nie gehört.) Meine Mutter wurde sehr zornig und fragte, wer mich so genannt habe. Ich sagte geradeheraus, die Nonne in dem Krankenhaus. Meine Mutter wies mich an, niemals darüber zu reden, und ich tat es auch nicht, bis ich meinen Vater 1953 danach fragte. Mein Vater war in Brooklyn, New York, geboren, aber er machte seinen MBA-Abschluss in Belgien, wo er meine Mutter kennenlernte und heiratete.

Als ich 1953 bei meinem Vater in den USA lebte, während wir darauf warteten, dass meine Mutter und Schwester zu uns kamen, fragte ich ihn, warum er mich hatte beschneiden lassen. Mein Vater hatte immer geplant, uns in die USA zu bringen, aber meine Mutter war lange gegen seine Entscheidung, weil sie nicht bereit war, ihre Eltern und ihr gewohntes Leben zu verlassen. Mit dem Wissen, dass quasi alle

---

135 Das französische Wort für Fischer ist *pécheur*.

Jungen in den USA beschnitten waren, wie auch er selbst, dachte mein Vater, es wäre leichter für mich, mich einzufügen, und tatsächlich hatte er Recht. Während ich an der Brooklyn Polytech eingeschrieben war, fand das Schwimmen für den Sportunterricht beim örtlichen CVJM statt, wo Nacktschwimmen die Norm war. Als ich sah, dass die Mehrzahl der Studenten beschnitten war, fühlte ich mich mehr als „Amerikaner".

Ein Schritt zurück in der Geschichte: Der Widerstand meiner Mutter dagegen, dass wir in die USA umziehen, zwang uns dazu, den Zweiten Weltkrieg unter deutscher Besatzung zu verbringen. Ich glaube, dass am letzten Mittwoch im Juni 1944, kurz nach der Invasion der Alliierten, deutsche Offiziere, Soldaten und ihre Hunde in die Schule kamen. Einer nach dem anderen mussten wir in einen kleinen Raum gehen und unsere Hosen vor den Augen eines Offiziers herunterlassen. Der Offizier lachte, als er auf meinen Schritt zeigte, und sagte etwas (auf Deutsch) zu den Soldaten, die Gewehre und Hunde an der Leine hatten. Dann wies er mich an, meine Hose wieder anzuziehen, und sprach erneut auf Deutsch zu den Soldaten. Einer der Soldaten sagte etwas zu seinem Hund und der Hund bellte und sprang auf mich zu, aber er erwischte mich nicht, weil die Leine zu kurz war. Der Soldat fasste mich an der Schulter und führte mich durch den Hintereingang nach draußen und dann auf die Ladefläche eines Lastwagens.

Da waren zwei viel jüngere, weinende Jungen auf der Bank an der linken Seite des Lkw, und zwei Soldaten auf der gegenüberliegenden Seite, jeder mit einem Hund. Ich wurde niedergedrückt, um mich neben die Jungen zu setzen, und der Soldat, der mich mitgenommen hatte, setzte sich vor mich. Er fing zu lachen an und sagte etwas auf Deutsch. Sein Hund knurrte wieder und sprang in meine Richtung, und auch die beiden anderen Soldaten begannen zu lachen und ließen die Hunde die anderen Jungen anspringen und anknurren. Bald kam der Lkw-Fahrer, um die Plane herunterzulassen, und der Wagen fuhr davon. Die Soldaten lachten weiter und zogen uns mit den Hunden auf. Nach einer gefühlten Ewigkeit hielt der Lkw an und wir wurden in ein großes Gebäude gebracht, von dem ich annehme, dass es das Solvay-Institut war.[136] (Später erfuhr ich, dass deutsche Wissenschaftler da die Auswirkungen von Betastrahlung erforschten.)

Wir wurden in einen Flur neben einem großen Labor gebracht, in dem ich eine große Maschine mit einem Laufband und mehrere Männer in weißen Laborkitteln sah. (Als ich an der Brooklyn Polytech war, gab es dort einen Van-de-Graaff-Generator, den ich sofort erkannte; der Physikprofessor erklärte mir, dass er verwendet worden war, um hohe Spannungen zur Simulation von Betastrahlung zu erzeugen, die natürlich aus Elektronen besteht. Ich bin mir nicht sicher, ob die Soldaten mich zum Solvay-Forschungsinstitut brachten. Der Name wurde von dem Physik-HiWi erwähnt, als ich sagte, ich hätte in Belgien einen Van-de-Graaff-Generator gesehen.)

---

136 Eine belgische Chemiefirma, 1863 gegründet.

Im Flur wies uns ein belgischer Mann (der Französisch ohne Akzent sprach) an, unsere Kleidung auszuziehen. Als ich mein Hemd auszog, lächelte der Mann und sagte, ich könnte glücklich sein, dass ich nur ein Sünder, aber kein Jude sei. (Zu Anfang der deutschen Besatzung war mir nach einer medizinischen Untersuchung eine runde Hundemarke gegeben worden, die zeigte, dass ich ein Sünder und kein Jude bin; die anderen Jungen hatten Anhänger in der Form eines Kreuzes, außer den Juden, die einen Davidstern-Anhänger hatten.) Der Mann sagte mir außerdem, dass ich zu groß für die Kiste sei und dass an dem Tag nur zwei Jungen benötigt würden. Dann sprach er auf Deutsch mit den Soldaten, gab mir anschließend meine Klamotten wieder und sagte, dies sei mein Glückstag.

Die drei Soldaten brachten mich dann wieder im selben Lastwagen zurück zur Schule, wobei sie immer noch Spaß daran hatten, mir mit den Hunden Angst zu machen. Die Lastwagen und Soldaten, die vorher dort gewesen waren, waren alle verschwunden. Einer der Soldaten, der einen der Jungen hergebracht hatte, nahm dann meine Hand und brachte mich zum Schulleiter. Dieser Soldat sagte seinem Hund nicht, mich anzubellen, und hielt meine Hand, während wir durch die Schul-flure gingen. Obwohl ich zu verängstigt war, um klar zu denken, wurde mir später klar, dass einige Soldaten ihre Pflicht nur widerwillig erfüllten.

Nachdem der Soldat gegangen war, sagte mir der Direktor, ich hätte Glück ge-habt, aber ein zweites Mal würde mir das nicht passieren, und daher sollte ich auch nicht ein Wort davon sagen, was geschehen war, vor allem nicht zu den anderen Schülern und schon gar nicht zu meinen Eltern. Obwohl ich damals annahm, dass der Direktor dafür verantwortlich war, dass die deutschen Soldaten in die Schule gekom-men waren, wurde mir vor zehn Jahren gesagt, dass er wahrscheinlich nicht einen Namen eines jüdischen Schülers preisgegeben hatte, was der Anlass für die Inspek-tion war. Der Direktor gab mir einen versiegelten Umschlag, den ich meinem Lehrer bringen sollte. Der Lehrer öffnete ihn und schaute mich auf eine seltsame Weise an, aber er sagte mir einfach, ich solle mich auf meinen Platz begeben. Die ganze Tortur hatte nur etwas mehr als zwei Stunden gedauert, aber es schien wie ein ganzer Tag zu sein. Ich bin mir nicht sicher, ob ich darüber wirklich schweigen konnte, weil ich immer noch in Aufruhr war, als ich an dem Nachmittag nach Hause kam.

Etwa eine Stunde später hatten wir einen Luftschutzalarm. Amerikanische B-17 bombardierten fast täglich Eisenbahnzüge, Brücken und Konvois, und englische Flugzeuge bombardierten in der Nacht. Wie üblich gingen wir in den Keller, aber dieses Mal waren Bomben so nahe gefallen, dass fast im selben Augenblick, als die Erde erbebte, Gipsstaub den Keller bedeckte. Damit wir nicht erstickten, war es üblich, dass wir feuchte Stücke alter Kleidung im Keller hatten, mit denen wir unsere Gesichter bedeckten. Als wir aus dem Keller herauskamen, waren die meisten der Fenster zersplittert. Eine Bombe war vor dem Haus niedergegangen und eine ganze Reihe Bomben hatte das Haus auf der anderen Seite des Hinterhofs zerstört, und dazu noch gegenüber der hinteren Straße eine ganze Sporthalle, die von stationierten deutschen Soldaten genutzt wurde. Wenn nicht am gleichen Tag gleichzeitig die Bombardierung gewesen wäre, hätte ich das Geheimnis sicher nicht vor meinen Eltern bewahren können.

Die erste Person, der ich davon erzählte, war meine Frau, nur ein paar Tage nachdem wir 1957 geheiratet hatten. Es war sehr aufwühlend, darüber zu reden, und das Verständnis und die Fürsorge meiner Frau damals sind sicher verantwortlich für unsere glückliche Ehe. Ich habe meinen Kindern und Enkeln davon erzählt und neulich diese Erinnerungen mit Männern geteilt, die ich bei den Treffen der Nationalen Organisation Restaurierender Männer (NORM) getroffen habe. Heute wühlt es mich nicht mehr so auf. Allerdings habe ich immer noch Angst vor großen Hunden und weiß, dass Hunde das fühlen können, weil sie immer knurren, bellen oder mir hinterher rennen.

Ein völlig anderer Aspekt ist, dass der Doktor, der mich beschnitten hat, zu viel Haut auf der linken Seite wegnahm, was zu stark nach links gebogenen Erektionen führt. Dadurch hätte unsere Hochzeitsnacht zu einer Katastrophe werden können. Aber meine Frau war geduldig, verständig und in gewisser Weise sehr gelenkig. Sie schlug zudem vor, dass ich meinen Penis in engen Slips auf der rechten Seite trage. Obwohl das anfangs sehr unbequem war, half es eine Menge. Ich wünschte nur, ich wäre damals clever genug gewesen, zu erkennen, dass ich mit kontinuierlichem Dehnen meine Vorhaut hätte restaurieren können. Nachdem ich herausgefunden hatte, dass nicht-operative Vorhautrestaurierung möglich ist, stimmte meine Frau zu, aber unglücklicherweise starb sie 2010 nach sehr langer Krankheit. Ich mache immer noch weiter mit der Restauration, weil ich weiß, dass sie mich ermutigt hätte, das zu tun.

Alfred
83 Jahre
Texas, USA
26. Oktober 2013

Alfred starb am 11. März 2014.

Als ich ihn fragte, ob er zu diesem Buch beitragen wolle, antwortete Alfred: „Es ist mir eine Ehre, dass Du meine Erinnerungen über mein Beschnittensein in Erwägung ziehst."

„Alfred hatte ein warmes Herz und einen starken Charakter, der viele inspirierte. Ich vermisse Alfreds unbeugsamen Geist und denke oft an ihn, wie man an die denkt, die wir lieben." – Roy

Selbstverständlich beklagen sich Männer

Zu meinen frühesten Erinnerungen an die Beschneidung gehört, wie ich mit etwa elf Jahren meine Mama fragte, was Beschneidung bedeutet. Sie erklärte mir, dass man etwas hässliche, überschüssige Haut vom Penis entfernt und dass Jungs im Ergebnis damit besser dran sind. Sie sagte, ich solle glücklich sein, dass das mit mir gemacht worden war. (Es sollten noch dreißig weitere Jahre vergehen, bis ich erfuhr, dass mein Vater niemals beschnitten war.)

Als ich über zwanzig war, begann ich Dinge zu hören, die mir klarmachten, dass meine Mama falschgelegen hatte; dass Beschneidung nicht unbedingt gut war; dass die meisten Männer auf der Welt glücklich intakt sind. Aber erst als ich 1995 im Radio hörte, wie Dr. Jim Bigelow zu seinem Buch *The Joy of Uncircumcising*[137] interviewt wurde, verstand ich wirklich, dass selbst eine gut durchgeführte Beschneidung Sex negativ beeinflusst.

Als ich dreiunddreißig war, erkannte ich vom Verstand her, dass mir etwas Gutes fehlte und ich wurde ein wenig sauer darüber. Aber die Restaurierungsmethoden, die Bigelow empfahl, benutzten Klebebänder und Gewichte, und ich konnte nicht sehen, wie das der richtige Weg für mich sein sollte. Selbst wenn die Vorhaut das Größte seit der Erfindung von geschnittenem Brot wäre, war ich nicht überzeugt, dass die Wiederherstellung in so hohem Maße zur Verjüngung beitragen würde, um den Ärger zu rechtfertigen, den ich mir aufgrund der Klebebandsache vorstellte. Sex mit meiner Frau war fein. Ich nahm bis zu diesem Zeitpunkt an, dass meine Fähigkeit, im Bett lange aushalten zu können, von meinen fleißigen Bemühungen herrührte, der bestmögliche Liebhaber zu sein.

Im Alter von achtunddreißig hatte sich meine Einstellung geändert. In zehn Jahren glücklicher Ehe hatte meine Frau es nie fertiggebracht, mich oral zum Höhepunkt zu bringen, trotz aller aufrichtigen und konzentrierten Bemühungen. Und zu diesem Zeitpunkt konnte ich buchstäblich die ganze Nacht hindurch Geschlechtsverkehr mit ihr haben und erst dann einen Orgasmus erleben, wenn ich mich wirklich konzentrierte und sie schmutzige Sachen sagte und so. Ein paar Mal gaben wir es auf, meinen Orgasmus zu erreichen, nachdem sie schon mehrere hatte. Sie sagte, sie sei mittlerweile wundgerieben. Wir hatten dann immer eine paar Tage Pause nötig, bevor wir es erneut probieren konnten.

Kam mein Empfindungsverlust nur durch das Alter? Natürlich war das möglich, aber ich wusste, dass mein Papa – Single und vierundsechzig Jahre alt – noch immer ziemlich viele Dates hatte. Vielleicht hatte meine Vasektomie ein paar Jahre zuvor etwas damit zu tun? Nein, nach diesem Schnitt war ich eine ganze Weile noch in Ordnung. Warum altert ansonsten bei mir nichts so nachteilig? Ich versuchte es

---

137 Jim Bigelow, *The Joy of Uncircumcising!: Exploring Circumcision: History, Myths, Psychology, Restoration, Sexual Pleasure and Human Rights* (Aptos: Hourglass Publishing, 1992).

damit, einen Monat lang meinen Penis jeden Tag dick mit reichlichen Mengen von Lotion einzuschmieren, aber beim nächsten Check bemerkte mein Arzt einen entzündeten Lymphknoten. Ich sagte ihm, womit ich mich beschäftige und dass ich den Wunsch habe, geschmeidiger und empfindsamer zu werden. Er sagte: „Besser zäh wie Leder bleiben." Danke, Doktor.

Ich dachte erneut über Restauration nach und ging online, um das Neueste darüber zu erfahren. Zu dieser Zeit gab es einige neue Methoden ohne Klebeband, die so schienen, als würde die nicht-chirurgische Vorhautrestaurierung damit weniger Aufwand bedeuten, aber fertige Geräte waren teuer und die Geräte zum Selberbasteln machten mich sprachlos. Ich fand den Bericht eines Australiers über die Pillendose-(Filmdose)-Klebeband-Methode. Ich dachte, ich könnte die Bänder für ein paar Monate ausprobieren und wenn es tatsächlich wünschenswerte Änderungen bringen würde, würde ich anschließend in ein klebebandloses Gerät investieren.

Am 1. April 2001 sagte ich, dass ich vorhätte, meine Eichel in eine kurze Röhre zu stopfen, Haut vom Penisschaft nach vorn über die Röhre zu rollen und sie dann mit Klebeband an der Röhre zu fixieren. Meine Frau reagierte mit: „Das ist lächerlich! Hast mich reingelegt, April April!" Aber ich sagte ihr, ich bräuchte ihre Unterstützung, keinen Spott. Ich würde einen Spanngurt quasi rund um die Uhr tragen und sie sollte mich vorwarnen, wenn ein guter Zeitpunkt wäre, dass sie meinen Penis zur Freizeitgestaltung braucht. Nachdem ich ihr den Stapel von Artikeln gezeigt hatte, die ich aus dem Internet ausgedruckt hatte, hatte ich ihre volle Unterstützung.

Ich machte schnell große Restaurierungsfortschritte. Die von mir gewählte Methode erlaubte mir, meine Eichel rund um die Uhr in Lotion zu baden, so dass sie innerhalb weniger Wochen spürbar geschmeidiger und empfindlicher war. Ich war so überrascht von der Verbesserung, dass ich anfangen wollte, anderen davon zu erzählen. Ich brachte jede Nacht Stunden damit zu, andere Männer online anzuleiten, wie und warum sie restaurieren sollten.

Ich schrieb sogar einen Brief an den Personaldirektor meines Arbeitgebers. Ich erzählte ihm nichts über mein eigenes Restaurierungsprojekt, aber ich erklärte, wie destruktiv Beschneidung ist und schlug vor, die Firma könnte Geld sparen, indem sie unseren Gesundheitsplan neu verhandelt und die Kosten für Routine-Beschneidungen ausschließt. Ich mischte mich kaum in seinen Aufgabenbereich ein, denn meine Aufgabe war das „Controlling", also das Einsparen von Kosten. Er geriet darüber in Streit mit meinem Vorgesetzten und ich wurde ein paar Monate später gefeuert, als die Firma aufgrund des 11. September Kürzungen vornahm. Bevor ich entlassen wurde, hatte ich noch angefangen, mich nebenbei mit den klebebandlosen Methoden zu beschäftigen. Ich bestellte sogar ein teures Gerät, aber der Hersteller war aufgrund eines Umzugs seiner Firma vorübergehend nicht lieferfähig und ich bekam eine PayPal-Rückerstattung. Sobald meine acht Monate Arbeitslosigkeit anfingen, hatte ich genügend Zeit, um die klebebandlosen Restaurationsgeräte zu erforschen und zu verfeinern. Als ich meine nächste Stelle als Techniker annahm, erzählte ich ihnen nichts davon, dass ich einen kleinen Nebenerwerb betreibe, indem ich Vorhautrestaurierung-Geräte herstelle und sie auf eBay verkaufe.

Meine Geräte wurden beliebt, und 2004 gründete ich eine Firma zur Vorhaut-restaurierung, während ich immer noch ganztags als Techniker arbeitete. Ich nutzte meine Mittagspause, um Geräte fertigzumachen und Bestellungen zu verpacken. Während der nächsten fünf Jahre, in denen mein Gewerbe wuchs, musste ich immer besser darin werden, jede freie Minute zu nutzen, damit ich mit der Nachfrage nach Geräten Schritt halten konnte, ein guter Vater sein und zudem acht Stunden am Tag ernsthaft meiner Arbeit nachzugehen. Zum Beispiel verließ ich das Haus mit offenen Schnürsenkeln und schnürte sie erst an der ersten Ampel, statt eine weitere Minute zuhause zu verbringen. Ich bereitete die Einzelteile mit einer Hand vor, während ich mit hundert Stundenkilometern auf der Autobahn entlangfuhr. Jede gesparte Minute bedeutete eine Minute mehr Schlaf.

Einmal bat mich ein Kollege an meinem Arbeitsplatz – nennen wir ihn Angelo – mit mir während der Mittagspause ein Projekt zu besprechen. Weil Angelos Familie aus Mexiko stammt, vermutete ich, dass er womöglich nicht beschnitten ist und ich beschloss, ihm anzuvertrauen, warum ich keine Zeit für das Gespräch mit ihm in der Mittagspause hätte. Ich sagte ihm, dass ich noch schwarz arbeiten würde und die Mittagspause bräuchte, um die Bestellungen von heute auszuliefern. Von den wenigen Menschen an meinem Arbeitsplatz, die über meinen Nebenerwerb wussten, war Angelo vermutlich der Falscheste, es ihm zu erzählen, weil er kurz danach mein Chef wurde.

Ich nahm an, dass zu einem bestimmten Zeitpunkt jeder Mann, der so schräg wie ich ist und bereit war, sich eine neue Vorhaut zu dehnen, mich finden würde, und anschließend würde die Nachfrage abklingen. Die schockierende Entwicklung aber war, dass die Nachfrage nach Vorhaut-Restaurierungsgeräten weiterhin jedes Jahr um etwa zwanzig Prozent wuchs. Damit ich mit den Aufträgen noch hinterherkam, bekam ich 2008 wochentags nur noch vier Stunden Schlaf, wenn ich Glück hatte. Wahrscheinlich litt meine Leistungsfähigkeit am Arbeitsplatz, aber Angelo war ein einfühlsamer Chef. Ab und zu fragte er mich ganz privat, ob ich das Gefühl hätte, mein Nebenerwerb würde mir einhundert Prozent dessen einbringen, was mein Hauptberuf mir brachte. Im April 2008 antwortete ich ihm frei heraus, weil ich das alles durchgerechnet hatte und entschieden hatte, dass meine Familie davon leben könnte, was die Vorhautrestaurierung-Geräte uns einbrachten, wenn wir uns ein wenig im Konsum einschränkten und meine Frau weiterhin zwanzig Stunden pro Woche als Wirtschaftsprüferin arbeiten würde. So schied ich schrittweise aus meinem Job bis Ende Juni aus. Wir hatten nicht vorhergesehen, dass der Arbeitgeber meiner Frau im selben Monat dichtmachen würde oder dass die Wirtschaft abrupt den Bach runtergehen sollte.

Howard Stern rettete uns. Ich hatte glücklicherweise im Laufe der Jahre einige positive Bekanntheit erreicht, war unter anderem in einer BBC-Dokumentation erschienen und von großen Zeitungen und dem *Time-Magazin* interviewt worden. Ich hatte das Gefühl, wenn diese Sachen meinem Arbeitgeber zu Ohren gekommen wären, hätte ich es erklären und meinen Job behalten können. Aber erst, nachdem ich meinen Hauptberuf gekündigt hatte, konnte ich ohne Angst den Aufruf beantworten, als Howard Stern im August 2008 ankündigte, dass er einen Wettbewerb für den schönsten Penis ausrufen würde.

Ich bewarb mich für Howards Wettbewerb, zahlte meine Reise nach New York und tauchte in Howards Radio- und Fernsehstudio auf, während ich ein Vorhaut-Restaurierungsgerät verdeckt unter meiner Kleidung trug. Als ich an der Reihe war, meine Badehose herunterzulassen und meinen Penis der Promi-Jury (George Takei von *Raumschiff Enterprise*) zu zeigen, war ich da mit vollem Restaurationsapparat auf dem Bildschirm zu sehen.

Howard und sein Team zeigten ernsthaftes Interesse am Was und am Wie und am Warum der Wiederherstellung, und Howard setzte einen Link zu einer Restaurierungswebsite auf seine sehr stark frequentierte Website neben der Zusammenfassung der Ereignisse der Show dieses Tages. Ich habe den Penis-Wettbewerb nicht gewonnen, aber der Geräte-Verkaufsumsatz von 2008 blieb auf dem Niveau von 2007, was im Nachhinein viel schlimmer hätte sein können, wenn man das Ausmaß der globalen Rezession bedenkt.

In den nachfolgenden Jahren stellte sich der jährliche prozentuale Nachfrage-Wachstumswert wieder ein. Ich fahre fort, neue Geräte zu entwickeln und Qualität und Effektivität zu verbessern, und der Markt für Restaurierungsgeräte wächst immer noch weiter und begrüßt neue Wettbewerber. Es sieht also so aus, dass wir so weitermachen können, unser Auskommen auf eine Weise zu erreichen, die uns zur glücklichsten lebenden Familie macht. Es ist wirklich ein Traum, eine Berufung zu haben, die die Welt verbessert und Menschen in einer so persönlichen Weise berührt.

Aber jede Woche erhalte ich Briefe von Männern, die mein Herz zerreißen. Manche Männer suchen nach Hilfe, um Folgen der Beschneidung als Kleinkind rückgängig zu machen, die einfach abscheulich sind. Da sie ihren Penis nie mit dem anderer Männer verglichen haben, wissen sie nicht, wie grottenschlecht ihre Pfuscharbeit ist, und ich hab dann die Aufgabe, sie dazu zu bringen, damit aufzuhören.

Andere Männer kommen zu mir in Angst, nachdem sie sich erst kürzlich als Erwachsene entschieden hatten, sich beschneiden zu lassen. Der E-Mail-Kontakt fängt oft mit Fragen darüber an, wie man eine enge Vorhaut (Phimose) behandelt. Ich erkläre die einfachen Dehnungstechniken und die nächste Antwort lautet: „Ich WUSSTE es. Verdammt! Warum ließ ich den Quacksalber das beste Stück von meinem Penis abschneiden?"

Einige der schlimmsten Effekte durch Beschneidung, die wir sehen, haben nicht mit der Kompetenz eines Chirurgen zu tun. Hautbrücken, bei denen die übriggelassene Schafthaut während der Heilung an die frisch freigeschälte Eichel anwächst, sind durchaus üblich. Die Schuld für diese Lügen liegt bei der Bezugsperson, die

Laie ist und wahrscheinlich nicht weiß, wie eine normale Heilung aussehen sollte. Aber das entschuldigt den Beschneider in keinster Weise. Es waren ein unnötiger Eingriff und unzureichende Beratung, unabhängig davon, wie geschickt die Schneidewerkzeuge verwendet wurden. Hautbrücken stellen eine besondere Herausforderung für Benutzer von Restaurierungsgeräten dar. Ich mache die jeweils nötigen Anpassungen in solchen Fällen gern ohne Aufpreis.

Aber selbst eine „perfekte" Beschneidung verändert den Sex dramatisch. Die Vorhaut-Amputation entfernt die Hülle aus mobiler Haut, die dazu da ist, die Geschmeidigkeit und Empfindlichkeit der Eichel zu schützen. Dadurch entfällt die Möglichkeit des reibungsfreien Gleitmodus der Stimulierung. Auf einer Oberfläche von der gleichen Größe einer Karteikarte von annähernd 13 x 8 cm existieren tausende erregungsempfindliche Nervenenden.[138] Damit ist eine Menge an sexueller Oberfläche zerstört, üblicherweise ohne Zustimmung ihres Besitzers. Das ist der Grund, warum mich weiterhin Männer finden, mehr als ein Dutzend pro Tag.

Seit ich angefangen habe, Vorhautrestaurierung-Geräte herzustellen, habe ich über 20.000 Männern geholfen und, so traurig das ist, es ist kein Ende in Sicht.

Ron
51 Jahre
Illinois, USA
13. Dezember 2013

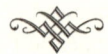

---

138 Eine Karteikarte von ca 12,7 x 7,6 cm entspricht der Gesamtfläche beider Oberflächen einer typischen Vorhaut.

Nachricht an meine Eltern

Ich schreibe dies, weil ich versuchen möchte, euch Dinge zu erklären. Ich hab Sorge, wenn ich es von Angesicht zu Angesicht oder am Telefon versuchen würde, dass ich dann entweder verstummen oder nur stammeln würde, und ich glaube nicht, dass das unter diesen Umständen helfen würde. Sicher habt ihr bemerkt, dass ich in letzter Zeit nicht so redselig war wie sonst, und ich möchte das erklären. Ob ihr das hören wollt und was dann passiert, ist eure Sache.

Im Moment bin ich in keiner guten Verfassung. Die Ursache dafür, zusammen mit so vielen anderen Aspekten von Sachen, die in meinem Leben geschehen sind, sehe ich ganz deutlich in der Tatsache, dass ihr beide entschieden habt, dass es für euch in Ordnung war, mich zu verstümmeln (vermutlich als acht Tage altes Baby). Dies beruhte vermutlich nur auf irgendeiner „Religion", die vorschreibt, dass diese Art Maßnahme notwendig, angemessen und für alle Eltern geeignet sei, sie ihrem wehrlosen, nicht zustimmungsfähigen Kind angedeihen zu lassen.

Das Ausmaß der Trauer und Wut, die diese einmalige Handlung in mir schon mein ganzes Leben lang ausgelöst hat, ist nicht berechenbar. Als kleines Kind fühlte ich mich „anders" als meine Kumpel, und damals habe ich sogar bei zwei Gelegenheiten versucht, mich da unten selbst zu schneiden, um zu versuchen, dass die Dinge wieder „normal" aussehen. Als Teenager und als Erwachsener fühlte ich mich unzulänglich, weil ein wesentlicher Teil meines Körpers ohne meine Zustimmung entfernt worden ist. Als Erwachsener fühle ich mich verletzt und zu einem zweitklassigen, minderwertigen Sexualleben verurteilt und leide jetzt an Problemen aufgrund fehlender Sensibilität und Empfindungsvermögen, da Teile meines Körpers jahrelangem Scheuern an der Kleidung frei ausgesetzt waren, was so nicht sein sollte. All dies – und noch viel mehr dazu – hat mich in die Situation gebracht, in der ich jetzt bin.

Bitte versucht nicht, irgendwem vorzumachen, dass nur „ein kleines Stück Haut" entfernt worden war und keine Probleme verursacht haben sollte. Ich habe die Jahre hindurch VIEL recherchiert und kann haargenau einschätzen, was genau mit mir gemacht worden ist. Es hat mir lebenslange Probleme beschert und verursacht auch allen Partnerinnen in meinem Leben Probleme: Es verursacht Reibungsprobleme, Scheuerstellen, was immer ihr euch vorstellen könnt …

Was nicht in meinen Kopf will, ist das WARUM. Ob es nun ein Teil einer religiösen Doktrin ist oder nicht, spielt doch gar keine Rolle – ist es euch niemals in den Sinn gekommen, diesen bestimmten Teil auszulassen und einfach mit dem Rest der Religion weiterzumachen? Zumindest hätte das bedeutet, dass es mich nicht gänzlich gegen die Religion aufgebracht und garantiert hätte, dass ich niemals mehr in meinem Leben oder im Leben meiner Kinder was damit zu tun haben will. Sicher, selbst wenn ihr ertragen musstet, im Namen der Religion verstümmelt zu sein, kam es euch niemals in den Sinn, dass es total unnötig war und ist? Die Leute sagen, dass das Internet natürlich in der Vergangenheit nicht existierte, so dass die Leute über dieses und jenes „nichts wissen konnten", aber selbst dann muss es euch doch MIT SICHERHEIT in den Sinn gekommen sein, dass die Menschheit sich über Millionen von Jahren entwickelt hat und dass deshalb die Haut aus einem Grund existiert, oder?

Ich krieg das einfach nicht in meinen Kopf – ich verstehe nicht, wie man dies mit der ersten Aufgabe als Eltern eines Kindes gleichsetzen kann: das Kind zu pflegen und sein Vertrauen aufzubauen. Sobald aber die Eltern zulassen, dass ihr Kind verstümmelt wird – einfach aus Prinzip – wird das Vertrauen des Kindes genau wie seine genitale Unversehrtheit irreparabel zerstört.

Das ist es also, warum ich mich im Moment unbeholfen und unangenehm mit euch beiden fühle. Seid versichert, dass dies nicht nur irgendein Eintagsfliegen-Thema ist, das ich plötzlich im Internet entdeckt habe oder dass ich irgendeine Art psychotischer Episode hätte: Das war schon immer ein echtes Problem in meinem Leben, seit ich alt genug war, um festzustellen, dass ich nicht genauso wie meine Freunde in der Schule aussah. Ob meine Brüder sich genauso fühlen oder nicht, kann ich ehrlich nicht sagen. Vielleicht solltet ihr mit ihnen auch reden, wenn ihr euch dazu in der Lage seht.

Ich möchte die Verbindung zu euch beiden nicht verlieren – unabhängig von allem anderen wäre es nicht fair für meine Töchter – sie haben vor kurzem schon genug verloren, so dass ich nicht noch dazu beitragen sollte. Allerdings habe ich nicht das Gefühl, dass ich diese Dinge länger für mich behalten kann. Ich bin gerade dabei, zu versuchen, einen Teil dessen wiederherzustellen, was ich verloren habe – ja, es ist möglich, das zu tun, indem man die Zellteilung für fünf oder mehr Jahre anregt – und ich hab das schon die letzten sechs Monate über gemacht. Ich denke, ich erwarte nicht, dass ihr das versteht, aber klar ist, dass in erster Linie ihr nichts verstanden hattet, sonst wäre es nicht nötig, dass ich hier sitze und euch diese Nachricht schreibe.

Alan
45 Jahre
Großbritannien
12. Dezember 2013

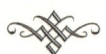

Meine Erfahrung aus zwei Beschneidungskulturen

Sich darüber zu beschweren, beschnitten zu sein, ist, wie wenn man sich darüber beschwert, dass man sich jeden Morgen rasieren muss. Wenn man im Iran geboren wird, besteht die Geburt eines Kindes aus zwei Phasen: In der ersten sind Eltern voller Ehrfurcht vor dem schönen Kind, das gerade zur Welt kam. Und wenn das Kind ein Junge ist, kommt die zweite Phase, in der all ihre Aufmerksamkeit direkt dahin geht, „wie kann ich diesen Jungen optimal beschneiden lassen?"

Ich wurde in eine ziemlich unreligiöse Familie geboren. Meine Mutter und der Rest ihrer Familie waren wirklich nah beieinander und oft war ich bei einer Tante, bei Onkeln oder Tanten meiner Mutter oder irgendeinem anderen Verwandten, in dessen Nähe wir waren. Mein Vater war der einzige Mann in seiner Familie, der seinen Glauben abgelegt hatte, und obwohl er nicht unbedingt das schwarze Schaf war, war er den Mitgliedern seiner Familie nie so nah wie Mama den ihren, abgesehen von seiner Mutter und Großmutter.

Dies vorausgeschickt, erfolgte meine Beschneidung nicht direkt nach der islamischen Tradition des *Khitan* oder auf Persisch *Khatne*. Vielmehr ist es so, obwohl der Iran politisch muslimisch ist (eher witzig, dass die meisten Bürger hier heutzutage auch nichtreligiös sind), ist es hier die gleiche Tradition wie in Amerika. Hier wird es ebenfalls als sauber und ordentlich angesehen.

Ich war einen Monat alt, als ich beschnitten wurde. Ich kam mit meiner Mutter und Großmutter in das Krankenhaus, um beschnitten zu werden. Nach dem, was man mir erzählt hat, wurde bei mir eine Spezialmaschine verwendet, die einen gleichmäßigen Schnitt macht, und der Arzt sagte, dass sie bei mir etwas machten, was als „Halbbeschneidung" bekannt war. Meine Mutter hat jedes Mal Tränen in den Augen, wenn sie sich daran erinnert, und sie beschreibt es immer nur so, dass da so viel Blut war. Falls überhaupt, fühle ich mich für meine Mutter schlechter als für mich selbst, weil sie mit ansehen musste, was ich durchmachte.

Aber noch immer frage ich mich, ob es meinen Eltern in den vier Wochen, nachdem ich geboren war, nicht wenigstens ein einziges Mal einfiel, dass sie es nicht nötig hätten, mich zu beschneiden? Ich bin mir sicher, dass sie es aus Liebe und Sorge für mich taten, und wenn ich heute darüber nachdenke, sage ich natürlich: „Verdammt, was wäre passiert, wenn sie beschlossen hätten, mich nicht zu beschneiden? Würde ich noch immer derselbe Mann sein?" Natürlich änderte ihre Entscheidung, mich zu beschneiden, meine Ansicht über sie nicht im Geringsten. Wenn überhaupt irgendwas, dann liebe ich sie noch mehr dafür, dass sie sich bemühten, für mich zu sorgen.

Im Alter von drei Jahren zog ich um nach Kalifornien und hatte mich nach ein paar Wochen nach meiner Ankunft schon richtig gut eingelebt. Ich vermute, dass ich im Alter von vier Jahren zum ersten Mal einen unbeschnittenen Penis sah. Ich erinnere mich wirklich gut daran: Drei Jungen und ich pinkelten alle zur selben Zeit aus verschiedenen Richtungen in ein Urinal. Ich denke, der auf der linken Seite war beschnitten, aber der andere Penis sah seltsam aus. Als ich meine Mama deswegen fragte, sagte sie, dass „Amerikaner es so haben, aber es ist sauberer, das nicht zu haben." Ich hatte keine Ahnung, dass „es" bedeutete, dass meine Haut abgeschnitten war; Ich dachte einfach, dass sie die Spitze versteckten, während meine Mama die Spitze meines Penis aus meinem Schaft rausgeholt habe. Ich kann mich daran er-innern, dass ich über lange Zeit versuchte, meine Eichel in meinen Schaft hinein-zudrücken, damit ich auch so einen Penis haben kann (wahrscheinlich, um das dann meinen Freunden in der Vorschule zeigen zu können).

Als ich größer wurde, fing ich im Alter von vierzehn mit dem Masturbieren an. Um ehrlich zu sein, es war nicht so toll, aber es baute etwas von den sexuellen Spannungen ab, die Teenager-Jungen haben, wenn das Testosteron wie eine Rakete abgeht. Ich dachte, dass die erstaunliche Erfahrung, von der die Leute redeten, der Unterschied zwischen Sex und Selbstbefriedigen war. Ich konnte nicht umhin, mehr zu wollen, weil irgendwas einfach noch nicht so war, wie ich das Gefühl hatte, dass es sein sollte.

Der ganze Beschneidungsaspekt drang nie zu mir durch. Ich zog es einfach immer vor zu sagen, dass Amerikaner es gut hätten, weil sie nicht beschnitten sind, aber in der Wirklichkeit war fast jeder, den ich kannte, beschnitten. In den Umkleideräumen den einen unbeschnittenen Penis zu sehen (üblicherweise von einem Ostasiaten oder Lateinamerikaner), war immer ein unerwarteter Schock.

Das Leben lief normal ab bis zu dem Tag, an dem ich über die Schäden durch Beschneidung erfuhr. Unsere Freunde waren unterwegs, um einen Film für eine kleine Werbekampagne zu drehen, als jemand sagte: „Einige Mädels denken, dass unbeschnittene Schwänze hässlich sind." Dazu rollte ein Latino-Freund von mir lustigerweise mit den Augen und fluchte, weil ihm klar wurde, dass es einen weiteren Grund gab, warum er dieses eine Mädchen niemals kriegen würde. Sofort sagte ein anderer meiner Freunde als Rache, dass die Vorhaut die Hälfte aller Nerven im Penis hat.

Jetzt möchte ich Ihnen eine Frage stellen: Wenn Sie schreckliche Neuigkeiten hören und sind in einer Gruppe von Leuten, wie schrecklich ist das Gefühl, wenn sich Ihre Kehle zusammenschnürt und Sie ganz normal tun müssen? Wenn die Sekunden sich wie Minuten anfühlen und die Minuten wie Stunden? Alles, was ich tun wollte, war, nach Hause zu gehen und das nachzusehen, in der Hoffnung, dass er sich irrte.

Ich denke, bevor ich fortfahre, ist es wichtig zu betonen, dass ich als Heran-wachsender eine sehr ehrgeizige Person war. Wie ein Idol von mir einmal sagte: „Ich kann einen Fehlschlag akzeptieren, weil jeder mal scheitert. Aber ich kann nicht akzeptieren, wenn man es nicht wenigstens versucht." Jedes Mal, wenn ich etwas verbessern oder erreichen wollte, arbeitete ich daran, es zu erreichen, selbst wenn es darauf hinauslief, Stunden in der Turnhalle oder der Bibliothek zu verbringen. Ich wollte immer gewinnen und lernen, wie ich besser werden kann, aber hier wurde mir klar, dass ich nichts tun konnte, um eines meiner lebenswichtigsten Organe zurückzubekommen, wobei ich niemals zugestimmt hatte, dass es mir genommen wird. Ich konnte es nicht akzeptieren. Ich dachte mir: „Selbst wenn ich meine Vorhaut wachsen lassen könnte, würde sie jemals dieselbe sein?" Ich bete, dass Foregen[139] eines Tages funktioniert und mein Leben segnet. Bald schon war ich in einem Zustand der Leugnung und versuchte mir einzureden, dass die Vorhaut keine Auswirkung hätte, aber tief in mir ergab alles einen Sinn, weil da etwas fehlte.

Allerdings erkannte ich selbst in dieser Verleugnungsphase bald, dass Heulen mich nicht weiterbringt. Wenn überhaupt, würde *ich* es tun müssen. Ich begann mit dem Überkreuz-Kleben und ein paar Monate später kaufte ich einen Dual Tension Restorer (DTR).[140] Ich begann, stundenlang über die menschliche Anatomie zu recherchieren und fand viele, viele körperliche Ähnlichkeiten zwischen Männern und Frauen (besonders, wenn man die Geschlechtsorgane betrachtet). Ich entdeckte Sachen über die männliche Sexualität, die ich mir niemals vorgestellt hatte: Prostata-Stimulierung, multiple Orgasmen, trockene Orgasmen; die Liste wurde länger und länger.

Mir wurde ebenso klar, wie wichtig es ist, die Probleme anderer Leute zu entdecken und ihnen bei der Lösung zu helfen, ob es nun bedeutsam ist oder nicht. Es schmerzt ein wenig, dass erst so etwas nötig war, damit ich erkenne, dass jeder ein bisschen Hilfe von der Welt braucht. Aber besser spät als nie. Wann immer ich kann, versuche ich, etwas beizusteuern, sei es nun für Lyme-Borreliose-Behandlung oder für eine neue Brücke für eine Kleinstadt, damit man die Schule schneller erreicht. Ich wusste, wie bedeutend Bildung ist, aber niemals zuvor war mir die Pflicht, andere zu unterrichten, so wichtig. Wenn meine Eltern darüber Bescheid gewusst hätten, hätten sie das niemals getan, und wenn ich nichts über Beschneidung gewusst hätte, würde ich den Rest meines Lebens damit verbringen, herauszufinden, welcher Teil von mir fehlt. Und die Beschneidung ist nur die Spitze eines Eisbergs – denken Sie an all die anderen Dinge im Leben, von denen ich niemals wusste, dass sie aus mir einen besseren Menschen machen.

Kurz gesagt hat meine Beschneidungsgeschichte mehr Vorteile als Nachteile. Wäre es besser gewesen, wenn ich diese Lektion fürs Leben und die Fakten auf andere Weise gelernt hätte? Natürlich. Aber da das nun mal der Weg war, wie ich ein besserer Mann wurde, werde ich es glücklich akzeptieren. Mein Rat ist, alles immer mit offenem Herzen zu betrachten, alles zu hinterfragen, was einem erzählt wird und sich selbst zu akzeptieren, dabei immer nach Verbesserung zu streben und sich

---

139 Foregen ist eine Organisation, die hofft, durch die Entwicklung von Techniken zur Regenerierung von Hautgewebe irgendwann beschnittenen Männern eine Ersatzvorhaut bieten zu können.

140 Der Dual Tension Restorer (DTR) *(Doppelzug-Wiederhersteller)* wird verkauft durch www.foreskinrestore.com.

immer daran zu erinnern, wie wichtig es ist, andere in ihren Kämpfen zu unterstützen. Hätte ich nicht die Unterstützung erhalten, die ich bekam, wäre ich niemals dahin gekommen, wo ich jetzt bin.

Michael Gates
19 Jahre
Kalifornien, USA
12. Januar 2014

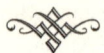

Meine Gefühle über meine Beschneidung

1964 wurde ich bei der Geburt von „gut meinenden" Eltern beschnitten, die auf die Ärzte der damaligen Zeit hörten. Es wurde gemacht, noch bevor ich das Krankenhaus verließ, nachdem ich geboren war. Gezeichnet fürs Leben und noch nicht einmal 48 Stunden alt. Mein Vater war gerade verreist und daher nicht anwesend, als ich geboren wurde. Deshalb weiß ich nicht, ob meine Eltern das Thema jemals besprochen hatten oder ob es die alleinige Entscheidung meiner Mutter war. Wenn irgendwer seine Zustimmung gab, dann war es meine Mutter.

Natürlich weiß ich nicht, ob die Ärzte 1964 den Eltern überhaupt viele Wahlmöglichkeiten anboten. Ich habe meine Mutter einmal Jahre später befragt, und sie war überzeugt, dass es sauberer und gesünder sei, beschnitten zu sein. Und das sagte sie als Krankenschwester. Vierzehn Jahre später, als mein Bruder geboren wurde, war er ebenfalls für die routinemäßige Säuglingsbeschneidung vorgesehen. Mein Vater war für die Geburt im Krankenhaus anwesend. Brüderchen kam beschnitten nach Hause. Daher nehme ich an, das war eine dieser Sachen, die er einfach auch mitmachen musste.

Mein Vater war im Alter von ungefähr acht Jahren beschnitten worden, im Zeitraum von 1941/1942, so dass er vermutlich niemals wusste, wie es sich anfühlt, als Erwachsener eine Vorhaut zu haben. Ich fragte ihn einmal. Das bedeutet, er hatte nie Sex mit einer Vorhaut als Erwachsener. Mein Großvater väterlicherseits verstarb, als ich noch jung war. Ich kannte meinen Großvater mütterlicherseits bis zu meinem Erwachsensein, aber ich wusste nie, ob er beschnitten war oder nicht. Ich erinnere mich, dass die Haut am Penis meines Vaters „lockerer" passte als meine. Außerdem habe ich seinen größer in Erinnerung als den, den ich habe. Ich habe mich immer gefragt, was der dunkle Ring um meinen Penis bedeutete.

Als ich mal zufällig bei Amazon herumstöberte, brachte eine Suche irgendwie das Buch *The Joy of Uncircumcising*[141] von Jim Bigelow hervor. Ich kaufte die gedruckte Version und las es sehr schnell durch. Es muss so um 1998 gewesen sein, als ich 34 war. Seitdem habe ich eine Menge verschiedener Tugging-Methoden ausprobiert. Ich versuchte wechselweise Überkreuz-Kleben und ein PUD von ca. 340 oder 460 g.[142] Das Kleben war einfach nur sehr unangenehm für mich. Ich konnte niemals durch das Loch im PUD „hindurchpinkeln", ohne eine Sauerei zu veranstalten.

Beim Weitersuchen im Internet lief mir O'Haras Buch *Sex as Nature Intended It* über den Weg.[143] Als Werbeeinlage gab es da eine Empfehlung für TUG AHOY,

---

141 Jim Bigelow, *The Joy of Uncircumcising!; Exploring Circumcision: History, Myths, Psychology, Restoration, Sexual Pleasure and Human Rights* (Aptos: Hourglass Publishing, 1992): 52.

142 Das PUD oder Penile Uncircumcising Device *(Penis-Unbeschneidungsgerät)* wurde von Roland Clark erfunden und 1996 patentiert.

143 Karen O'Hara & John O'Hara, *Sex As Nature Intended It* (Hudson: Turning Point, 2002)

wovon ich mir einen besorgte, den ich benutzte, bis er kaputtging.[144] Beim Hausputz hab ich wohl das erste Exemplar des Buches entsorgt. Später kaufte ich mir ein weiteres, dem eine Werbeempfehlung für die CAT-Serie von Vorhautrestaurierungsprodukten beilag.[145] Zu guter Letzt bekam ich ein paar TLC Tugger.[146] Ich bin jetzt im nicht erregten Zustand fast ganz bedeckt, aber bei Erektion ist noch keine Rede davon. Fünfzehn Jahre Restaurierung, und wer weiß, wann ich mal aufhöre.

Warum beschneiden wir kleine Jungen so? Es scheint so barbarisch zu sein. Meine Reaktion aufgrund dessen, was ich über die Verbreitung und die Folgen von Beschneidung gelernt habe, ist vor allem Traurigkeit. Nach dem, was ich gelesen habe, war selbst die alt-jüdische Kultur nicht so extrem wie das, was typischerweise in den USA gemacht wird.

Wir alle sind Opfer fehlgeleiteter Menschen, die eine barbarische Praxis ewig fortführen und weiterhin Ausreden finden, um sie zu rechtfertigen. Zum Beispiel Beschneidung als „Heilbehandlung" gegen Selbstbefriedigung? Hat bei mir nicht funktioniert, ich mach's, so oft ich Gelegenheit habe.[147]

Ctrclckws
49 Jahre
New York, USA
10. November 2013

---

144 Der TUG-A-HOY ist ein Vorhaut-Restaurierungsgerät ohne Klebebänder, das von Dr. James A. Haughey erfunden und 2003 patentiert wurde.

145 CAT (Constant Applied Tension) ist ein Vorhaut-Restaurierungsgerät auf der Basis permanent anhaltenden Zugs, erhältlich auf www.catstretcher.com.

146 TLC Tugger ist ein Vorhaut-Restaurierungsgerät, erfunden von Ron Low.

147 Anekdotische Anmerkungen schlagen vor, dass die Kleinkinder-Beschneidung bis zur Pubertät Masturbation verhindert, was der Grund ist, warum die Ärzteschaft am Ende des neunzehnten Jahrhunderts die Kleinkinder-Beschneidung eingeführt hat. Beschneidung verhindert nicht die post-pubertäre Befriedigung; tatsächlich bestätigen Untersuchungen, dass beschnittene Männer tendenziell häufiger masturbieren. Siehe E.O. Laumann, C.M. Masi und E.W. Zuckerman, „Circumcision in the United States", *Journal of the American Medical Association* 277, 13 (1997): 1052-7.

Meine operative Vorhautrestauration

Meine Mutter erzählte mir, dass der Doktor mich beschnitt, als ich neun Tage alt war, bevor ich in der Lage war, zuzustimmen, abzulehnen oder auch nur zu verstehen, warum der Doktor meinen Penis verletzte.

Wir waren katholisch, also war es nicht aus religiösen Gründen gemacht worden. 1938 war es üblich, Mütter für zehn Tage im Krankenhaus zu behalten und Jungen nach etwa einer Woche zu beschneiden. In der Nacht, nachdem sie mich nach Hause geholt hatten, hörten meine Eltern mich weinen und sahen, dass mein Penis blutete. Der Doktor kam und vernähte den Vorhautbändchen-Bereich mit einigen Stichen, und die Male sind noch heute sichtbar.

Anders als heute spritzten Ärzte bei Neugeborenen-Beschneidungen keine Lokalbetäubung, auch verabreichten sie kein Tylenol, um den Schmerz wenigstens etwas zu verringern. Glücklicherweise habe ich keine Erinnerung daran, dass ich niedergedrückt wurde, gezappelt oder geschrien habe und ich erinnere mich auch nicht an den brennenden Schmerz, als das Skalpell meine Vorhaut auftrennte, oder an das Wegschneiden meiner inneren Vorhaut und des Vorhautbändchens. Ich kann mich weder an die Schmerzen nach der Operation, an Blutungen oder das Einstechen der Nadel erinnern, die die Nahtstiche setzte. Noch kann ich mich an das flüssige Feuer des heißen Urins erinnern, der auf die rohe rote Eichel und die offene Wunde traf, die unvermeidliche Folge von Beschneidung im Säuglingsalter.

Warum ich? Warum war ich Teil der unglücklichen 50 % Jungen, die in dem Jahr in New York City bei der Geburt beschnitten wurden? Vielleicht war es einfach nur Pech. Ein anderer, gruseligerer Grund könnte mit etwas zu tun haben, was meine Mutter mir immer wieder erzählte, als ich ein Kind war. Sie hatte gesagt, dass ich ihr während meiner Geburt eine Menge Schmerzen bereitet hätte, und vielleicht hat sie zugestimmt, dass das Ende meines Penis abgeschnibbelt wird, damit ich ebenfalls Schmerzen spüren würde. Es könnte eine Form von Vergeltung gewesen sein.

Diese unnötige Verstümmelung hat mein ganzes Leben beeinflusst und ich habe um meine verlorene Vorhaut getrauert, bis ich sie schließlich durch plastische Chirurgie wiederhergestellt bekam. Ich weiß nicht, ob ich mit einer Kurzen oder Langen geboren war. Ich war versucht, zu denken, dass ich mit einer langen, gummiartigen, genippelten Haube geboren war, großzügig proportioniert, um Erektion und Wachstum zu ermöglichen, aber das werde ich niemals wissen.

Meine Mutter sagte mir, dass mein „Pipimann" beschnitten worden war, damit er sauberer ist. Das hatte mich erschreckt, und ängstlich verglich ich meinen kleinen, getrimmten Pimmel mit der dicken italienischen Wurst meines Vaters und sah, dass mir die markante Hülle aus dicker Haut an der Spitze fehlte. Als ich ihn beim Wasserlassen sah, bemerkte ich, wie er die Hülle zurückzog, um den Strom sauber und ungehindert aus seiner Spitze fließen zu lassen. Von dem Moment, in dem ich sah, das mir etwas fehlte, was mein Vater hatte, hatte ich das Gefühl, dass ich niemals so ein Mann wie er werden würde.

Ich versucht immer wieder, meine Schafthaut über die Eichel zu dehnen, um zu sehen, wie mein Penis wohl ausgesehen hätte, wenn er nicht beschnitten worden wäre. Ich zog meine Schafthaut nach vorn und sie bündelte sich, um den Kopf zu bedecken. Der Kern meines Schwanzes zog sich zurück in meinen Unterleib, so dass nur ein Stummel-Ende mit Haut bedeckt war. In dem Moment, wenn ich losließ, sprang sie immer sofort zurück und entblößte die Eichel vollständig, was mich sehr frustrierte. Den Kopf mit Haut zu bedecken war nur möglich, wenn mein Penis schlaff war; bei einer Erektion verschwand das Schlaffe und die Haut konnte nur den Eichelrand bedecken, wenn ich sehr fest zog.

Psychische Reaktionen

Während meiner ganzen Kinderzeit verriet ich nie jemandem, wie sehr ich um meine verlorene Vorhaut trauerte, weil es mir zu peinlich war, über meinen Verlust zu reden. Jedes Mal, wenn ich einen normalen Penis sah, erinnerte es mich viel lebhafter daran, was ich verloren hatte, als die Narbe auf meinem anzusehen. Um mich selbst zu vertrösten, entwickelte ich als Wunschdenken eine Theorie, dass meine Vorhaut später wieder nachwachsen würde, gestützt auf meine Beobachtung, dass alle älteren Jungen, die ich gesehen hatte, Vorhäute hatten. Ich war fast selbst davon überzeugt, dass das stimmt, weil ich viele andere Eigenschaften gesehen hatte, so wie Haare im Gesicht und eine tiefere Stimme, die erst auftreten, wenn man heranreift.

In diesen jungen Jahren war es zu beängstigend für mich, zu akzeptieren, dass ich fürs Leben gebrandmarkt war und dass mein Penis niemals wieder ganz sein würde. Der Anblick des unregelmäßigen braunen Narbenrings hinter meiner nackten Eichel war eine ständige Erinnerung an meinen verletzten Körper, wann immer ich urinierte, mich auszog oder badete. Ich war nie ein Konformist, es tröstete mich nicht, dass andere ebenfalls beschnitten waren, und ich wünschte mir einen normalen, unbeschnittenen Penis. Wenn es nur noch eine einzige Vorhaut auf der Welt gäbe, wollte ich sie an meinem Penis haben.

Ich hatte schöne Gefühle, wenn ich meinen Penis berührte, und schon bald lernte ich das Vergnügen, ihn hart werden zu lassen. Zu dieser Zeit traf ich Danny, der ein Jahr älter war als ich. Ich sah, dass er sein unberührtes Geschenk der Natur prima nutzte, weil er mehrere Male vor meinen Augen stolz und freudig masturbierte. Ich versuchte, es ihm nachzumachen, aber ohne Vorhaut war ich nicht einmal in der Lage, einen Anfang zu machen. Ich fragte ihn, warum ich nicht dasselbe wie er tun konnte. Er inspizierte meinen Penis und antwortete: „Deiner wurde beschnitten." Augenscheinlich war das auch schon sein ganzes Wissen über Beschneidung und ihre Folgen. Mir blieb nichts übrig, als mich wieder über meinen verpfuschten Penis zu beklagen, und ich zweifelte, ob ich jemals würde ejakulieren können.

Verschiedene Streicheltechniken lernen

Meine erste erfolgreiche Selbstbefriedigung war so mit zwölf, wobei ich die enge Schafthaut gegen die Eichel ruckte, und das versicherte mir, dass ich auch dasselbe tun könnte, was ich bei den älteren Jungen gesehen hatte. Ich brauchte eine ganze Weile, um zu kommen, weil meine Eichel trocken und gefühllos war. Als ich immer weiter in die Pubertät kam, wurde meine Schafthaut enger, weil der Kern meines Schwanzes sie ausdehnte, und schließlich war sie so stramm wie ein Trommelfell, wenn ich einen Ständer hatte. Als Folge davon hatte ich weniger Haut zur Verfügung, als ich heranreifte, und ich empfand es als immer schwieriger, die Haut über meinen Eichelrand zu ziehen, so dass ich schließlich zu Gleitmitteln griff.

Zu der Zeit, als ich sechzehn war, war mein erigierter Penis etwa 15 Zentimeter lang. Ich war nie unzufrieden damit, was die Natur mir gegeben hatte, weil ich fühlte, dass der einzige Mangel meines Schwanzes das Fehlen einer Vorhaut war.

Meine Spitze (Eichel) war am Eichelrand empfindsam, statt dass ich den Alarmknopf unterhalb hätte.[148] Vermutlich war das so, weil mein Vorhautbändchen bei der Geburt amputiert worden war, anders als bei einigen beschnittenen Jungen, die einen dicken Hautstreifen haben, der von der Furche unter der Eichel bis zur Schafthaut weiter unten läuft, als Beweis, dass sie nicht ganz so schlimm verpfuscht worden waren.[149] Ich stellte zudem fest, dass mein brauner Narbenring schartig und schief war, weil auf der linken Seite mehr Haut entfernt worden war. Anders als bei einigen Schwänzen, die ich gesehen habe, hat meiner kaum noch oder gar keine innere Vorhaut mehr zwischen dem Eichelrand und der Narbe übrig, nur körniges Narbengewebe, das den Bereich ausgefüllt hat, wo meine nervenreiche innere Vorhaut entfernt worden war. Abgesehen davon war der Bereich zwischen meinem Eichelrand und der Narbe sehr empfindsam.

Wenn ich daran dachte, was mir ohne mein Einverständnis angetan worden war, fühlte ich mich verletzt und misshandelt, ein Gefühl, das ich später häufig bei Männern wiederfand, die ihre Beschneidung übelgenommen haben. Ich habe mich immer wieder gefragt, wie es sich wohl anfühlen würde, eine behagliche Hülle aus Haut zu haben, die an meiner Eichel rauf und runter gleitet und mich zum Orgasmus bringt, so wie ich es bei intakten Jungen gesehen habe.

---

148 Der „Rand" oder die Korona der Eichel reagiert empfindlich auf kleinste Berührungen.
149 In den USA ist es üblich, das hochempfindliche Vorhautbändchen zusammen mit der Vorhaut zu entfernen. Dies beschränkt die Hauptquellen für Lustempfindung auf die desensibilisierte Eichelkorona und Schleimhautreste der Vorhaut.

Auf der Suche nach Wiederherstellung

Mein Neid auf intakte Männer wurde immer stärker, und jedes Mal, wenn ich einen sah, wurde mein Wunsch nach einer Vorhaut größer. Ich hatte gelesen, dass verschiedene Schönheitschirurgen die Vorhaut beschnittener Männer wiederhergestellt hatten. Eine davon war von einem südafrikanischen Facharzt für plastische Chirurgie gemacht worden, wie ein Artikel von 1963 im *British Journal of Plastic Surgery*[150] berichtete. Ich hatte kein Geld, um nach Südafrika zu fliegen, so dass diese verlockende Aussicht außer Reichweite war. Es ist wichtig zu betonen, dass damals die Restaurierung durch Dehnen der vorhandenen Haut zumindest mir unbekannt war, und ich dachte, plastische Chirurgie sei der einzig machbare Weg. Heute würde ich diese Wahl nicht noch einmal treffen.

Während meiner Suche traf ich andere, die ihre Beschneidung beklagten. Diejenigen, die sich stark genug fühlten, um Möglichkeiten der Restaurierung zu suchen, waren sehr bei der Sache und hatten nur harte Worte für die Ärzte übrig, die sie verstümmelt hatten. Manche beschrieben ihre Gefühle als „Wut", und ich konnte ihnen das sehr leicht nachfühlen.

Die Operation

Als ich dreiundvierzig Jahre alt war, hatte ich eine plastische Operation, um meine Vorhaut wiederherzustellen, die ein Schönheitschirurg durchführte, der schon fünf andere vor mir operiert hatte. Als ich in Vollnarkose lag, schnitt der Chirurg einen Ring von Schafthaut ein paar Zentimeter hinter dem Kopf frei und drehte ihn über der Eichel um, um daraus die innere Vorhaut zu formen. Diese Hautröhre blieb hinter der Eichel mit meinem Penis verbunden, um den Vorhautsack zu formen.[151] Dann steckte er die wieder bedeckte Eichel durch einen Schlitz meines Hodensacks, weil er den Plan hatte, Hodensackhaut zu verwenden, um die äußere Vorhaut zu bilden. Er nähte sie an die Schafthaut, wo er die innere Hülle freischnitt, und an das Ende der umgedrehten Haut. Dadurch war die Wurzel meines Penis in meinem Hodensack begraben, so dass ich nicht mehr in der Lage war, vollständige Erektionen zu haben. Er hatte das Vernähen sehr schlecht ausgeführt und ließ eine Lücke in der Schnittlinie an meinem Schaft frei. Als ich ihn darauf hinwies, sagte er, das würde durch Granulierung heilen.

Auch machte er die Harnröhrenöffnung zu eng, und als ich ihm das berichtete, sagte er, er würde es später korrigieren. So hatte ich nur eine sehr kleine Öffnung zum Urinieren und war gezwungen, mich hinzusetzen und die Öffnung anschließend

---

150 Jack Penn, „Penile Reform", *British Journal of Plastic Surgery* 16 (1963): 287-88.
151 Die Innenseite der neuen Vorhaut formte den *Vorhautsack* (in der Struktur analog zur Vorhaut-Schleimhaut einer normalen Vorhaut).

mit Toilettenpapier abzutupfen. Dieser Nachteil sollte bestehen bleiben und ich fing an zu ahnen, dass er nicht so kompetent war, wie ich gehofft hatte.

Mehr Komplikationen

Drei Monate nach der ersten Operation schnitt der Chirurg das meiste der Hodensackhaut los, so dass mein Penis noch über einen Hautstreifen von etwa sieben Millimetern Dicke mit meinem Hodensack verbunden war. Er blockte die Blutgefäße nicht ausreichend und nachdem er fertig war, war das Operationsfeld tropfnass von Blut. Das Ergebnis war ein massives Hämatom[152] und die daraus resultierende Kontraktion der Narbe bewirkte eine Phimose und meine neue Vorhaut war überhaupt nicht mehr zurückziehbar.

Eine andere Komplikation war, dass sich im Heilungsprozess Verklebungen zwischen den inneren und äußeren Hautschichten bildeten, die das vollständige Zurückziehen ebenfalls verhinderten, bis ich sie selbst gelockert hatte. Ich versuchte, meine Vorhautöffnung zu weiten, damit sie leicht über meine Eichel zurückgleiten kann, sogar bei voller Erektion. Das ist wichtig für Sex, weil der Kontakt mit der unbedeckten Eichel während des Stoßens beim Beischlaf viel befriedigender ist, als in einer engen Hülle zu stoßen.

Aufgrund meiner großen Eichel musste ich eine Menge Dehnübungen machen. Heiße Bäder halfen, weil die Wärme das Transplantat aus Hodensackhaut entspannt, die das Ende meines Penis bedeckt, und so konnte ich kleine Stücke von Plastikröhren in die Vorhautöffnung schieben und sie in der Position als „Abstandhalter" festkleben, um meine Öffnung zu dehnen. Die Hauptaufgabe war, den Abstandhalter einzuführen und ihn dann an der Stelle festzukleben. Sobald der Abstandhalter in Position war, spielte es keine Rolle, wenn sich die Vorhauthülle wieder verengte. Tatsächlich half das, weil der Abstandhalter den Ringmuskel dehnte, wenn er vollständig zusammengezogen war. Als ich Fortschritte machte, nutzte ich immer weitere Abstandhalter. Schließlich war ich in der Lage, eine Plastik-Filmdose von 35 mm zu nutzen, als die Öffnung weit genug war. Das war etwa die Weite, die ich brauchte, und Selbstbefriedigung lockerte meine Hülle noch weiter.

Es brauchte ein paar Jahre, bis meine neue Hülle während der Erektion vollständig zurückziehbar war. Die Vorhaut blieb meist über der Eichel, wo sie den ganzen Kopf stimulierte und mir weitere angenehme Gefühle verschaffte. Inzwischen setzte ich mich zum Pinkeln immer noch hin und oft war die Vorhautöffnung so zusammengezogen, dass sich die Hülle unter dem Druck des zurückgehaltenen Urins aufblähte. Selbst nachdem ich meine Vorhautöffnung gelockert hatte, musste ich beim Pinkeln vorsichtig sein. Vorher musste ich nur dastehen und meine Muskeln entspannen, um es laufen zu lassen, aber jetzt stellte ich fest, dass das

---

152 *Hämatom* ist eine lokale Ansammlung von Blut, das aus den Blutgefäßen durchgesickert ist.

nicht mehr ausreichte. Wenn ich meine Hülle nicht zurückzog, um die Harnröhren-öffnung freizulegen, spritzte der Harnstrom unkontrolliert durch die Gegend.

Nach dieser zweiten Operation und ihren Problemen entschied ich, diesem Chirurgen nicht länger zu erlauben, mit seinem Programm weiterer Eingriffe fortzufahren, um meinen Penis „nachzubessern", vor allem, nachdem er gesagt hatte, dass es drei weitere Operationen brauchen würde, um die Behandlung abzuschließen. Ich hatte die Nase voll und war nicht bereit, weitere Risiken auf mich zu nehmen. Die äußere Schicht meiner neuen Vorhaut war aus Hodensackhaut gebildet, mit einer welligen Struktur und dunklerer Farbe als meine Schafthaut, und weiterhin wuchsen darauf Haare. Ich hörte, dass man sie mit Elektrolyse entfernen könnte, aber ich habe niemals jemand getroffen, der das bei sich hatte machen lassen, darum versuchte ich es erst gar nicht. Stattdessen benutzte ich einen Elektrorasierer, eine einfache und sichere Methode. Für den scharfen Kontrast in der Hautfarbe und Oberfläche zwischen meiner Schafthaut und dem Transplantat fand ich nie eine Lösung, wenngleich eine Person vorschlug, die Schafthaut zu tätowieren, damit sie dem Transplantat glich.

Die neue Hülle blieb für ein paar Jahre unempfindsam, weil sich Nerven nur langsam regenerieren. Schließlich hatte ich Gefühl in meiner „Vorhaut", aber das war nicht so intensiv oder erotisch, wie es bei einer natürlichen Vorhaut gewesen wäre. Ein zusätzliches Problem war, dass meine neue Hülle kein Smegma produzierte, weil meine ursprüngliche innere Vorhaut mit ihren Smegma produzierenden Drüsen komplett entfernt worden war.[153] Ich benutzte Kakaobutter, um die Hülle feucht zu halten und Hautirritationen zu vermeiden. Über diesen Nachteil kam ich nie hinaus und muss auch heute noch immer Cremes benutzen, um meine Penis-Hülle geschmeidig zu halten.

Belohnungen

Die Empfindsamkeit kam rasch zurück, weil meine Eichel vollständig bedeckt war. Andere Patienten hatten mir erzählt, dass sich die Empfindsamkeit verbessert, sobald die Eichel wieder bedeckt ist, aber ich war skeptisch, weil ich wusste, dass vieles von der sexuellen „Empfindsamkeit" im Gehirn abläuft. Etwa drei Monate nach der Operation drehte ich mich eines Nachts im Bett im Halbschlaf herum und das Ende meines Penis schob sich aus seiner Ummantelung, um das Bettlaken zu berühren, was mir ein Gefühl von Weichheit in der Eichel vermittelte. Ich merkte, dass die Empfindlichkeit echt war, weil das nichts mit einer erotischen Situation zu tun hatte.

Später fand ich weitere Beweise für die erhöhte Empfindlichkeit der Eichel, als ich meine Erfahrungen mit anderen verglich. Vor der Restaurierung hatte ich nie

---

153 Einst wurde angenommen, dass männliche Menschen Smegma aus Drüsen produzieren, aber solche Drüsen wurden bisher noch nicht gefunden.

irgendwelche Reize vom Kontakt meiner Eichel mit Kleidung gefühlt. Ein unbeschnittener Freund von mir hatte mir erzählt, dass die Reibung seiner nackten Eichel
an der Kleidung, wenn er seine Vorhaut zurückgezogen hielt, unerträglich sei. Als
ich das ausprobierte, war das Gefühl der Kleidung an dem Kopf unangenehm. Ich
war sehr zufrieden mit den neuen Empfindungen, die durch meine neue Hülle
verursacht wurden. Ich genoss es, meinen Penis zu berühren, auch in nicht-sexuellen
Situationen, um die köstlichen Empfindungen zu fühlen. Ein weiterer Vorteil war die
Größe. Die verpflanzte Hodensackhaut war dicker als meine Schafthaut und der
vordere Teil meines Penis wurde wegen meiner beachtlichen Eichel ausgebeult.
Wenn ich sie während einer Erektion zurückzog, blieb die dicke Haut hinter der
geschwollenen Eichel hängen, füllte die Furche aus und formte einen prallen Kragen
um den Schaft.

Zur Negativseite gehört, dass ich eine Menge Hodensackhaut verlor und meine
Eier jetzt sehr eng an meinem Körper lagen, statt wie zuvor frei zu hängen. Das
besorgte mich, weil es manchmal erschien, als hätte ich überhaupt gar keine Hoden,
aber schließlich dehnte sich mein Hodensack etwas.

Meine sexuelle Wiedergeburt

Die Restaurierung schenkte mir eine sexuelle Wiedergeburt, eine tiefgreifende
körperliche und psychische Erfahrung, und ich fühlte ein dringendes Bedürfnis zu
masturbieren, um die Empfindungen nachzuholen, die mir in meinen frühen Jahren
verweigert waren. Nachdem das Hämatom abgeheilt war, waren die postoperativen
Schmerzen erotisch, weil sie mir meinen Penis auch zwischen sexuellen Episoden
bewusster machten, und ich genoss mein neues Bewusstsein sehr. Jedes Mal, wenn
ich meinen Penis berührte, fühlte ich einen Anflug der Schmerzen, wenn sich das
Narbengewebe dehnte, was mich an meinen gewandelten Zustand erinnerte. Mit
mehr Empfindsamkeit genoss ich eine neue Dimension des Sex. Ich konnte jetzt entspannen, weil meine neuerdings gesteigerte Empfindlichkeit mir erlaubte, meinen
Penis sanft zu stimulieren und die erfüllenden Gefühle des Orgasmus auf mich
zukommen zu lassen.

Ich versuchte andere Gleitmittel, einschließlich Vitamin-E-Öl und K-Y Jelly,
verdünnt mit Wasser. Ich mochte das feuchte, schlüpfrige Gefühl von K-Y am
meisten, weil ich das Gefühl genoss, wenn meine reichlich eingeschmierte Eichel
innerhalb meiner Vorhaut hin und her rutschte, wenn ich mich bewegte. Aber weil
K-Y wasserlöslich war, neigte es dazu, restliches Urin zu absorbieren und rasch
einen unangenehmen Geruch zu entwickeln. Verschiedene Gleitmittel ermöglichten
es mir, verschiedene Empfindungen auszuprobieren. Natürliches Gleitmittel kam
beim Fantasieren.

1987 erzählte mir ein Mann, der seine Vorhaut durch Dehnen wiederhergestellt
hatte, von Retin-A-Creme, einer rezeptpflichtigen Creme, die für milde chemische

Peelings verwendet wird. Die Schleimhaut der beschnittenen Eichel wird dicker, wenn sie austrocknet und wird zehn Mal so dick.[154] Ich benutzte Retin-A, um die äußeren verhärteten Schichten zu entfernen, tote Zellen, die meine Empfindungen verdeckten. Das belebte ebenfalls die umgedrehte Schafthaut, die jetzt als Innenseite meiner Hülle diente. Ich sah, wie die Oberfläche meiner Eichel nach mehreren Behandlungen immer glatter und glänzender wurde.

Zusammenfassung

Ich bin mehr oder weniger glücklich damit, was ich habe, nach dem Motto, dass ein halbes Brot besser ist als gar keins. Ich kann nicht all die Nervenenden zurückbekommen, die ich verlor, als der Arzt meine Vorhaut und mein Vorhautbändchen abschnitt, aber meine Eichel ist viel empfindsamer als vorher und Sex macht jetzt viel mehr Spaß.

Würde ich das noch einmal machen? Ja, aber nicht durch Operation, die sehr unbefriedigend war wegen der Komplikationen und weil sie Narben hinterließ. Ein Doktor hatte das ursprüngliche Problem verursacht, und mich selbst und meinen Penis in die Hände eines anderen Doktors zu begeben, war töricht. Stattdessen würde ich es durch Dehnen machen, wie viele andere es gemacht haben, seit ich meine Operation hatte.

Jack Santoro
75 Jahre
New Mexico, USA
25. Oktober 2013

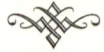

---

154 Es wird allgemein angenommen, dass die Schleimhaut der Eicheloberfläche dicker wird (keratinisiert) infolge der Beschneidung. Eine Studie fand keinen Unterschied, siehe Dinh M.H. et al. „Keratinization of the adult male foreskin and implications for male circumcision" *AIDS* 24, 6 (2010): 899-906.

Intaktivist aus Oregon

Mit fünfzehn sollte ich mal operiert werden, und während ich in der Narkose lag, beschnitt der Arzt mich, weil es „sauberer" ist und was es sonst noch so alles an falschen Gründen dafür gibt.

Als ich aufwachte, musste ich mich aufgrund der Schmerzen augenblicklich übergeben und als ich anschließend unter die Bettdecke schaute, sah ich, dass ich Nahtstiche hatte, wo niemand Nahtstiche haben will. Anschließend musste ich gleich nochmal erbrechen, nachdem ich gesehen hatte, was man mir angetan hatte.

Sobald es verheilt war, wusste ich, dass sich mein Leben für immer verändert hatte. Ich hatte viel weniger Vorhaut, nur ein Überbleibsel von meinem Vorhautbändchen war übriggeblieben (in dem ich überhaupt kein Gefühl hatte), und nichts war richtig in Ordnung gebracht. Erektionen waren schmerzhaft, meine Eichel war total deformiert, weil sie zu stramm nach unten gezogen war, und alles war nach links gebogen, wie ich es zuvor niemals hatte.

Springen wir ein paar Jahre weiter – der Sex war in Ordnung, aber sicher nicht diese überwältigende Erfahrung, von der ich gehört hatte. Tatsächlich erinnere ich mich daran, dass ich dachte: „Das soll es nun sein, worüber alle reden?" Seit ich verheiratet bin, hat meine Frau unseren Sex mehr als ich genossen.

Ich weiß gar nicht, wo ich anfangen soll, die Schmerzen und den Kummer zu beschreiben, den es mir über die Jahre beschert hat, beschnitten zu sein. Allerdings kann ich Ihnen aus eigener Erfahrung berichten: Ein beschnittener Penis ist nicht das, was wir als Männer haben sollten. Tun Sie Ihrem Sohn einen Gefallen und lassen Sie ihn intakt. Beschneidung verletzt nicht nur körperlich oder nur Kleinkinder, sondern sie verletzt auch Männer. Wir müssen uns gegen diesen Brauch zur Wehr setzen.

Die Sache hatte auch etwas Gutes, und zwar dies, dass ich meine beiden Jungen intakt ließ, so dass sie eines Tages Sex so erleben können, wie er eigentlich sein sollte. Ich habe Restauration entdeckt und bisher gute Ergebnisse damit.

James31254[155]
41 Jahre
Oregon, USA
25. September 2013

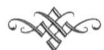

---

155 http://oregonintactivist.com/circumcision-stories/oregon-intactivist/ (abgerufen am 25. September 2013). Verwendet mit Genehmigung.

Elterliche Verleugnung

Meine Beziehung zu meinen Eltern existierte im Grunde nicht mehr, seit ich ihnen erzählte, wie ich mich fühlte. Das alles passierte in den ersten paar Wochen, nachdem ich die Wahrheit über Beschneidung und die Vorhaut umfassend herausgefunden hatte.

Ich hasse es, so gefühlsduselig und dramatisch zu werden, aber ich denke nicht, dass ich übertreibe, wenn ich sage, dass ich mich an diesem ganz bestimmten Punkt in meinem Leben so hoffnungslos, hilflos und nutzlos wie niemals zuvor gefühlt hatte. Ich war mit meinem Latein am Ende und emotional am Boden. Also war es keine Frage, „ob", sondern nur „wann" ich den Meinen sagen würde, wie ich mich fühlte. Und als ich es endlich tat, zuckte mein Vater kaum mit der Wimper, bevor er mich buchstäblich als Idioten beschimpfte und erklärte: „Dies ist Amerika, alle tun es!"

Natürlich habe ich ihm klargemacht, dass über fünfundachtzig Prozent der Welt das *nicht* „tun" und dass Amerika wahrscheinlich eine der höchsten Raten sexuellen Versagens in der Welt habe.

Seine Antwort? „Fünfundachtzig Prozent der Welt lebt im Dreck! Du solltest mal zum Psychiater oder so gehen, weil *mit Dir alles in Ordnung ist.*" Er konnte nicht mal an sich halten, mir zu erklären, dass „alle diese Porno-Darsteller beschnitten sind" und wie er und sein jüngerer Bruder immer wieder meinen Onkel (der in Deutschland geboren und intakt war) aufgezogen hatten, er hätte einen „deutschen Pimmel". Als ob *irgendwas* von diesem niveaulosen, trivialen, kindischen Blödsinn mich in irgendeiner Weise beeinflussen oder trösten könnte.

Klar, er versuchte nur, mich zu beruhigen – ich könnte mir das einreden, aber ich weiß es besser. Ich weiß ganz tief in mir, dass es nicht das war, was er zu tun versuchte. Dafür ist er eine zu kleinliche Person. Er ist ein Einfaltspinsel und ich kann alles durchschauen, was er tut, als wenn er eine miserable, grob entworfene Figur in einem Theaterstück wäre. Nichts von diesem aufwendigen Sammelsurium aus Klischees, Hörensagen, Pauschalisierungen und Rassismus war für mich bestimmt. Es war alles Teil eines ausgeklügelten Schutzschildes für sein eigenes Ego. Die Tatsache, dass er mich so völlig missachtete, selbst wenn ich buchstäblich an meinem emotionalen Tiefpunkt war, macht mich rasend ohne Ende.

Meine Mutter, eine Krankenschwester, war vielleicht etwas empfänglicher für meine Offenbarung, aber trotzdem sehr, sehr starrköpfig. Normalerweise möchte eine Mutter nicht geradeheraus zugeben, dass sie ihr einziges Kind verletzt hat, so dass sie einfach versuchte, sich selbst zu schützen. Das entschuldigt ihr Verhalten nicht (auch nicht, dass sie meinen Papa hinzurief, damit er sich mit ihr gegen mich stellte), aber wenn man es aus der Perspektive betrachtet, ergibt es zumindest einen Sinn. Heute kommt das Thema kaum noch zur Sprache, aber wenn, zeigt sie viel mehr Verständnis und ist offen für meine Kommentare zu dem Problem und scheint zu bestätigen, dass es zum Teil ihr Fehler war (obwohl sie immer noch nicht vollständig das Ausmaß zu verstehen und/oder zu erkennen scheint, in dem Leute von dieser Operation betroffen sind). Also kann ich nicht sagen, dass ich bei ihr kein unangenehmes Gefühl mehr habe.

Mein Papa hingegen wird niemals für all die körperlichen und emotionalen Schmerzen um Entschuldigung bitten, die er mir verursacht hat, weil das einfach nicht seine Art ist. Jedes Mal, wenn wir seither auf das Thema kommen (was allerdings bisher zum Glück nur sehr selten der Fall war), ist seine Reaktion im Prinzip immer dieselbe. Also scheiße ich drauf und bringe das Thema nicht zur Sprache. Aber selbst dann ist der Schaden da. Jegliches Vertrauen in ihn oder Bewunderung für ihn, die ich einst hatte, sind verschwunden. Ich werde ihm nie verzeihen können, so lange ich lebe.

Wie auch immer, genug davon. Im Moment ist es ziemlich hart und es war in gewisser Weise schmerzlich, die Restaurierung ins Rollen zu bringen, aber ich bin zuversichtlich, ob man's glaubt oder nicht, und vielleicht werde ich meinen „Ort des Glücks" eines Tages finden und darüber hinwegkommen.

TopHat
19 Jahre
Virginia, USA
24. Mai 2010

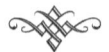

Namenloses Problem

Meine Mutter war eine Krankenschwester. Als ich geboren wurde, waren fast alle Babys in den USA beschnitten. Mutter wollte eine total enge Beschneidung, so dass ich nicht „irgendwas Ekelhaftes tun könnte, wie an mir selbst rumzufummeln". Anscheinend tun Jungen das als Baby sogar schon in der Wiege. Also wusste sie von Anfang an, dass es mit Vorhaut vergnüglich ist, sich selbst zu berühren, und wenn man die Teile abschneidet, die sich gut anfühlen, gibt's keine Lust mehr und kein Problem (für sie). Als sie schon alt war, fragte ich sie einmal, ob sie das Gleiche auch mit einer Tochter gemacht hätte, und sie sagte: „Nein, die machen das nicht, aber Mädchen sind auch nicht so ,ekelhaft' wie Jungen."

Wie die meisten Jungen jedoch „berührte ich mich selbst", fand aber früh heraus, dass ich Lotion brauchte. Ironischerweise fand ich die Handlotion meiner Mutter! Ohne die Lotion war es rau und wund – ich konnte immer noch masturbieren, musste aber etwas Samen als Gleitmittel herausbekommen. Ansonsten, vergiss es. Als ich vierzig war, war Sex ohne Lotion unmöglich.

Meine erste sexuelle Erfahrung mit einer Frau in einer normalen, einfachen Beziehung hatte ich mit Ende Zwanzig. Ich konnte nicht durch Oralsex kommen – nicht genug Reibung. Meine Exfrau hatte vorher einen intakten Ehemann und er genoss das Streicheln mit Hand und Mund kolossal. Aber ich fühlte gar nichts. Allerdings entstammte sie einer langen Ahnenreihe von Mohels[156] und war vom Aussehen meines Penis und der Tatsache, dass er sauber und vollständig beschnitten war, sehr angetan. Dennoch kamen wir überein, falls wir Jungen bekämen (was nicht geschah – wir hatten Mädchen), dass sie nicht beschnitten werden würden, weil es eine barbarische Genitalverstümmelung ist. Und sie wusste aus erster Hand (wörtlich!), dass es das Lustempfinden eines Mannes sehr stark verringert. Welche Mutter würde sich das für ihren Sohn wünschen?

Am Anfang unserer zwanzigjährigen Ehe war unser Sexualleben gut genug. Aber im Laufe der Zeit, so um die Dreißig und ganz sicher ab Vierzig, hatte ich viel zu wenig Gefühl in meinem Penis, um während des Geschlechtsverkehrs viel zu empfinden. Oralsex war niemals möglich und so musste ich bei mir selbst Hand anlegen, nachdem sie mehrfache Orgasmen durch Oralsex hatte. Ist nicht besonders sexy, sich selbst einen runterzuholen, nachdem man seine Frau befriedigt hat.

Während unserer Ehe war der Geschlechtsunterschied im sexuellen Vergnügen eine wahre Quelle für Spannungen. Ich wusste, dass Frauen normalerweise Sex weitaus mehr genießen als Männer. Sie hatte immer mehr als einen Orgasmus und die ließen die Erde beben. Ich hatte niemals einen Erdbeben-Orgasmus oder mehr als einen, wegen der männlichen Erschlaffungsphase. Dazu kam die Tatsache, dass ich

---

156 Ein *Mohel* ist ein jüdischer ritueller Beschneider.

ein Mann bin, der in eine Genital beschneidende Gesellschaft hineingeboren wurde, was bedeutete, dass ich wusste, dass mein Penis jedes Jahr schwächer würde.

Zu der Zeit, als ich mich der Fünfzig näherte, hatte ich sogar das Interesse an Selbstbefriedigung verloren. Gut, das Interesse war da, aber es kostete zu viel Mühe, darauf zu achten, dass der Überrest des Vorhautbändchens nicht mit der Zeit ausfranste und jedes Gefühl verlor. Ich scherzte oft, halb im Ernst, dass ich wünschte, ich hätte weibliche Genitalien, weil die Ärzte davon die Finger lassen. Außerdem wussten wir beide, dass Frauen den Sex so viel mehr genießen. Aber dass man mir das Vergnügen, das ein Mann haben kann, gestohlen hat, erzeugte keine Trauer, sondern Wut auf die ganze abrahamitische Tradition der Genitalbeschneidung. Was ist das für ein Gott, der einen Bund schließt, indem er die Nervenenden eines Penis abschneiden lässt?[157] Anschließend erobern Gläubige die Ungläubigen und bieten Gott deren eroberten Vorhäute nach einer Massentötung an?[158]

Langer Rede kurzer Sinn, in den letzten zehn Jahren unserer Ehe war der Geschlechtsverkehr lästige Pflicht. Ich musste mich wirklich auf irgendwelche Fantasien konzentrieren, mich selbst bis fast zum Höhepunkt streicheln, bevor ich mit meiner Frau schlief, und mich dann ganz der kleinen Freude widmen, die das brachte. Eine Frau hat nicht nur Spaß daran, verwöhnt zu werden, sondern auch, ihren Mann zu verwöhnen. Es war offensichtlich, dass sie mich nicht verwöhnen konnte – nicht ihr Fehler, sondern meine beschnittene Anatomie. So wurde eine Sache, die uns zumindest am Anfang zusammenbrachte, eine Ursache für Spannungen.

Nach der Scheidung war Sex mit einer Frau das Letzte, woran ich dachte. Ich habe starke volle Erektionen. Meine Gesundheit ist hervorragend (perfekter BMI, täglich Fitnesstraining), aber die starke Erektion verdeckt die Tatsache, dass nur wenige Nervenenden übriggeblieben sind. Mit Fünfzig bin ich ein kerngesunder Mann mit einem toten Penis. Hätte ich eine Freundin, könnte sie ihn streicheln und streicheln und fragen: „Wie fühlt sich das an?" Ich fühle gar nichts. Also würde ich sie befriedigen und nicht befriedigt werden. Die fehlende Gegenseitigkeit im Geben und Nehmen kann eine Beziehung zwischen Mann und Frau wirklich zerstören. Und mein trockener Penis würde ihr wehtun, und welcher Mann würde der Frau, die er liebt, wehtun wollen für – vielleicht, vielleicht! – drei Sekunden Spaß ohne irgendeine Steigerung davor?

Die fehlende Steigerung war das, was alle sexuellen Begegnungen in unserer Ehe so schlecht machte. Sie steigerte sich und genoss es wieder und wieder. Also verbrachte ich eine Stunde oder zwei mit einer Erektion, aber ohne irgendeine Steigerung. Obwohl ich bereit war, nur zu geben und nicht zu bekommen, war meine

---

157 Gelehrte behaupten, dass der Bund mehr mit dem Priester als mit Gott sei. 13 Jahrhunderte nach Abrahams Leben fügten die Priester des Zweiten Tempels die Anleitung für die verpflichtende Beschneidung von Kindern in der *Thora* als Genesis 17 ein. Siehe Leonard B. Glick, *Marked in Your Flesh: Circumcision from Ancient Judea to Modern America* (York: Oxford University Press, 2005), 15-6.

158 Das Abschlachten der Sichemiten, Genesis 34.

Frau schließlich der Sache überdrüssig und sah unser Liebemachen als getrennte Selbstbefriedigungssitzungen an (was sie tatsächlich waren). Also hörten wir auf, gemeinsam Sex zu haben, sie nahm einen Vibrator und ich zog mich ab und zu ins Badezimmer zurück, um Sperma und Unwohlsein loszuwerden.

Das erste, was meine Exfrau meiner neuen Freundin sagte, war: „Sex mit ihm ist lausig. Er kann nichts fühlen und sein trockener, harter Penis wird Dir wehtun." Wow! Sie weiß, warum er trocken und hart ist, aber muss es anderen Frauen im wahrsten Sinne unter die Nase reiben und ihnen damit sagen, sie sollten sich lieber einen intakten Mann suchen.

All diese Erfahrungen, von meiner Mutter bis zu meiner Exfrau, haben mich sehr verbittert. Aber über den Mangel an Empfindungsvermögen zu jammern, verschlechterte die Beziehungen mit Frauen. „Wahre Männer jammern nicht."

Nein, wir leiden nur schrecklich an diesem „namenlosen Problem".

John
51 Jahre
Illinois, USA
12. Dezember 2013

In Frage stellen

Ich bin so deprimiert wegen meiner Beschneidung. Das ist ein Problem, von dem mein Unterbewusstsein schon immer wusste, dass es da ist. Nachdem ich erfahren habe, was mir passiert ist und nachdem ich von Männern und Frauen gehört habe, werde ich einfach so deprimiert. Mein Leben ist nicht ruiniert. Vielleicht bin ich sogar einer von den Glücklicheren. Trotzdem bin ich immer noch deprimiert. Wer hatte das Recht, mir das anzutun? Gehören meine Genitalien nicht mir selbst? Die Natur hat Männer und Frauen so geschaffen, dass sie zueinander passen und irgendwer, ein egoistischer, unsensibler Esel hat mir dieses Passende geraubt, für kaum 400 Dollar oder so. Ich hoffe, dass er im Feuer der Verdammnis brennt.

Ich würde mich viel besser aus mir selbst heraus fühlen, wenn ich mich nicht anderen gegenüber minderwertig fühlte. Ich weiß nicht, wie ich mich sexuell aufgrund des Funktionsverlustes nicht minderwertig fühlen kann, und falls nicht deshalb, dann zumindest aufgrund der Schmerzen und des Wundseins, die ich manchmal fühle. Ich fühle mich allgemein fremden Männern gegenüber minderwertig, auch intakten amerikanischen Männern gegenüber. Ich denke, sie sind sowohl körperlich als auch emotional auf tiefgreifende und subtile Art anders. Ich denke, sie sind sinnlicher und natürlicher und haben weniger Traumata. Natürlich können sie trotzdem traumatisiert sein und immer noch große, böse Taten begehen. Aber Schmerz in all seinen Formen erzeugt Schmerz. Verletzte Leute verletzen Leute, und Traumata verstetigen Traumata. Ich beneide intakte Männer wirklich, und nicht nur wegen ihrer Vorhaut, sondern aufgrund der Erfahrungen, die sie im Leben machen, die wir nicht hatten – ein gesünderes Familienleben. Weniger Depressionen.

Das Beschneidungstrauma ist vermutlich das tiefste, versteckteste und schmerzhafteste, und dennoch steht es wahrscheinlich nicht allein da. Die anderen späteren Traumata und Probleme (und wir alle haben sie, egal, wie wir sie verleugnen) hatten wahrscheinlich ihre Wurzeln mindestens zum Teil im Beschneidungstrauma. Ursprüngliche Traumata und Verluste erzeugen oft andere Traumata und Verluste, oder sie verschärfen sie, machen sie intensiver.

Was zur Hölle ist nur los mit dem Ärztestand? Was zur Hölle läuft falsch in dieser Gesellschaft? Was gibt der Gesellschaft oder Eltern oder den Ärzten das Recht, zu denken, dass sie dies tun können? Ist es verwunderlich, dass ich mich benutzt fühle, wenn ich lerne, dass sie meinen kostbarsten Körperteil für Kosmetikzwecke verkaufen, um einen Riesengewinn zu machen? Sie profitieren von Schmerz und Elend und der Zerstörung der Sexualität und sogar der Familie, alles nur für ein wenig Geld und die Eitelkeit der Leute! Es lässt mich innerlich weinen, dass sie meine Vorhaut für Profit verkauft haben. Haben sie das überhaupt meinen Eltern gesagt? Ich werde es sicher tun. Ich habe schon den Respekt fvor Medizin verloren, aber dies schießt den Vogel ab. Auf mich macht es den Eindruck, als ob sie sich überhaupt nicht um Gesundheit oder Ethik kümmern. Darüber hinaus wollen sie nicht nur unser Geld, sondern auch unseren Respekt! Warum bezahlen wir diese Meister, um über uns zu herrschen? Wir sollten versuchen, unsere Gesundheit so weit wie möglich in unsere eigenen Hände zu nehmen.

Jetzt, wo ich erfahren habe, wie gewaltsam die Ärzte die Vorhaut von der Eichel abreißen müssen, wundert es mich, wie sie überhaupt entscheiden konnten, dass dies eine würdige Behandlung sei. Allein diese Tatsache würde einen vernünftigen Mann zögern lassen, diese Prozedur auszuführen, aber nicht jene, die den Profit suchen, Tradition oder religiöse Überzeugungen hochhalten oder einfach nur Spinner sind. Meiner Meinung nach sind beschneidende Ärzte Soziopathen. Ich denke, es ist kein Wunder, dass die Welt die amerikanischen Männer kritisiert. Sie verstehen unser Trauma nicht.

Ich glaube, dass ein Kind sogar direkt nach seiner Geburt schon Schmerzen fühlen kann. Ich meine, wer würde das nicht glauben? Nur die Idioten, die ihre schmerzhaften Praktiken rechtfertigen wollen. Das sollte doch offensichtlich sein.

Aber ich gehe noch weiter. Ich glaube, dass Kinder sogar solche Sachen wie Beschämung und Empörung fühlen können. Daher glaube ich, wenn ein Junge nach der Operation auf dem Operationstisch liegt, *komplett zum Objekt degradiert und ungeschützt,* verinnerlicht er wahrscheinlich seinen Status als Mann. Er leidet vermutlich an der Demütigung und dem Schamgefühl. Sachen, die ich vom Verstand her begriffen habe, verstehe ich jetzt in direkter Klarheit und Vorstellungskraft. Ich kann mir jetzt ein Bild davon machen, wie es der Doktor bei mir gemacht hat – zumindest teilweise – nachdem ich ein Online-Video gesehen habe.

Ich denke, der Körper speichert alle Erinnerungen und Gefühle, die er jemals hatte. Das Gefühl oder die körperliche Erinnerung übersteigen Worte und Abstraktionen, gehen tiefer und sind ursprünglicher als bewusste Erinnerung.

Ein paar starke Schmerzen und Leiden zu einem späteren Zeitpunkt fügen nicht viel Schaden zu. Aber ich glaube, dass diese Art Schmerz (und Verlust) in diesem Lebensabschnitt und zu diesem Zeitpunkt hoch traumatisch ist – und zudem behalten wir eine dauerhafte Erinnerung daran. Außerdem leide ich manchmal an Wundsein nach dem Orgasmus oder vom Reiben, das sich bis ganz runter an meinem Körper ausbreitet, bis fast zu meinem Anus. Das ist nicht angenehm. Schönen Dank auch, Doktor.

Ich denke, viele Leute, die beschnitten wurden, leben ihr Leben in Verleugnung. Das ist das Traurigste. Besser wäre, sie erfahren, was passiert ist, lernen, damit umzugehen, verarbeiten es, trauern deswegen, nutzen es als Chance, sich mit einem tieferen Teil ihres Selbst und mit anderen Leuten zu verbinden. Aber Leugnen produziert nur krankhaftes Verhalten. Weil ich dies hier aufschreibe und mit anderen darüber spreche, befreie ich mich irgendwie von krankhaftem Verhalten. Aber ich bin nicht befreit von Depressionen.

Es kommt in Schüben. Wenn einer kommt, schreibe ich über einige meiner Gefühle, dann schlafe ich, wache auf und unterhalte mich, erinnere mich und vergesse, und dann kommt wieder einer. Die meisten Menschen können die Wahrheit nicht vertragen oder mit dem Leid von Männern nicht umgehen. Sie geben vor, sich für das Leid von Frauen zu interessieren, aber sie versuchen lediglich, ihr schwaches männliches Ego anzuerkennen.

Meine Eltern wollen nichts über meine Beschneidung hören. Und manchmal fühle ich mich wie ein guter, kleiner Junge, der sie nicht stört oder ihnen diesen Fehler unter die Nase reibt. Aber ich weiß, dass das für den Umgang mit Trauer nicht gut ist. Ich weiß, dass Feigheit überhaupt nicht hilft, nicht wenn ich ein aufrichtiges Gefühl teilen muss. Ich stelle mir zudem vor, dass die Beschneidung meines Vaters das Sexualleben meiner Eltern negativ beeinflusst haben wird, und damit ihre Bindung und auf diesem Weg auch unsere Kindheit. Sie verstehen sich meist gut, aber es gibt gewisse Spannungen und einen Mangel an Leidenschaft. Könnte Vorhaut irgendwas damit zu tun haben? Mein Vater würde nicht wiederherstellen; er sagte, ihm gehe es gut. Verdammt, ich bin politisch genauso konservativ wie er, aber er ist zudem auf eine dumme Art und Weise konservativ.

Ich möchte darüber reden, besonders wenn es Leuten unangenehme Gefühle bereitet. Mein Wunsch ist, dass meine Eltern sich schlecht fühlen wegen dem, was sie taten. Warum sollten sie sich nicht schlecht fühlen? Ich würde so glücklich sein, wenn meine Mutter deswegen ein dauerhaft gebrochenes Herz hätte. Vielleicht ist das so, aber dann hoffte ich, sie würde sich dessen bewusst sein und in der Lage sein, ihre Gefühle zu teilen. Meine Mutter kann ihre Gefühle nicht sehr gut zeigen, also greift sie zum Beschämen und Anklagen und zu theatralischem Getue.

Warum kann ich ihnen nicht einfach vergeben und alles vergessen? Ich kann nicht aufhören, bis ich zum sehr, sehr tiefen Grund meiner Depression vorgestoßen bin. Bis ich meine Familie wachgerüttelt habe, sind auch alle ihre Herzen total beschnitten. Ich behaupte nicht, dass ich Erfolg haben werde. Ich sage nur, dass ich nicht aufhören werde. Ich kann Menschen nicht ändern, aber ich kann klarstellen, dass sie meine Position verstehen und meine Worte in ihrem Kopf nachklingen, wenn sie eine Beziehung mit mir haben wollen.

Frauen erzählen mir immer, wie anders und wie viel besser Sex mit intakten Männern sei. Das tut weh, aber ich muss diesen Schmerz kennen, weil ihr nur so in mein Bewusstsein vordringen lasst, was mein Unterbewusstsein längst weiß. Erzählt mir weiterhin, wie sehr ihr intakte Schwänze mögt. Sagt mir weiterhin die Wahrheit, weil die Wahrheit mich irgendwann befreien wird. Interessanterweise dachte meine Ex-Freundin so. Ich hatte ein paar sexuelle Probleme mit ihr – obwohl der Sex im Großen und Ganzen riesig war, oder zumindest recht gut. Zumindest verschaffte ich ihr Orgasmen. Klitorale Orgasmen. Zugegeben, ich kann jetzt sehen, wie sie und unsere Beziehung durch meine Beschneidung verletzt wurden. Ich habe den Wunsch, sie anzurufen, und vielleicht können wir unsere Beziehung wieder kitten, vielleicht auch nicht, aber zumindest eine tiefere Verbindung finden. Sie wünschte, dass ich körperlicher wäre, mich im Leben selbst mehr genießen würde. Ich frage mich, wie viele Fehldiagnosen, Verwirrungen, Beschuldigungen und Verurteilungen zwischen Liebenden und Paaren stattgefunden haben, weil ein Idiot von einem Chirurgen das gemacht hat.

Sie haben unsere Körper geschnitten und unser Fleisch verwundet, und das wirkt auf einer tiefen Ebene auf unsere Seele. Aber der Schnitt hat nicht wirklich die Seele erreicht. Wir können unsere Seelen nachwachsen lassen, wie wir unsere Vorhaut nachwachsen lassen, obwohl dies sogar noch vollständiger sein kann. Tatsächlich kann sie noch über das hinauswachsen, was genommen wurde – wie auch ein Baum, der beschnitten wurde, besser wachsen kann. Wir können einfach ignorieren und verleugnen, was passiert ist und Kriminelle, Psychos, aggressive, wütende Männer werden, oder passive Männer werden, die ihren eigenen Weg gehen, aber das ist eine Wahl, die wir selbst treffen, nicht, was der Arzt für uns entschieden hatte. Aber unsere Seele oder unser Geist sind nicht verwundet. Sie können tatsächlich wachsen. Und doch kann ich nicht leugnen, wenn man beschnitten ist und wenn man mit Trauma und Verlust zu kämpfen hat, scheint es einen zu vergeistigen. Oder ist das Vergeistigen selbst schon krankhaft, ein Zeichen von negativer Einstellung zu Sinnlichkeit und Leben?

Ich bin ein Christ, und jetzt hadere ich mit dem Gott des Alten Testaments – warum er das wohl von den Kindern Israels verlangt. Das ergibt überhaupt keinen Sinn, also kämpfe ich mit Glaubensfragen. Ich verstehe, dass Abraham sich selbst zum Zeichen des Bundes beschnitten hat. Ich würde gern wissen, was Sarah darüber dachte. Und zumindest wurde das gemacht, als er erwachsen war, und mit seinem Wissen.

Aber wieso bei Kindern? Das klingt nicht nach Gott, aber wer bin ich, den Schöpfer in Frage zu stellen? Ich glaube, dass Christus ans Kreuz genagelt wurde. Ich vermute, er hat mehr gelitten. Außerdem war er beschnitten. Aber ich frage mich, warum Gott Abraham befahl, es zu tun?[159] Es war ein Gebot, das mit Beschneidung des Herzens zu tun hat. Und siehe da, ich finde auch, dass es zu einer größeren Beschneidung meines Herzens geführt hat. Aber wie auch immer, das ist vorbei; dem musste ein Ende gesetzt werden. Paulus sagt, beschnitten sein ist nichts.[160] Gott behüte, dass ich meinen eigenen Sohn beschneiden würde, aus irgendeinem Bedürfnis, dass er erfahren möge, was ich tat. Welche Art von Mann würde ich dafür sein müssen? Ich bin froh, dass ich jetzt darüber nachdenke.

Ich kam zu dem Schluss, das es diesen natürlichen Weg gibt, auf den ein Junge gesetzt wird, wenn er geboren ist. Es ist ein viel einfacherer, viel sinnlicherer und selbstverständlicherer Weg bis zum Lebensende, mit Freuden, Beziehungen und

---

159 Gelehrte behaupten, dass die Priester des Zweiten Tempels die Anleitung für die verpflichtende Beschneidung von Kindern in der *Thora* als Genesis 17 einfügten. Siehe Leonard B. Glick, *Marked in Your Flesh: Circumcision from Ancient Judea to Modern America* (York: Oxford University Press, 2005), 15-6.

160 „Es kommt nicht darauf an, beschnitten oder unbeschnitten zu sein, sondern darauf, die Gebote Gottes zu halten." *Bibel*, Einheitsübersetzung, 1. Brief an die Korinther 7:19.

Erfüllung. Glückliche Bastarde. Wenn man uns jetzt auf den Weg setzt, egal in welchem Alter, aber besonders als machtloses Kind, dann ist es ein zweiter. Jener Pfad kann auch zu Freude und Erfüllung führen, aber es gibt so viele Hindernisse, und man muss durch so viel Schmerz hindurch. Vielleicht vergeistigt es uns ein bisschen, in dem Maße, wie jedes Trauma und jeder Verlust uns vergeistigen können. Ich sage das nicht als eine Rechtfertigung. Gott wollte Israel vergeistigen, weil sie das auserwählte Volk waren, aber mir passt die Tatsache nicht, dass es bei Babys gemacht wurde. Kein Wunder, dass sie oft gegen Gott rebellierten.

Ich bin nur ein Mann, mit einem begrenzten physischen Körper. Ich habe keine Kraftreserven, die der Geist mir gibt. Welche Aufgaben auch immer der Geist stellt, die durch mich vollbracht werden sollen, mehr kann ich nicht tun. Wenn ich den Geist nicht habe, habe ich keine Kraft. Fleisch hat nur begrenzte Kraft. Alles Großartige, das ich vollbracht habe, war ohne Nachdenken, ohne meinen bewussten Willen. Ich möchte nur ein Tempel des Heiligen Geists sein – welch eine Ehre.

Seht ihr, wie das Problem der Beschneidung mir erlaubt, viel klarer zu sehen und auch mit anderen Problemen umgehen zu können? Jesus sagte, dass der Größte unter euch euer Diener sein soll. So funktioniert die göttliche Hierarchie. Aber auf der Erde laufen Leute herum, die die Herren über andere sein wollen, reich und berühmt und mächtig und verherrlicht. Ich sag' euch mal was: Wenn es wahr ist, was in der Bibel oder über das Leben nach dem Tode gesagt wird, und wenn wir im Trauer- und Heilungsprozess fortfahren, werden wir diejenigen sein, die verherrlicht werden, und diese Leute werden beschämt werden.

Ich nehme an, wenn ich in dem Geiste bin, spüre ich die Schmerzen meiner Beschneidung nicht. Ich vermute, dass ich vielleicht aufgrund dieser Beschneidung mehr im Geiste bin. Das wäre ein Segen. Ich frage mich, ob es hier eine Verbindung gibt.

All diese Auswirkungen und Gefühle zu ergründen, ist eine reich belohnende und kraftvolle Erfahrung, mit einem Dominoeffekt sozialer und persönlicher Vorteile. Ich finde, dass das stimmt, und ich habe gerade erst angefangen. Beschneidungstrauma und Verlust sind wirklich eines der größten, wenn nicht das größte Trauma und der größte Verlust in meinem Leben. Cat Stevens' Lied hatte Recht: „The first cut is the deepest." (Der erste Schnitt geht am tiefsten.) Der Umgang mit anderen schmerzvollen Gefühlen hat dazu beigetragen, mich hierfür bereit zu machen, aber jetzt ist es an der Zeit, geradeaus bis ins Zentrum vorzustoßen – und dabei die medizinische Institution zu demontieren. Ich wurde provoziert. Sie haben es so gewollt: Sie haben die Bestie geweckt.

Aber ich mache mir auch Gedanken zu Wutausbrüchen und so. Ich habe die bei mir ziemlich unter Kontrolle, aber jede Kleinigkeit hat eine Ursache. Ab und zu habe ich gewalttätige Gedanken in meinem Kopf oder einfach ganz allgemein Wut oder Angst über nichts Bestimmtes, beispielsweise, wenn ich eine Straße entlanggehe. Woher kommen diese Probleme? Sicher nicht ausschließlich durch die Beschneidung. Von Problemen, die mit tiefen Auswirkungen zu tun haben. Ich sage nicht, dass das alles mit der Kindheit zu tun hat, aber ich sage, dass sich alles um tiefe Auswirkungen, verinnerlichte Erinnerungen und unterdrückte bewusste Erinnerungen dreht. Darum ist es so hilfreich, zu lernen, dass dieses Beschneidungsproblem ein tiefschürfendes Problem ist.

Es ist ebenso an der Zeit, auch meinen Neid und mein Selbstbild anzugehen. Ich habe intakte Männer beneidet. Ich habe in der Vergangenheit mit ein paar ausländischen Frauen geschlafen. Sie sagten nichts, aber ich frage mich, ob sie es dachten. Ich hätte es sehr geschätzt, wenn sie es ansprechen, denn dann hätte ich den ganzen Prozess früher starten können. Erst, als ich Ende Zwanzig war und anfing, eine andere emotionale Arbeit zu machen, kam mir diese Idee wie von selbst in den Sinn, ohne dass ich irgendein anderes Buch gelesen, dazu was herausgearbeitet oder gehört hatte, abgesehen von Sam Keens *Fire in the Belly*.[161] Ich kann mich immer noch nicht erinnern, was er über männliche Genitalverstümmelung sagt, obwohl ich das Buch zwei oder drei Mal gelesen habe und ich mich an andere Stellen des Buches sehr gut erinnere. Das allein ist schon interessant, und bezeichnend.

Es wird mir besser gehen, wenn ich meine tiefsten Abgründe ergründe. Es ist mir wichtig, die Wahrheit mit offenen Augen zu sehen und zu erkennen. Es ist mir wichtig, dass ich in der Lage bin, automatisch den Unterschied zwischen mir und intakten Männern zu wissen. Es ist mir wichtig, zu wissen, dass sie haben, was ich nicht habe, so dass ich ihre unterschiedlichen Einstellungen und Erfahrungen berücksichtigen und mich darauf einstellen kann. Sie müssen sich wie Könige und Prinzen fühlen. Ich fühle mich manchmal wie ein Idiot.

Ich werde mit der Wiederherstellung beginnen, sobald ich das Gerät und mehr Wissen darüber habe. Ich werde mein gefürchtetes Band oder meine Pheromon-Quellen oder Östrogen-Rezeptoren niemals wiederbekommen. Ich würde gern mehr über all das lernen, aber alles zu seiner Zeit. Das macht mich wirklich traurig. Ich freue mich sehr darauf, mit der Restauration anzufangen. Aber das ist keine Entschuldigung für diese Arschlöcher, und es bedeutet auch nicht, dass ich nicht depressiv oder neidisch sein sollte. Es ist einfach so verdammt ungerecht. Unfair. Ich weiß, das Leben ist nicht gerecht, aber komm' schon! Ich meine, dass einem Mann der sensibelste Teil seines Körpers abgeschnitten wird, sein Geburtsrecht, ist schlimmer als arm durchs Leben zu gehen. Ich hätte lieber meine Vorhaut als eine Million Dollar.

Ich habe einen langen Weg vor mir. Irgendwie muss ich dieses Trauma und den Verlust zu einem Gewinn für mich machen. Für mich ist es mehr ein Verlust als ein Trauma. Ich habe eine Ahnung, welche Gestalt oder Form dieser Gewinn annehmen wird. Auf jeden Fall will ich nachwachsen lassen, was möglich ist. Ich kann die Gleitfunktion zurückbekommen, denke ich. Das wird dem Sex für uns beide wieder mehr Spaß bereiten; es wird die Eichel bedecken und die Verhornung wird

---

161 Sam Keen, *Fire in the Belly* (New York: Bantam, 1991).

zurückgehen.[162] Das wird es für mich angenehmer machen. Ist doch klar, dass die Selbstbefriedigung weh tat. Meine Exfreundin dachte, ich sei sexuell verklemmt.

Ich bin allein, aber ich möchte heiraten und die Verantwortung eines Ehemanns übernehmen. Ich suche nach einer Frau mit gutem Charakter. Ich hoffe, meine Frau wird darüber genauso besorgt sein, wie ich es bin. Ich hoffe, dass es Ordnung in mein Leben bringt, was die Arbeit, das eigene Wohlbefinden, Familie und Beziehungen in der Gesellschaft, meine Pläne für zukünftige Kinder und soziales Engagement angeht, das ich tun möchte. Wenn es mir gelingt, die Beschneidung zu verstehen, wird es mir helfen, auf all diesen Ebenen damit umgehen zu können. Was meine Familie angeht, wird es neue Wege eröffnen, die erschlossen werden müssen. Es wird mir helfen, emotional eine Verbindung zu Menschen zu finden, die immer alles intellektuell und abstrakt sehen wollen.

Ich glaube, ich muss einen Weg finden, dass dies alles sich irgendwie zum Besseren wendet. Weil ich so viel verloren habe, muss ich genauso viel gewinnen – oder mehr, falls das möglich ist. Das ist die Regel, nach der ich mich in meinem Leben richte. Sie erhält mich gesund, zufrieden und optimistisch und hoffnungsvoll, was die Zukunft angeht. Sie bewahrt mir meine Selbstachtung und meine gute Laune. Wie also kann ich es anstellen, dass bei allem etwas Besseres herauskommt? Ich habe oftmals keinen Schimmer, aber die Natur und das Leben finden einen Weg. Ich bin mir nicht sicher, ob ich sogar diesen Segen in diesem Leben erfahren werde.

Ich habe noch so viel zu sagen und zu tun. Es gibt immer mehr.

Ich habe sicher noch nicht einmal zehn Prozent meiner Trauer nach außen gekehrt und ich werde damit sicher nicht fertig, ehe die Beschneidung in der Kindheit überall gesetzlich verboten wird.

Swordofpeace[163]
30 Jahre
USA
4. - 6. Juni 2012

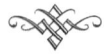

---

162 *Dekeratinisierung* ist der Begriff, der für das Entfernen des äußeren verhornten Gewebes von der beschnittenen Eichel genutzt wird.
163 Der Beitrag von Swordofpeace wurde aus zwei Internetbeiträgen zusammengestellt.

Restaurierung funktioniert glänzend

Ich wurde 1953 als Kleinkind beschnitten. Meine Kindheit war ziemlich gewöhnlich. Ich erinnere mich an keine Vorkommnisse bezüglich Beschneidung oder Vorhäuten, außer einem. Mein bester Freund in der Grundschule war auch mein Nachbar von nebenan, und wir verbrachten viel Zeit zusammen. Ich hatte oft Gelegenheit, seinen Penis zu sehen, aber ich dachte mir niemals etwas dabei, außer bei einer Gelegenheit, an die ich mich erinnere, als ich ihm sagte, sein Penis sei nicht normal, obwohl ich mich nicht mehr genau an die Worte erinnere, die ich wählte. Er konterte, dass vielleicht meiner nicht der normale ist. War 'ne gute Lektion fürs Leben. Aber jenes kurze Gespräch war auch schon alles.

Ich war das älteste von sechs Kindern. Meine beiden jüngeren Brüder blieben intakt. Soweit ich weiß, war das nie ein Problem, und das einzige Mal, als das Thema aufkam, war, als ich auf der weiterführenden Schule war, denke ich, und ich erinnere mich daran, dass ich meine Mutter fragte, warum ich beschnitten war und sie nicht. Sie antwortete, dass die Ärzte es empfahlen, als ich geboren war, und als meine Brüder geboren waren, taten die Ärzte das nicht. Damit war ich zufrieden und ich kann mich ansonsten zu dem Thema an nichts weiter erinnern.

Ich ging zum College und bekam einen Job als Wissenschaftler und entdeckte, dass meine Stärken im Vorstellen großer Zusammenhänge, in der Logik und im Finden kreativer Lösungen für Probleme lagen. Ich entsinne mich nicht, dass ich ab dieser Zeit irgendwelche Gedanken bezüglich der Beschneidung hatte, außer dass ich gelegentlich dachte, es wäre schöner, eine Vorhaut zu haben, so dass ich ab und zu ohne Unterwäsche herumlaufen könnte, ohne dass meine Eichel sich an meiner Kleidung reibt und eine Erektion verursacht.

Nachdem ich verheiratet war und meine Frau mit unserem ersten Kind schwanger war, fand ich großen Gefallen daran, dass, wenn wir einen Jungen hätten, er intakt bleiben sollte. Da ich keinerlei Informationen über den Wert von Vorhäuten hatte, abgesehen davon, dass sie natürlicher sind, überraschte mich das selbst. Meine Frau war froh, meiner Einstellung zu diesem Thema nachgeben zu können, weil sie nicht viel darüber nachgedacht hatte und schlichtweg glaubte, dass das etwas ist, was routinemäßig gemacht wird, vermutlich aus guten Gründen.

Ihr Gynäkologe schien bei unseren Besuchen in seiner Praxis mit unserer Entscheidung, unseren Sohn intakt zu lassen, zufrieden zu sein. Aber dann bei der Geburt wurde er emotional und laut und versuchte mich zu überzeugen, dass unser Sohn traumatisiert werden würde, wenn er eine Vorhaut hätte, ich aber nicht.[164] Und obwohl sein Geschimpfe und seine emotionalen Einwände meine Entschlossenheit

---

164 Beschnittene Ärzte neigen eher dazu, Beschneidung zu empfehlen und haben beschnittene Söhne. Siehe Andries J. Muller, „To cut or not to cut? Personal factors influence primary care physicians' position on elective newborn circumcision", *Journal of Men's Health* 7, 3 (2010): 227-232.

ein wenig ins Wanken brachten und mich an meiner Wahl zweifeln ließen, ihn intakt zu lassen, war es offensichtlich, dass sein Argument jegliche Logik vermissen ließ, und so schaffte ich es, seinen Einwänden standzuhalten.

Ich dachte nicht länger weiter über Vorhäute nach (abgesehen davon, dass ich lernen musste, wie man einen Jungen mit einer Vorhaut pflegt und erfuhr, dass viele überhaupt nicht wissen, wie das geht) bis zu einem Tag im Jahr 2001. Ich saß gelangweilt zu Hause herum, erholte mich von einer Operation, und das Internet war gerade zu einer nützlichen Plattform für Recherchen geworden. Aus einer Laune heraus suchte ich nach „Vorhautrestaurierung" und erwartete, wahrscheinlich irgendwelche Diskussionen über plastische Chirurgie zu finden. Stattdessen geriet ich auf verschiedene Seiten, die die Bedeutung von Vorhäuten besprachen, den Horror der routinemäßigen Säuglingsbeschneidung (RIC) und die Möglichkeit nichtoperativer Wiederherstellung. Für über eine Stunde konnte ich buchstäblich nicht aufhören zu lesen, und als ich fertig war, wusste ich, dass ich die Restaurierung probieren musste.

Meine Gefühle, dass ich es nötig hätte, dies zu tun, hauten mich um. Ich erwartete nicht viel mehr davon, als vollständig und natürlich auszusehen, aber selbst das war eigentümlicherweise ein sehr starkes Begehren. Und ich erinnere mich daran, dass ich die Beschreibungen der sexuellen Verbesserungen für sehr übertrieben hielt. Vergleiche wie „Schwarzweißfernsehen oder Farbfernsehen" oder „eine ganze Sinfonie hören oder nur ein einzelnes Instrument" erschienen mir wild verschönernd und unrealistisch. Für mich fühlte sich Sex an wie die beste und schönste Sache der Welt, also war es für mich undenkbar, dass es viel besser sein könnte.

Ich teilte augenblicklich meiner Frau mit, was ich erfahren hatte, und sie hörte höflich zu, sagte dann aber, sie hätte Sorge, dass ich meinen Penis beschädigen würde, so dass der Sex weniger vergnüglich würde. Nach einigen Diskussionen und als ich ihr versichert hatte, dass ich vorsichtig sein würde und mich stark bemüßigt fühlen würde, zumindest die Lage zu peilen, machte ich mich wieder daran, zu recherchieren, wie ich es machen könnte. Ich begann mit Überkreuz-Kleben für ein paar Tage, wechselte dann aber rasch zur Pillendose-Methode.

Nach ein paar Tagen damit (und einem kleineren Hautriss) wurde mir klar, dass ich das Gleiche ohne die Pillendose erreichen könnte. Schnell entwickelte ich eine Alternative zu T-Tape, die ich T-Tape-Streifen und -Einsatz nannte.[165]

Als meine Haut langsam zu wachsen begann, machte ich weiter, online Informationen zu sammeln, wurde Mitglied in verschiedenen Mailinglisten und Foren, die dazu da waren, die Bedeutung der Vorhaut, den Horror von RIC und entsprechende Themen zu diskutieren. Diese Hilfe verstärkte nicht nur meine Motivation, sondern gab mir auch die Gelegenheit, in Diskussionen und Debatten mitzureden und mich einzubringen. Außerdem fing ich an, besonders hilfreiche Postings und Artikel für spätere Verwendung zu sichern. Nach einer Weile wurde ich gefragt, ob ich in verschiedenen Foren als Moderator mitmachen wolle.

---

165 http://www.restoringforeskin.org/images/greg_b-t-tape-strips-and-insert-llustrated.pdf

Natürlich ist es nur wertvoll, motiviert zu bleiben, wenn man auch Ergebnisse erzielt. Ich kann berichten, dass die Ergebnisse meine Erwartungen dramatisch überstiegen haben. Ich kann sagen, dass man viel früher beginnt, die Früchte zu ernten, als man denkt. Tatsächlich war meine Frau, die einfach nur hoffte, dass ich keine negativen Auswirkungen verursachen würde, die erste, die bemerkte, wie viel besser sich alles beim Geschlechtsverkehr anfühlte. Das war, als ich gerade einen Monat oder so wiederherstellte. Obwohl niemand von uns hätte klar beschreiben können, was jetzt besser war, war die einzig sinnvolle Erklärung die vergrößerte Hautmenge. Ich möchte darauf hinweisen, dass ich ursprünglich sehr wenig innere Vorhaut behalten hatte (keine Abdeckung im schlaffen Zustand, vielleicht 6-7 Millimeter übrig) und keinerlei Hautbewegung im erregten Zustand.

Im Laufe der Zeit wuchs mehr Haut nach und die Empfindungen wurden besser und besser. So um die Vier-Monate-Marke wurden Sex und Selbstbefriedigung wieder einfach. Damit meine ich, dass ich als beschnittener Typ über Vierzig Schwierigkeiten hatte, einen Höhepunkt zu erreichen.[166] Ich musste regelmäßig auf dem Weg dahin eine Pause machen und falls ich nicht an eine gute, saftige Fantasie denken und mich darauf konzentrieren konnte, passierte es überhaupt nicht. Zu der Zeit kreidete ich dies dem Älterwerden und der geringeren Kondition an.

Aber nachdem ich vier Monate restaurierte, war es wieder leicht, und zum Höhepunkt zu kommen war ein Kinderspiel. Ich bemerkte, dass ich ganz vergaß, mir irgendwelche Fantasien vorzustellen. Erstaunlich! Als wenn ich die Zeit zurückdrehen könnte, als ich zwanzig war. Aber nicht nur das, sondern zuvor konnte meine Frau mich kaum mit der Hand für fünf Minuten erregen, geschweige denn mich zum Orgasmus bringen. Jetzt kann sie mich leicht zum Orgasmus bringen, und sie kann mit verschiedenen Bewegungen und Techniken spielen.

Als ich Haut und Erfahrung gewann, lernte ich eine Menge darüber, was nötig ist, um Haut erfolgreich nachwachsen zu lassen. Ich lernte, wie man Zeiträume langsamen Wachstums oder ohne Wachstum vermeidet (indem die Spannung optimal gehalten wird), wie man den Fortschritt misst, und viele andere Einzelheiten. In der Theorie ist Restaurierung einfach, aber die Details sind sehr wichtig. Meine Übung und Erfahrung in der Wissenschaft halfen mir vermutlich enorm dabei. Wenn ich heute nochmal anfangen müsste, würde ich noch schneller Fortschritte machen, als ich damals in der Lage gewesen wäre.

Als ich im siebten Jahr meiner Restaurierung war, fing ich an, Ganzkörper-Orgasmen zu erleben. Das war neu und ich war überhaupt nicht darauf vorbereitet. Dies schien durch einzigartige Empfindungen verursacht zu werden, die ich nie zuvor erlebt hatte. Sie hauten mich absolut aus den Socken. Und zu meiner Überraschung fing ich genauso an zu tönen wie jene Typen vor langer Zeit, die

---

166 Dieser Eintrag bestätigt die Hinweise vieler Einzelberichte, dass Männer, die in der Kindheit beschnitten wurden, ab dem vierzigsten Lebensjahr einen Rückgang in der Empfindlichkeit ihres Penis feststellen.

anscheinend die sexuellen Verbesserungen dank vorhandener Vorhaut so wild übertrieben. Jetzt war ich es, der sagte, es sei Schwarz-Weiß im Vergleich zu Farbe, oder wie ein einzelnes Instrument statt eines Orchesters zu hören. Auch wenn meine Höhepunkte zuvor sich immer so angefühlt hatten, als wenn es das beste Gefühl wäre, das man sich vorstellen kann, war dies so viel besser, dass sie jetzt wie ein glanzloses Gefühl schienen, das kaum der Rede wert war.

Als ich mehr Erfahrung gewann (und die Orgasmen intensiver und beständig wurden), stellte ich fest, dass mein Höhepunkt jetzt ziemlich ähnlich dem war, was ich bei meiner Frau sah. Wir tauschten uns aus und waren beide der Meinung, dass wir anscheinend sehr ähnliche Höhepunkte erlebten.

Aber es ist sehr schwer, einen Orgasmus zu beschreiben, schon gar, wie es sich für mich geändert hat. Zuvor war der Orgasmus das Ziel, alles im Vorfeld diente nur dazu, zum Höhepunkt zu hetzen. Beim Orgasmus spannte mein ganzer Körper sich an, entspannte sich dann wieder mit mehreren Kontraktionswellen, die von meiner Leistengegend ausgingen. Anschließend hatte ich zwar ein wenig Pause nötig, konnte dann aber wieder loslegen und diese Sequenz so oft wiederholen, wie ich wollte. Zum Höhepunkt zu kommen war ein präziser Tanz, der gute Konzentration und gute Fantasie brauchte und in der richtigen Weise ausgeführt werden musste, um den Höhepunkt zu erreichen.

Jetzt brauche ich nicht mehr zu fantasieren. Ich kann ganz frei alle Arten von Variationen entdecken. Die Gefühle, die zum Orgasmus führen, sind so gut, dass ich es genieße, sie herauszuzögern und auf dem Weg andere Gefühle zu entdecken. Jetzt geschieht der Höhepunkt einfach: Ich muss mich nicht darauf konzentrieren oder ganz präzise sein. Und wenn ich näher komme, werden die Gefühle einfach nur besser und besser, bis schließlich mein ganzer Körper über und über zuckt. Ich bin dem total ausgeliefert und habe für eine gefühlte Ewigkeit keine Kontrolle über meinen Körper. Dann nehmen die Zuckungen langsam ab und ich bin total verausgabt, kann mich kaum bewegen, fühle mich wunderbar.[167]

Jetzt, wo ich weiß, wie gut sich Sex anfühlen sollte, glaube ich fest daran, dass der unausgesprochene – aber wahre – Grund dafür, dass das schon bei Säuglingen gemacht wird, dieser ist: Wenn sie dies bei erwachsenen Männern machen würden, die zuvor schon Ganzkörper-Orgasmen erlebt haben, wären die Ärzte zu der Zeit, als Beschneidung anfänglich beworben wurde, geteert und gefedert worden – oder noch schlimmer.

Ich bin so dankbar dafür, was ich über Restaurierung und die Bedeutung der Vorhaut erfahren habe. Wir sind so glücklich, dass wir so viel von der Funktionalität

---

167 Dies sind die Orgasmustypen 2 und 3, wie sie von Kinsey und anderen beschrieben werden. Nach ein paar Jahren Restaurierung kann es anfangen, dass diese „Ganzkörper-Orgasmen" auftreten. Die meisten beschnittenen Männer erleben wahrscheinlich jemals nur Typ 1, der grundsätzlich nur die Ejakulation ohne körperliche Empfindungen und unwillkürliche Bewegungen umfasst. Siehe Kinsey, A.C., Pomeroy, W.B. und Martin, C.E., *Sexual Behavior in the Human Male* (Philadelphia, PA: W.B. Saunders, 1948): 159-1.

und dem Empfindungsvermögen durch Restaurierung wiederherstellen können. Und ich kann sagen, dass die Restaurierung jede einzelne Sekunde wert ist, die sie dauert. Als beschnittene Männer sind wir Amputierte, denen unerlässlich wichtige Körperteile fehlen. Restaurierung gestattet uns, viel Funktionalität und Empfindungsvermögen wiederherzustellen, die uns genommen wurden.

Greg B
61 Jahre
Delaware, USA
6. Oktober 2013

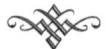

Restaurieren in einer überwiegend intakten Gesellschaft

Ich wurde 1945 als Säugling beschnitten und wuchs in London auf. Etwa ein Drittel meiner Klassenkameraden war beschnitten, also störten mich unterschiedliche Penisse nicht. Ich nahm am üblichen Sport und an der Leichtathletik teil, sogar während der drei Jahre, die ich in der Armee verbrachte, wo Gemeinschaftsduschen und -waschräume die Norm waren. Ich hatte tatsächlich mal etwas Spaß daran, ein paar Mal an dem intakten Penis eines Schulkameraden herumzuspielen, aber wir wuchsen bald aus dieser Phase raus. Es dauerte wahrscheinlich nur ein Jahr, bis ich dreizehn Jahre alt war oder so. Viele meiner Schulkumpels machten dasselbe, als wir unsere sich entwickelnden Körper erforschten.

Ich fragte meine Eltern nicht, warum ich beschnitten worden war, weil mein Vater starb, als ich elf war, und 1998 starb meine Mama, lange bevor ich 2010 das Internet entdeckte. Mir war nicht bewusst, dass meine Penis-Empfindsamkeit ein Problem werden würde, oder dass ich tatsächlich etwa 50 % meines sexuellen Vergnügens vermisste.

Vor etwa zwanzig Jahren sah ich eine medizinische Sendung im Fernsehen, in der ein Arzt erklärte, wie er seinen Penis restauriert hatte, aber nicht ins Detail ging, wie er diese wundersame Verwandlung bewerkstelligt hatte. Ich wollte das Gleiche tun, aber damals gab es keine Informationen darüber. Im Laufe der folgenden Jahre wurde ich langsam frustriert und wütend, weil es so viel Zeit brauchte, so wenig Erfolg zu haben, aber ich versuchte mich wiederherzustellen, mit Unterbrechungen, bis ich dank Internet herausfand, dass ich nicht die einzige Person war, die versuchte, eine Vorhaut zu formen. Das war vor drei Jahren und dank RestoringForeskin.org habe ich ziemlich gute Fortschritte gemacht und habe erstaunlich viel darüber herausgefunden, wie das Beschnittensein mein Leben und das Leben meiner Leidensgenossen beeinflusst hat.

Ich habe aufgehört, darüber zu grübeln oder besorgt zu sein, ob ich vielleicht insgeheim schwul bin und ich bin mir sicher, selbst wenn da so was sein sollte, hätte ich bis heute schon zu verschiedenen Anlässen Begegnungen mit Männern gehabt. Manchmal frage ich mich, ob ich in mich selbst verliebt bin – ich denke, das ist ganz normal. Ich glaube, beschnitten zu sein, wie ich es bin, hat insgesamt damit zu tun, wie ich mich selbst fühle und mit der Entwicklung meines intimen Gedankenlebens. Ich bin nicht verbittert oder wütend auf meine verstorbenen Eltern, weil es nach dem Krieg ziemlich normal war, zu beschneiden, und das war, jedenfalls für mich, vor langer Zeit.

Ich bin noch nicht wiederhergestellt. Ich war zur letzten Weihnacht bei AI-4, aber dieses Jahr habe ich über so viele Monate so viel Haut verloren, dass es mich mindestens eine halbe Stufe zurückgesetzt hat. Ich konnte sieben Monate lang nicht ordentlich restaurieren. Ich muss zugeben, dass ich sehr frustriert bin, wegen des

Schadens, den ich meinem Penis gelegentlich beim Restaurieren zufüge, und wegen der Zeit, die es braucht, um irgendeinen Fortschritt zu erzielen. Ich werde weiter-machen mit dem Restaurieren, bis entweder mein Penis oder ich aufgeben.

The Chimera
68 Jahre
London, England
27. Oktober 2013

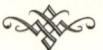

Restaurieren: Nicht nur fürs Aussehen

Ich erinnere mich, dass ich das erste Mal als kleiner Junge in einer meiner Religionsstunden was über eine Vorhaut hörte. Ich weiß noch, dass ich keine Vorstellung hatte, was das ist, aber dass es irgendwas Unwichtiges war, das abgeschnitten wurde, weil Gott sagte, dass man das tun soll. Allerdings war ich immer ein neugieriges Kind, und nachdem ich ein paar Tage darüber gegrübelt hatte, stöberte ich in einem Pflegehandbuch meiner Mutter, bis ich einen Eintrag fand, der die Vorhaut beschrieb: wo sie war, was sie war, was sie machte, und alles über ihr Entfernen.

Ich schaute die Bilder des intakten und des beschnittenen Penis an und wurde gewahr, dass ich beschnitten worden war. Ich war schockiert. Meine Eltern hatten irgendeinem Arzt erlaubt, meine abzuschneiden? Sie hatten mich sogar nicht einmal gefragt, ob ich das überhaupt wollte. Als ich den unbeschnittenen Penis ansah, dachte ich, er sieht viel besser aus, und ich wünschte, meiner könnte auch irgendwie so aussehen. Ich war allerdings auch neugierig, über meine Beschneidung zu erfahren, und ich fragte meine Mutter danach. Sie erklärte banal, dass es aus Tradition bei meiner Geburt gemacht worden war (familiär und religiös). Ich war über die Auskunft nicht glücklich, aber ich war noch immer nur ein Kind und hatte kein Recht, meine Mutter anzuschreien, weil ich über irgendwas sauer war, das passierte, als ich so klein war, dass ich mich nicht daran erinnern konnte.

Als ich älter wurde, hörte ich Witze über intakte Kerle, und ich fühlte mich dann immer unwohl. Dass man sie für etwas Natürliches verspottete, etwas, von dem ich wünschte, ich hätte es noch, ärgerte mich. Es fühlte sich so an, als wenn ein Teil von mir fehlte und ich es niemals zurückbekommen könnte. Irgendwie beneidete ich die Kerle fast, die aufgezogen wurden, weil sie zumindest immer noch ihre Vorhaut hatten.

Als ich in die Pubertät kam und anfing, volle Erektionen zu bekommen, bemerkte ich zwei Sachen – es machte Spaß, meinen Penis zu berühren, aber wenn er hart wurde, war es schmerzhaft, weil die Haut so stramm war. Meine Beschneidung hatte mir kaum noch genug Haut übriggelassen, dass ich eine Erektion haben konnte, aber es war gelinde gesagt schmerzhaft und Selbstbefriedigung machte kaum Spaß, sobald er komplett steif war.

Als Hochschulstudent dachte ich, dies sei etwas, das für den Rest meines Lebens so bleiben würde, bis ich eines Tages nach mehr Informationen über schmerzhafte Erektionen suchte. Ich stolperte über eine Website, die Vorhautrestaurierung erwähnte, und so begann ich, das Thema zu erforschen. Ich war bange, es auszuprobieren, aber gleichzeitig war ich aufgeregt, weil es mir die Hoffnung gab, dass ich eines Tages tatsächlich sexuelles Vergnügen genießen könnte und möglicherweise das schöne Aussehen eines unbeschnittenen Penis haben könnte.

Ich begann erst mit der Restaurierung, als ich zur Air Force ging, aber nach ein paar Monaten fing ich an, die zusätzliche lockere Haut, das Ausbleiben von Schmerzen während der Erektion und gesteigertes Wohlbefinden beim Masturbieren wahrzunehmen. Ich fühlte mich nach und nach körperlich und emotional besser. Da ich mit meiner Wiederherstellung weitergemacht habe (mit Unterbrechungen aufgrund von Einsätzen), habe ich ein besseres Ziel vor Augen, als ich mir am Anfang hätte vorstellen können. Meine Ärzte nehmen jetzt an, dass ich einfach ein unbeschnittener Kerl wäre, die Leute in der Turnhalle oder am Nacktbadestrand denken dasselbe, und ich könnte nicht glücklicher sein. Ich möchte immer noch eine längere Vorhaut, mit vollständigem „Zipfel", aber meine bisherigen Ergebnisse haben aus mir einen glücklicheren, selbstbewussteren Mann gemacht, und ich liebe das.

Ich bin immer noch enttäuscht über die Entscheidung meiner Eltern, mich beschneiden zu lassen, aber ich bin nicht mehr sauer auf sie. Ich weiß, dass sie dachten, sie tun das Beste für mich. Ich habe allerdings für mich beschlossen, niemals eines meiner Kinder beschneiden zu lassen. Ich weigere mich, sie dasselbe durchmachen zu lassen, was ich ertragen musste, als ich aufwuchs.

Robert
28 Jahre
Texas, USA
11. Januar 2014

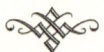

Selbstakzeptanz

Ich bin ein Künstler, der bei der Geburt beschnitten wurde, wegen Dummheit und Ignoranz. Ich fand heraus, dass dies die Ursache war, warum ich emotional nicht darüber hinwegkommen konnte, beschnitten zu sein, warum es mich so depressiv machte und warum es so schrecklich war, darüber nachzudenken, beschnitten zu sein, und warum die Gefühle so oft schlimmer statt besser zu werden schienen. Damit will ich nicht sagen, dass ich jetzt hundertprozentig zufrieden bin, und ich tue alles, um so schnell wie möglich so zu restaurieren, als wäre ich perfekt. Ich hasse es immer noch, beschnitten zu sein und ich kann immer noch mehr wiederherstellen. Allerdings war es für mich total mühelos, in die Restaurierung einzusteigen, womit ich sagen will, dass ich in mir keine Widersprüche empfinde, das Restaurieren zu versuchen. Wenn ich mich selbst „unter Druck setze" und versuche, das Restaurieren zu erzwingen, unternehme ich besondere Anstrengungen, nichts zu tun, so dass ich denke, die Tatsache, dass ich wieder in die Restaurierung einsteige, sagt eine Menge über meinen emotionalen Zustand aus. Manchmal rutsche ich ab in einen Zustand, wo ich alles absolut schrecklich finde, aber vom Verstand her verstehe ich, was dieses Gefühl verursacht.

Ich mochte den Gedanken nicht, nicht so empfindsam zu sein, wie ich eigentlich auf die Welt kam, aber ehrlich gesagt sind meine Gedanken an alle Male, wo ich in meiner Jugend mit meinem beschnittenen Schwanz masturbierte, gute Erinnerungen. Ich wusste es nicht besser und genoss es ziemlich. Ich weiß, dass Sex und Selbstbefriedigung VIEL mehr ist als nur die Schwanz-Stimulierung, und ich bin sehr gut darin, mich selbst zu genießen und hatte nie das Gefühl, dass es eine riesige Hürde sei, beschnitten zu sein. Ich wusste, dass ich es vorziehen würde, unbeschnitten auszusehen, aber wie bei allem, was mit Ästhetik zu tun hat, fühlte es sich nur aufgrund tiefer liegender Probleme wirklich schrecklich an, dass ich nicht so aussah, wie ich sollte. Es gibt eine Million Sachen an mir, die ich körperlich verbessern würde, aber mein Penis war emotional die größte Last.

Ich persönlich wurde nie wegen meines Schwanzes gehänselt oder was auch immer, also muss ich diese Art von emotionalem Trauma nicht verarbeiten. Aber *irgendwie* war das alles etwas wirklich Schreckliches und bewirkte, dass ich mir wirklich selbst leid tat und der Gedanke, das Beschnittensein zu akzeptieren, mich erdrückte. Ich hätte nicht mit dem Finger darauf zeigen können, aber ich wusste, dass es da war und so schlimm war, dass ich am Ende Monate lang (außer in den schrägen Momenten) nicht weiter dehnen konnte, weil ich zu sehr damit beschäftigt war, deswegen frustriert zu sein und nicht einmal den Willen aufbringen konnte, meinen Schwanz physisch zu verbessern.

Dennoch wurde mir klar, dass der Kern des Ganzen das Gefühl ist, dass, weil mein Schwanz nicht so gut ist wie er sein könnte, ich auch nicht gut genug bin und nicht wert genug, geliebt zu werden. Das Gefühl, dass mein Schwanz mich unwürdig machte, akzeptiert und geliebt zu werden, ließ mich über mich selbst schämen. Nach meiner Auffassung hatten andere Leute, unbeschnittene Leute, bessere Schwänze und waren deshalb würdiger als ich, geliebt und akzeptiert zu werden. Ich konnte diesen Ansprüchen nicht genügen, also bin ich von vornherein schlechter als sie. Ich schob die Schuld dafür, nicht gut genug zu sein, auf meine Eltern, die Gesellschaft, und ich konnte den Zorn nicht ablegen.

Noch schlimmer war, dass es nach einer Weile, in der ich nicht restaurierte, nicht nur etwas war, das mir angetan worden war, sondern auch MEINE Schuld war, dass mein Schwanz nicht genug Haut hat. Ich war nicht gut genug, nicht würdig genug, und wenn ich einen Grund hatte, mir Selbstvorwürfe für all das zu machen, dann wurde alles richtig schlimm, und ich hatte deswegen echt Mühe, zurück zur Restaurierung zu finden. Ich schämte mich, beschnitten zu sein, schämte mich, weil ich mit dem Restaurieren kaum Fortschritte machte, schämte mich, weil ich mich nicht genügend anstrengte.

Aber die Wahrheit ist, dass wir alle wert sind, geliebt zu werden, wir sind gut genug. Wir müssen nur erst uns selbst lieben und uns selbst akzeptieren. Ob unsere Penisse beschnitten sind oder nicht, ist nur ein Detail, wenn wir lernen, uns selbst ganz und gar ohne Verurteilung zu lieben. Wir können immer noch die Anstrengung genießen, unsere neue Vorhaut zu bilden, und wir können immer noch fühlen, dass es eine schreckliche Sache ist, Menschen die Beschneidung aufzuzwingen. Aber es ist unsere Wahl, ob die Beschneidung unsere Gefühle beherrscht, so lange wir wissen, dass wir liebenswürdig sind, egal, wie auch immer unser Schwanz aussieht.

Ich bin noch nicht ganz da angekommen, wohin ich möchte, aber ich arbeite dran, und die bei weitem größte Sache bei all dem ist für mich, zu lernen, wie wichtig Eigenliebe ist.

UpwardsLemon
22 Jahre
Kanada
21. April 2013

Scham, Schuld, Verzweiflung

Scham ist eine so mächtige Waffe. Es ist nicht einfach nur falsch, in Frage zu stellen, ob Beschneidung zu ernsten psychischen Traumata führen kann, sondern es ist so falsch, dass der beschnittene Mann beschämt und lächerlich gemacht werden muss, als Lehre für andere. Über all das, was mir oft dazu im Kopf herumspukt, muss ich bei meiner Familie, bei Freunden und professionellen Therapeuten den Mund halten. Selbst auf Websites zur Vorhautrestaurierung gibt es deutliche zwei Lager zur Frage des Ausmaßes, in dem Beschneidung die Psyche einer Person beeinflussen kann.

Ich dachte immer, dass es die Scheidung meiner Eltern war, die meine schweren und chronischen sozialen Ängste und Depressionen ausgelöst hatten, aber die Empfindungen, die ich deshalb habe, sind harmlos im Vergleich zu dem starken Einbruch in meinem Leben ab der Pubertät. Dies lässt mich glauben, dass ich eher die Beschneidung als Ursache verdächtigen sollte, weil ich mich daran erinnere, dass die ganzen Qualen und die Angst genau in der Zeit anfingen, als ich sexuell erwachte.

Vielleicht ist es unmöglich, Antworten zu bekommen. Aber natürlich wünschte ich, ich hätte nur einen Menschen, mit dem ich sitzen und reden und erforschen könnte, ohne mich beschämt und schuldig zu fühlen, so als wäre ich derjenige, der etwas Schreckliches getan hat. Ich denke, dass mich das Schweigen mehr als alles andere ärgert.

Ich kann Fehler vergeben, aber nicht, wenn ich derjenige bin, der aufgrund von Fehlern anderer ständig bestraft wird.

Ich soll es wie ein Mann nehmen? Warum konntet ihr nicht warten, bis ich mehr als ein hilfloser Säugling war, als ihr mich zum Subjekt eures Blutrituals machtet? Was erwartet ihr, was ich als Mann jetzt darüber denke, wo ich weiß, dass ich auf brutale Weise so behandelt wurde, wie es selbst die schlimmsten Kriminellen nicht schlimmer tun können?

Wann immer ich Leute über Toleranz, Schutz der Schwachen, Vergebung und Dankbarkeit reden höre, denke ich an den Schrecken, der mir zugefügt wurde und der keiner Menschenseele leid tut. Alle diese Plattitüden und Ideale sind nichts als leere Worte. Meine eigenen Worte sind auch leer. Sie drücken so wenig aus, und sie helfen nicht, meine Verzweiflung zu lindern.

Brian
30 Jahre
Hawaii, USA
30. November 2013

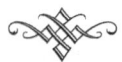

Tagebuch der Hautbrücken-Entfernung

Termin beim Arzt – 13. September 2013

Vor ein paar Wochen gelang es mir endlich, eine Ärztin zu finden, die Patienten annimmt, weil ich versuchte, meine Hautbrücken entfernen zu lassen. Nach den üblichen Fragen über die Familiengeschichte und so fragte sie mich, ob ich irgendwelche medizinischen Beschwerden hätte. Zuerst sagte ich „nicht wiiiirklich", so dass sie nochmal nachfragte.

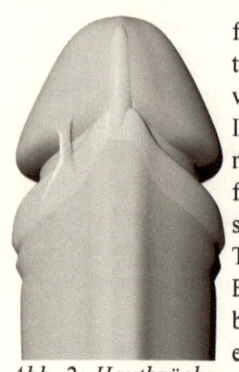

Abb. 2: Hautbrücke

Ich erzählte ihr, dass es um meinen Penis geht, und ich fragte sie, ob sie wüsste, was eine Hautbrücke ist. Sie schüttelte mit dem Kopf und erwiderte, sie hätte keine Ahnung, was eine Hautbrücke sei. (Ich mache ihr keinen Vorwurf!) Ich gab ihr eine rasche Zusammenfassung über unsachgemäße Pflege und Heilung usw. nach einer Beschneidung. Sie fragte, ob ich damit einverstanden wäre, dass sie mich untersucht, also sagte ich: „Ja, natürlich." Sobald ich auf dem Tisch lag, zeigte ich ihr, was ich meinte, indem ich auf jede Einzelne auf meinem Penis zeigte. Sie schien sehr mitfühlend bei der Sache zu sein und sah mein Problem ganz klar. Ich erwähnte die schmerzhaften Erektionen und die Probleme, die sie mir verursacht haben und dass ich darüber nachdachte, sie entfernen zu lassen. Sie sagte, sie würde mich an einen sehr guten Urologen in der Stadt überweisen. Im Begleitbrief hielt sie fest, dass sie meine Bedenken ernstnimmt und dass es eine „schlechte Beschneidung" gewesen war. Ich denke, sie hatte nicht ganz begriffen, wie Hautbrücken entstehen, aber egal.

Termin beim Urologen – 26. September 2013

Genau in dem Moment, als ich zur Tür hereinkam, verabschiedete der Urologe einen Patienten und nachdem ich meine Gesundheitskarte an der Rezeption abgegeben hatte, bat der Doktor mich herein. Er stellte rasch die üblichen Fragen (Rauchen, verheiratet usw.) und bat mich anschließend, ihm die Hautbrücken zu zeigen. Ich ließ meine Hosen herunter und zeigte sie ihm, er nickte und sagte: „Ja, ja, die müssen entfernt werden" und zeigte mir flüchtig, wo die Schnitte gemacht werden müssten. Er sagte, die Operation würde sehr, sehr einfach sein, nur etwa fünf Minuten dauern und die Wunde würde nach einem Tag heilen. Er meinte, ich sollte sie entfernt bekommen, weil es sonst im Laufe der Zeit passieren könnte, dass sie reißen und Infektionen hervorrufen.

Jetzt war es an mir, ihm ein paar Fragen zu stellen. Er sagte, es gäbe keine Einbußen an Empfindlichkeit in den Bereichen. Als ich Narbenbildung und Nähte ansprach, meinte er, das sei schwer zu beurteilen, bis er mit der Operation anfängt, aber er sagte, es würden wahrscheinlich nur minimale Narben bleiben, wenn überhaupt, und dass ich Glück haben könnte und nicht genäht werden müsste. Alles würde schnell heilen und, da ich in Kanada lebe, würde es mich nichts kosten. Die einzigen Risiken wären Blutung und Infektion.

Als ich ihn fragte, ob er irgendwelche Erfahrungen mit Hautbrücken-Entfernung hätte, sagte er: „Ja, ich habe viele gemacht, zu viele. Es ist Zeit, aufzuhören!" Um ganz sicher zu gehen, sagte ich: „Ich WILL KEINE weitere Beschneidung" und er erwiderte: „Natürlich nicht. Seien Sie unbesorgt. Ich werde nur die Haut entfernen, die Ihnen Probleme macht, nicht mehr und nicht weniger." Er wirkte sehr fachkundig und er sprach sehr schnell. Ich war nach drei Minuten wieder raus.

Ich nahm an, der Eingriff würde bedeuten, dass ich eine Injektion in meinen Penis bekomme, um ihn zu betäuben, gefolgt von einem milden Beruhigungsmittel, um mich während der Operation ruhigzustellen. Der Gedanke, dass irgendwas Scharfes an meinem Penis rumpiekst oder schneidet, macht mich nervös. Es sieht so aus, als wenn mein Penis zwei Mal zu oft einen Eingriff über sich ergehen lassen muss, aber ich will versuchen, das Ganze positiv zu sehen. Die Hautbrücken würden mir sonst ewig bleiben; ein Nadelpiekser vergeht nach zehn Sekunden wieder.

Blutuntersuchung – 14. Oktober 2013

Ich ging wieder hin, um einen einfachen Bluttest zur Vorbereitung auf die OP machen zu lassen. Ich war cool wie Bolle, bis ich die Nadel sah. Ich gab mein Bestes, um meine Gedanken davon abzulenken. Mein Herz raste trotzdem und am Ende war ich außer Atem. Ich war sehr nervös – vermutlich habe ich eine leichte Angst vor Nadeln.

Das war nur eine winzig kleine Nadel im Arm. Wie zur Hölle sollte ich eine Nadel in meinem Penis überstehen? Ich stelle mir vor, dass die überwiegende Mehrheit der Männer da draußen niemals eine Nadel in die Nähe ihrer Genitalien lassen werden. Ich sollte nicht sagen, wie leicht ich einer dieser Männer hätte sein können, wenn ich nicht beschnitten wäre, aber das ist genau, wie ich mich im Moment fühle.

Hautbrücken-Operation – 13. November 2013

Im Krankenhaus war ich sehr nervös. Meine Freundin fuhr mich hin und wir gingen zur Rezeption, um mich anzumelden. Ich fragte die Empfangsdame, welche Art von Operation ich erhalten würde, und sie sagte, eine Beschneidung (als ob ich nicht genug Sorgen hätte). Meine Freundin und ich sagten ihr, dass ich nicht deswegen hier sei, sondern wegen einer Hautbrücken-Entfernung. Die Dame rief das Operationsteam an und sie tauschten sich aus. Sie sagte, das sei nur ein allgemeiner Begriff und ich solle mir keine Sorgen machen usw.

Nicht wirklich überzeugt sprangen wir in den Fahrstuhl zum OP-Stockwerk und trafen dort auf eine Krankenschwester. Auch ihr sagten wir einmal mehr, ich sei nicht wegen einer Beschneidung hier, und fragten, ob es möglich wäre, den Arzt vor der Operation zu sehen, und sie sagte ja. Sie sagte mir, ich solle mir keine Sorgen machen, weil der Arzt es wahrscheinlich nur als „Zirk. Für x, y und z" notiert hat.

Ich bekam das OP-Hemd an und wartete in einem Aufwachraum mit meiner Freundin. Ich wurde extrem nervös, als ich mir vorstellte, dass ich den Doc nicht noch vorher sehen würde, oder falls ich erneut beschnitten würde. Wenn meine Freundin nicht da gewesen wäre, um mich zu unterstützen, wüsste ich nicht, wie ich das alles hätte durchstehen können. Ich kann ihr nicht oft genug danken, dass sie mich bei all dem so sehr unterstützt hat. Sie erinnerte mich an die erste Begegnung, die ich mit dem Arzt hatte, wo alles sehr gut verlaufen war. Er zeigte mir, wo er die Hautbrücken schneiden würde und dass er ansonsten nichts entfernen würde, nur die Haut, die mir Probleme bereitete. Wir mussten wohl fünfundvierzig Minuten gewartet haben und ich entspannte mich zusehends wieder und sorgte mich nicht mehr so sehr.

Eine anderer Krankenpfleger kam und brachte mich zum OP-Wartezimmer, wo er mich auf ein Bett setzte und mir eine IV-Spritze gab und mir erklärte, was nun geschehen würde. Er zeigte mir die Operationsdokumente, die ich unterschreiben sollte, um zu bestätigen, dass ich eine partielle Frenektomie[168] erhalten würde. Erneut stellte ich klar, dass ich keine vollständige Beschneidung oder irgendwas in der Art haben wollte, sondern nur die Entfernung der Hautbrücken. Er war ein sehr netter Pfleger und half mir großartig. Der Pfleger sagte, ich würde zunächst eine Betäubungsspritze in meinen Penis bekommen, bevor ich ruhiggestellt würde, was mich beunruhigte, weil ich wusste, dass ich dabei zu hundert Prozent bei Bewusstsein sein würde. Der Anästhesist schaute herein und wir diskutierten die Möglichkeiten und entschieden uns für die Penisspritze und Sedierung. Er sagte, ich würde mich nach der OP kaum noch daran erinnern, sondern danach wieder aufwachen und in Ordnung sein.

Der Urologe rauschte als nächster herein und sagte mir, ich solle nicht besorgt sein – er würde mich nicht beschneiden; er würde nur die Läsionen entfernen. Zu dem Zeitpunkt war ich sicher, dass ich mir keine Sorgen machen müsste, aus Versehen abermals beschnitten zu werden. Ich fing an, meinen Mut zusammenzunehmen, weil die Nadel kurz bevorstand. Ich wurde in den Operationssaal gebracht, wo der Anästhesist begann, mich an eine Maschine anzuschließen, um meinen Herzschlag zu messen usw. Ich sagte noch einmal zum Team, dass ich keine Beschneidung wolle, nur die Hautbrücken loswerden.

Außerdem teilte ich ihnen mit, dass ich die Betäubungsspritze noch nicht erhalten hätte, von der ich erwartet hatte, sie schon in dem Aufwachraum zu bekommen. Der Anästhesist erklärte mir, er würde die Narkosemittel jetzt hier steuern, da er das

---

168 *Frenektomie* ist die chirurgische Entfernung des Vorhautbändchens.

Gefühl hatte, es wäre besser für mich, da unten keine Spritze zu bekommen. Die Krankenschwestern waren alle sehr freundlich und der Anästhesist war sehr nett. Er verabreichte mir das Narkosemittel in meine Vene und gab mir etwas Sauerstoff. Das Nächste, woran ich mich erinnere, war, dass ich wach im Aufwachraum lag, ein wenig schläfrig.

Nachdem ich erwacht war, wurde ich zurück zu meiner wunderschönen Freundin gebracht, und ich war so glücklich, sie zu sehen. Ich zog mich an, bekam eine kleine Mahlzeit und etwas Saft, und dann machten wir uns auf den Heimweg (nicht, ohne vorher noch in der Apotheke ein Rezept für mich einzulösen).

Der Verband an meinem Penis ist sehr sauber und sicher. Ich darf ihn in zwei Tagen entfernen, indem ich ihn in Wasser einweiche. Abgesehen davon, dass ich Antibiotika und Schmerzmittel nehme und die Wunden kontrollieren soll, sollte ich in etwa zwei bis drei Wochen wieder auf dem Damm sein. Ich bin ängstlich und nervös davor, den Verband abzunehmen, aber ich muss warten, weil ich nichts versauen will. Ich habe keine Schmerzen in meinem Penis, abgesehen von einer sehr kleinen Reizung, die ich an der Unterseite meines Penis fühlen kann. Nahe meiner Harnröhre ist eine kleine Schwellung, die mir etwas Unbehagen bereitet, weil sie gegen meine Unterwäsche reibt. Ansonsten – keine riesigen Schmerzen, kein Blut, und ich habe seitdem schon wieder ein oder zwei Erektionen ohne weitere Probleme gehabt. Nach allem, was ich sagen kann, wurde ich nicht beschnitten, weil die Spitze meiner Eichel und der Schaft sich total normal anfühlen, was mich sehr erleichtert.

Das Einzige, was mich ein bisschen verwirrt hat, war, dass die Papiere von partieller Frenektomie sprachen. Wohlgemerkt, man könnte mir überhaupt kein Vorhautbändchen mehr entfernen. Es ist sehr schwer zu lokalisieren, woher die Reizung an meinem Penis kommt, vor allem, wo er jetzt total bandagiert ist. Also würde es mir eh nicht gut tun, mich zu sorgen. Er sagte, er würde die Hautbrücken entfernen und das wär's. Es gibt keine Brücken dicht am „Vorhautbändchen-Bereich", also wäre es sinnlos gewesen, da abermals zu schneiden. Wenn man es genau betrachtet, ist ein Vorhautbändchen in gewisser Weise ähnlich einer Hautbrücke, d.h., es ist mit der Eichel verbunden. Ich bezweifle, dass es ein schickes medizinisches Wort für das Entfernen einer Hautbrücke gibt, so dass sie den Begriff Frenektomie verwendeten. Die meisten Menschen wissen nicht einmal, was eine Hautbrücke ist, so dass ich mich mit diesem Wissen jetzt besser fühle. Der Arzt hat nicht mehr nach mir gesehen, weil er noch mehr Patienten hat, so dass ich annehmen kann, dass alles wie geplant verlaufen ist.

Nach der Operation – 15. November 2013

Einmal mehr wachte ich auf ohne Blut, Schmerz oder sonst was. Mein Penis fühlt sich immer noch wie gewöhnlich an, abgesehen vom Verband und einer erneuten leichten Schwellung an der Harnröhre. Ich habe die Antibiotika pünktlich genommen und auch die Schmerztabletten, wenn nötig (habe aber außer am ersten Tag als Vorsichtsmaßnahme keine genommen).

Nachdem meine wunderschöne Freundin mir das Mittagessen brachte, gingen wir zum Badezimmer, um damit anzufangen, den Verband zu entfernen. Wie weichten meinen Penis eine Minute lang im Salzwasser ein und fingen dann langsam an, die medizinischen Pflaster zu lösen. Nachdem das Klebeband größtenteils entfernt war, weichten wir ihn erneut ein. Die Bandagen gingen wirklich einfach ab, als wir sie nach und nach abwickelten. Endlich kamen wir bei der letzten Schicht an und ich war sehr aufgeregt, endlich zu sehen, was gemacht worden war. Die Spitze meines Penis war unbehandelt geblieben, wie ich es gedacht hatte. Meine Freundin sah sich alles zuerst an und sagte mir, nur die Hautbrücken seien behandelt worden. Erleichtert weichten wir meinen Penis ein letztes Mal ein und entfernten vorsichtig die letzte Bandage. Das Entfernen tat überhaupt nicht weh. Mein Penis ist ein wenig geschwollen und sieht ziemlich lustig aus durch das leichte Anschwellen in dem Bereich, wo die Hautbrücken verödet worden waren – drei Punkte auf der Unterseite meiner Eichel und vier Punkte auf meinem Schaft, wo vorher die Hautbrücken waren. Wow! Das war vielleicht ein Seufzer der Erleichterung! Ich ging rasch unter die Dusche, wobei ich mit meinem Penis vorsichtig war und packte ihn anschließend wieder ein, indem ich wenig Vaseline auf die Wunden gab, dann ein steriles Tuch, das ich anschließend mit einem Verband umwickelte und mit Pflaster festklebte.

Dieses Abenteuer ist fast überstanden und jetzt muss ich nur noch heilen. Ich kann meiner wunderbaren Freundin nicht genug für alles danken, was sie für mich getan hat.

Young Man
22 Jahre
Kanada
September - November 2013

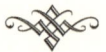

Unterbewusster Schaden und Heuchelei

Ich akzeptierte meine Beschneidung und erlebte beim Heranwachsen eine Gehirn-wäsche, so dass ich glaubte, es sei besser, beschnitten zu sein, weil es „sauberer" sei. Ich fühlte mich den anderen Jungen in der Schule gegenüber „überlegen", die unbe-schnitten geblieben waren, und damals war es mir unverständlich, dass einer meiner intakten Freunde, dessen Mutter eine Ärztin war, ihn intakt behalten hatte. Wusste sie das nicht?

Es störte mich immer, dass ich auf den Familienalbum-Fotos so unglücklich aussah. Während der Kindheit und des Heranwachsens habe ich immer versucht, es zu „korrigieren" (indem ich mir zur Gewohnheit machte, meinen Vorhautrest über meine Eichel zu ziehen). Tatsächlich wurde daraus so etwas wie ein „Witz" unter meinen Schwestern – dass meine Hand wohl für immer in meiner Hose stecken würde! Zu Beginn eines jeden neuen Schulhalbjahrs erschien in der Zeitung eine Werbung für Knabenunterwäsche, in der es hieß: „Schicken Sie ihn behaglich zurück zur Schule." Rückblickend betrachtet ist die Vorhaut die behaglichste Bedeckung des Penis.

Warum war ich also so unglücklich auf den Familienfotos? Ich genoss die Er-ziehung einer liebenden Familie. Zwei Eltern, ein Bruder und zwei Schwestern. Wir alle waren wohlgeraten und gesund. Ich erkenne, dass ich unbewusst in der Angst lebte, vollständig kastriert zu werden. – Wenn meine Eltern, von denen man an-nimmt, dass sie mich beschützen, doch erlaubt hatten, dass ich beschnitten werde, könnten sie nicht auch weiteren Schaden erlauben?

Einmal in den Schulferien kam meine Mutter sichtlich schockiert vom Einkauf zurück. Ich war zuhause und muss so etwa zwölf gewesen sein. Bevor sie ihre Familie gegründet hatte, war sie eine Kindergarten-Erzieherin (und liebte daher Kinder). Was sie so in Rage versetzt hatte, war, dass sie in einem Geschäft mit angehört hatte, wie eine Mutter zu ihrem kleinen Jungen sagte: „Wenn Du nicht artig bist, werd' ich ihn abschneiden."

Sie war schockiert, dass jemand das zu einem Kind sagen konnte, weil Kinder alles wörtlich ernst nehmen. Sie nahm an, dass die Mutter meinte: „Ich werde Deinen Penis abschneiden." Aber ich empfand es irgendwie als (ohne Absicht) geheuchelt von meiner Mutter, weil sie den Ärzten erlaubt hatte, meine Vorhaut (also einen Teil meines Penis) abzuschneiden.

Meine Mutter hatte einen Bruder und vier Schwestern. Ihr Bruder war intakt, genau wie ihr Vater. Traurigerweise heiratete sie meinen Vater, der beschnitten war, und so stand ihm die Entscheidung zu, dass mein Bruder und ich beschnitten werden. Falls meine Mutter mehr über die Funktionen der Vorhaut gewusst hätte, hätte sie vielleicht meinen Vater nicht geheiratet oder nicht erlaubt, dass wir sexuell ver-stümmelt werden.

Ich versuche gerade, das schützende Penislager[169] wiederherzustellen, das die Vorhaut ist. Es gibt viele einmalige Komponenten, das Vorhautbändchen und das gefurchte Vorhautband, die ich nicht werde reparieren können. Sie sind für immer weg. Sehr schade.

Eltern sollten erkennen, dass sie, wenn sie ihre Söhne beschneiden lassen, ihre zukünftigen Schwiegertöchter zu lebenslänglich frustrierendem, schmerzhaftem Sex verdammen.

Warum sind wir so arrogant, dass wir das Gefühl haben, wir könnten das, was Gott oder die Evolution entworfen haben, noch verbessern? Jede andere Säugetier-Spezies hat eine Vorhaut. Sie existiert offensichtlich aus gutem Grund. Das Amputieren ist also reine Unwissenheit.

Georged
53 Jahre
Südafrika
6. November 2013

---

169 Die Vorhaut fungiert als lineares Lager, denn sie dient der freien Vor- und Zurück-Bewegung.

Die rote Pille schlucken

Ich bin weiß und männlich. Ich wurde am vierten Tag nach meiner Geburt beschnitten, aber ich wusste niemals wirklich, was das bedeutete. Es war niemals Thema in meinen Biologie-/Anatomie- und Sexualkunde-Unterrichtsstunden an der Oberstufe. Ich dachte niemals wirklich darüber nach.

Jetzt studiere ich und erst vor zwei Monaten schaute ich mir wirklich mal die Narbe auf meinem Penis an und fragte mich, was geschehen war. Also schlug ich es nach und las. Ich las eine Menge: eine schreckliche, schreckliche, entsetzliche, mir das Herz zerreißende Menge. Ich fragte zwei meiner besten Freunde, ob sie jemals wahrgenommen und darüber nachgedacht hätten, was geschehen war. Hatten sie ganz offensichtlich. Und sie waren genauso verdammt sauer wie ich.

Schlimmer noch, einer ist ein Medizinstudent und der andere Ingenieur für Biomedizin. Beide erwähnten, dass die menschliche Vorhaut in ihren Schulbüchern auffällig ausgelassen oder nur vage beschrieben worden war. Und das nicht nur irgendwo auf irgendeiner dummen Medizinschule. Das war die gottverdammte „Johns Hopkins Medicine"-Universität, eine der besten, wenn nicht die beste Medizinschule des Landes.

Zu diesem Zeitpunkt hatte ich noch nichts über die Nerven im gefurchten Band oder den Vorhaut-Schnürmuskel [die Vorhautöffnung] oder das innere Vorhautgewebe gelesen, das als Weichmacher für die Eichel dient. Ich wusste nur, das irgendetwas fehlte. Also las ich weiter. Ich verschlang alles.

Ich fühlte mich so, als ob die Freiheit und die alles durchdringende Kenntnis im Internet wie Morpheus war, und er hatte mir die Blaue Pille und die Rote Pille gezeigt.[170] Wie schwer es ist, letztere zu schlucken, wissen alle beschnittenen Männer, die in der Lage sind, die Scheuklappen vollständig herunterzureißen, welche die Gesellschaft ihnen durch Unterlassungslügen aufsetzt.

Ich hatte schon immer eine Amputationsangst. Ich wusste, wenn ich jemals einen Arm oder ein Bein verlieren sollte, würde ich lieber vorziehen, zu sterben, als ohne vollständigen menschlichen Körper weiterzuleben. Als ich im übertragenen Sinne die rote Pille schluckte, wurde mir bewusst, dass ich tatsächlich ein Amputierter war, und das schon mein ganzes Leben lang mit Ausnahme von drei Tagen.

Während der letzten drei Wochen habe ich so viel geweint, dass jetzt nicht einmal mehr Tränen kommen. Ich versuchte, mit meinen Eltern zu sprechen, aber sobald ich sagte, dass ich sauer über meine Beschneidung sei, schickten sie mich augenblicklich weg. Ich hatte das Gefühl, dass die einzigen Menschen, von denen ich immer an-

---

170 Für die alten Griechen war Morpheus der Anführer der Traumgeister und gaukelte den Schlafenden eine trügerische Wirklichkeit vor. Im Film *Matrix* hat Neo die Wahl zwischen einer blauen Pille, die ihm erlauben würde, in der konstruierten Welt der Matrix zu bleiben (so wie die meisten beschnittenen Männer in einem „Koma" bleiben) und der roten Pille, die ihm gestatten würde, zu entkommen und die Wirklichkeit zu sehen.

nehmen sollte, dass ich mich an sie wenden könnte, mich im Stich ließen. Meine Mutter, der Inbegriff des Lebens für mich, weigerte sich, mich in den Arm zu nehmen und als das Baby zu wiegen, für das sie mich immer noch hält. Mein Vater, ein jüdischer Mann, der Speck isst und niemals in die Synagoge geht, gab zur Antwort: „Ich war jüdisch, es ist Tradition, etwas, das ich an Dich weitergebe." Das war alles, was er zu sagen hatte.

Ich werde auf die Einzelheiten noch eingehen, aber meine Mutter und mein Vater sagten, sie „wussten", dass es nur ein Stück Haut ist, dass ich aus einer Mücke einen Elefanten machen würde, und drohten sogar, mich zu verleugnen: („Es ist die Religion Deines Vaters! Du solltest [darüber] nachdenken, wenn Du weiterhin ein Mitglied dieser Familie sein willst.!") Sie weigerten sich strikt, auch nur darüber zu sprechen, geschweige denn irgendwelche Informationen von mir anzusehen, die zeigen, welch eine barbarische, rituelle, teilweise Schwanz-Amputation es in Wirklichkeit ist.

So ziemlich die meisten Leute, die ich kenne, einschließlich meiner Eltern, denken, dass die Vorhaut nur zusätzliche Penisschafthaut ist. Schneidet man ein bisschen ab, ist alles andere noch immer in Ordnung. Mein Vater hat das sein ganzes Leben lang nie in Frage gestellt; er konnte nicht verstehen, warum ich das tat und tue. Um den Schmerz noch schlimmer zu machen, offenbarte er mir, dass mein Großvater intakt ist. Ich weiß nicht, wie mein Großvater, der sein Leben mit einem funktionierenden, empfindsamen Schwanz verbracht hat, seinen Sohn beschneiden konnte, selbst als Jude!

Auch dies muss ich noch herausfinden. Meine Mutter ist Methodistin und ebenfalls nicht fromm. Sie geht niemals zur Kirche oder macht sonst irgendwas im entferntesten Sinne Religiöses. Als ich geboren war, vereinbarten sie, meinem Kopf keine Religion aufzuzwingen und mich ohne aufwachsen und selbst entscheiden zu lassen. Das war nett von ihnen. Zu blöd nur, dass sie zuließen, dass mein Vater stattdessen seine Religion meinem Körper aufzwang.

Ich fand nur Trost und Menschen, die mir zuhören wollten, in Form meines Hundes, meiner Freundin und meines Neffen (auch jüdisch geboren, aber nicht selbst Jude … wenngleich beschnitten).

Selbstmord und die rücksichtslose Jagd auf meinen Beschneider (der noch lebt und von dem ich zufällig den Namen, ein Foto und Adressen habe) sind mir in den Sinn gekommen. Ich weiß, dass das Teil der Trauerarbeit ist. In den letzten paar Tagen war ich in der Lage, zu funktionieren, aber ich habe immer noch jeden Tag diese allgegenwärtigen emotionalen Schmerzen und Angst ganz hinten in meinem Bewusstsein. Wahrscheinlich gehe ich recht in der Annahme, dass das nie ganz weggehen wird.

Ich habe Horrorgeschichten von Männern gehört, die es mit vierzig oder fünfzig nicht mehr schaffen, ihn hochzukriegen. Dies sind die Männer, die kaum noch irgendetwas spüren und ihre Frauen zu Hackfleisch stoßen, um zum Orgasmus zu kommen, und die fünf Tuben Gleitmittel pro Monat verbrauchen, nur, um ihre Frauen trotzdem zu Tode zu scheuern. Ich vermute, dass eine Ersatzvorhaut viele dieser Probleme wirklich lösen kann.

Es traf mich wie ein Schlag ins Gesicht, als ich über all die Teile las, die entfernt werden. Es ergibt auch absolut Sinn. Ich bin in der „glücklichen" Lage, noch mein Vorhautbändchen zu haben und ich habe genügend schlaffe Haut im unerregten Zustand, um 80 % meiner Eichel bedecken zu können, wenn ich sie in dem Moment nach vorn ziehe. Die einzige Art, wie ich zum Orgasmus kommen kann, ist mit viel Handgriffdruck, und ich habe festgestellt, dass ich immer einen Zeigefinger so halte, dass er das Vorhautbändchen reiben kann – wenn ich das nicht mache, kriege ich keinen Orgasmus. Wie beschissen ist das denn? Ergibt absolut Sinn. Zudem noch, wie bei allen anderen, ist meine Eichel trocken und rissig und fühlt außer Schmerzen so gut wie nichts mehr.

Meine Freundin hat eine Weile versucht, es mir mit dem Mund zu machen und ich war so enttäuscht – ich konnte kaum irgendwas fühlen. Zugegeben, sie hatte null Erfahrung, also machte sie nicht viel mehr als einen Lutscher zu lecken, aber ich war so deprimiert, weil ich weder die tastende Oberfläche ihrer Zunge noch die Wärme ihres Mundes fühlen konnte. Ich dachte, es sei ein grausamer Scherz der Natur, dass meine Fingerspitzen sie mehr fühlen, als es mein Schwanz vermochte.

Jetzt ergibt das alles einen perfekten, schrecklichen, ungeheuerlichen Sinn.

Ich fühle mich so, als ob mein Leben niemals mehr sein wird, was es einmal war. Fünfzehn Minuten Operation, und ein Leben lang Entbehrung, Scham, psychisches Trauma, und die Frage „Was wäre wenn?"

Und der Bastard lebt immer noch.

Zum Konstruktiven dieser Sache gehört, dass ich entschieden habe, mit dem Wiederherstellen anzufangen. Ich habe genug lockere Haut, wenn er schlaff ist, also warum zum Teufel nicht, oder? Zu meiner großen Überraschung unterstützt mich sogar meine Freundin, die eine Muslima ist. Zugegeben, sie versteht es nicht, aber sie kennt meine Schmerzen und hat sie gesehen.

Falls ihr all das gelesen habt, vielen Dank. Es ist ein ziemlich schräger Bericht. Vielleicht können meine Eltern ihn eines Tages lesen.

Jeffrey
25 Jahre
Manhattan, USA
21. April 2010

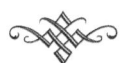

Mit meinen Eltern reden

Ich hatte gerade ein langes Gespräch mit meinen Eltern darüber beendet, wie ich mich wegen der Beschneidung fühle. Ich erzählte ihnen, dass ich es als Verstümmelung ansehe und wie ekelhaft unfair ich es finde, dass Frauen geschützt sind, aber Männer nicht. Ich zeigte ihnen sogar eine Liste dessen, was durch die Beschneidung verloren geht und was schief gehen kann. Mein Vater meinte immerzu: „Schau, hier heißt es ‚wurde nicht eingehend untersucht'", sobald er solche Stellen fand, als wenn das etwas entschuldigen würde.

Ich sagte ihnen, dass ich mich nur wie ein halber Mann fühle – dass ich mich unvollständig fühle. Ich sagte ihnen, dass das, was sie mir angetan hatten, mein Leben ruiniert hat, unabhängig davon, ob sie damals dachten, sie tun das Richtige oder nicht.

Mein Vater sagte, dass alle unbeschnittenen Männer, die er jemals kennengelernt habe, Infektionen hatten. Ich weiß, dass das nicht stimmt. Wie antworte ich darauf? Meine Mutter sagte, sie dachte, die Vorhaut sei eklig. Ich sagte ihr: „Du denkst, ein ausgetrockneter, zerschnittener Penis ist besser?" Alles, was ich möchte, ist, dass sie mir in die Augen schauen und mir sagen, dass es ihnen aufrichtig leid tut, dass sie mich beschneiden ließen, und dass sie traurig darüber sind, wie es mich beeinträchtigt hat.

Ich erzählte ihnen sogar, dass ich schon seit anderthalb Jahren restauriere. Ich sagte: „Es ist, als ob ich langsam einen Schwarzweißfernseher in einen recht ordentlichen Farbfernseher verwandle, aber es macht mich immer noch wütend, zu wissen, dass ich ursprünglich mal einen HD-Fernseher mit Surround-Sound und 1.000 Kanälen haben sollte."

Joseph
23 Jahre
Oregon, USA
19. Oktober 2011

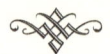

Der ewige Schrei

Ich habe nachgedacht, wie ich meinen Zorn darüber ausdrücken könnte, dass mein Penis verstümmelt wurde, als ich ein neugeborenes Kind war. Ich möchte auf verschiedenen Wegen zum Ausdruck bringen, wie sehr dies ein ewiger Schrei für mich war, etwas, das alle Aspekte meines Lebens beeinträchtigt hat.

Ehrlich gesagt ist der beste Weg, sich wirklich eine dieser Operationen anzusehen und die Schreie des armen Kindes zu hören. Ich möchte das arme Kind nicht als Versuchskaninchen benutzen, aber sein Leiden könnte genauso gut etwas Gutes in der Welt bewirken.

Bei vielem von dem, was ich sagen will, wusste ich bis vor kurzem nicht einmal, warum ich das dachte oder tat. Als Kleinkind habe ich ohne Erfolg versucht, meinen Peniskopf zurück in die Vorhaut zu schieben. Der Grund dafür war, dass es sich angenehmer anfühlte und mich weniger irritierte, wenn er in die Vorhaut zurückgeschoben war. Zugegeben, ich schaffte es nicht, ihn ohne Mühe dort zu halten und gab schließlich auf, aber ich hab's zumindest versucht.

Als ich heranwuchs und ein Teenager wurde, war ich immer durch die Tatsache berührt, dass ich dachte, mein Penis sieht seltsam aus. Ich dachte immer, er sieht falsch oder sogar krank aus. Mein Penis sah allerdings aus wie jeder andere Penis, den ich gesehen hatte – mit Ausnahme eines Jungens, dessen Penis scheinbar so aussah, als ob er komplett in seine Eier hineingeschoben sei. Er sah klein aus und hatte ein riesiges Pipi-Loch. Als ich Beschneidung und ihre schrecklichen Auswirkungen für mich entdeckte und Bilder von beschnittenen Penissen sah, die außerordentlich schiefgegangen waren, sah einer genauso aus wie dieser Penis, von dem ich mich entsinne, ihn gesehen zu haben. Armer Kerl, es ist eine Schande, dass mein Altersgenosse selber gar nicht wusste, dass das der Grund war, warum sein Penis etwa so aussah wie in einem Science-Fiction-Filmexperiment.

Als ich ein junger Erwachsener war, und selbst später als Erwachsener sah mein Penis für mich immer krank aus. Er sah niemals gesund aus, aber ich konnte nicht herausfinden, warum. Also habe ich immer gedacht, mein Penis sehe falsch aus, aber ich wusste niemals, warum dies der Fall war. Vielleicht erklärt dies auch, warum ich schüchtern beim Pinkeln bin? Vielleicht ist es, weil ich mich im Grunde meines Herzens über meinen eigenen nackten Körper schäme, weil ich ihn als deformiert ansehe?

Ich würde sagen, während eines Großteils meines Lebens hatte ich verschiedenste wiederkehrende Alpträume/Träume/Tagträume. Aus irgendeinem Grund habe ich immer wieder einen sich wiederholenden Alptraum, dass mein Penis abgeschnitten wird. Ich wusste nicht, wie der Bereich, der abgeschnitten wird, genannt wird, was ich erst heute weiß. Anscheinend habe ich schon einen Großteil meines Lebens hindurch einen Traum, in dem mein Penis direkt an der Verstümmelungsnarbe abgeschnitten wird. Sehr selten war da auch dieser Alptraum, dass ein anderer Bereich meines Penis abgeschnitten wird. Ich kann das nicht vergessen. Es ist immer entweder ein Messer oder eine Schere, die da in einem dunklen Raum nach unten geht und ihn abhackt, und ich bin wehrlos, aber noch nicht festgebunden, und ich schreie in Höllenqual. Es ist ein lebenslanger Alptraum der Höllenqual. Ja, ich habe mich daran gewöhnt, aber ich frage mich wirklich, ob das nicht von meiner Verstümmelung herrührt. Ich frage mich, ob meine Hilfeschreie als Kleinkind, die unbeachtet blieben, der Grund dafür sind, dass ich die letzten 30 Jahre über davon träume, dass mein Penis direkt an meiner Beschneidungsnarbe abgeschnitten wird? Als ich diesen Traum das erste Mal hatte, schrie ich und es war erschreckend, aber er verschwand niemals. Ich weine jetzt, weil ich weiß, dass ich immer und immer und immer wieder etwas durchlebe, was in den ersten Stunden meines Lebens passierte.

Ich habe ebenfalls gelernt, dass die chronischen gelegentlichen Schmerzen, die ich am Penis empfinde, von der Narbe stammen, die direkt dort sitzt, wo der Penis-kopf beginnt. Dieser Schmerz wird besonders deutlich, nachdem ich masturbiert habe. Nicht bei jedem Mal, aber oft genug, dass ich ihn wahrnehme.

Ich habe gelernt, dass meine verlorene Vorhaut es leichter machen würde zu masturbieren, ohne Pornos anschauen zu müssen. Ist das der Grund, warum ich so Porno-süchtig bin? Dazu kommt, mit Pornos kommt man nicht an Frauen – sie machen es nur schlimmer. Ist das, und dazu die Tatsache, dass ich einen ver-stümmelten Penis habe, und dazu noch, dass ich immer gedacht habe, dass mein Penis krank aussieht und ich ständig träume, dass er mir abgeschnitten wird, ein weiterer Grund, warum ich bei Frauen nicht lande?

Als ich geboren wurde, hatte mich die Nabelschnur fast erwürgt. Vielleicht wollte mein Säugling-Ich lieber sterben als verstümmelt zu werden. Das mag verrückt klingen, aber Babys im Mutterleib können wirklich Dinge hören. Ich wurde jedoch wiederbelebt, weil ich leblos geboren war. Das war ein Trauma, eine Tatsache, die ich kenne, einfach deswegen, weil es die Nerven in meinen Ohren geschädigt hat, so dass ich einen Hörschaden habe und wer weiß, was sonst noch. Die Ärzte nannten es Geburtstrauma. Ich bin nicht sauer darüber, weil sie es geschafft hatten, mich wieder-zubeleben. Aber ich kann mir nicht helfen und frage mich, welche Auswirkungen das auf mich hatte, zusammen mit dem Trauma, dass kurz darauf mein Penis ver-stümmelt wurde. Ich stelle mir vor, man muss ein grausames, krankes Monster sein, um ein totes Baby nur wiederzubeleben, damit man seine Genitalien verstümmeln kann, während man dem armen Baby erzählt, es sei nur zu seinem Besten.

Ich weiß, dass ich ein natürliches Misstrauen gegenüber Frauen hatte, als ich aufwuchs. Ich hatte niemals eine vertrauensvolle Beziehung zu meinen Eltern, vor allem nicht zu meiner Mutter. Als ich Teenager war, wurde die Beziehung zwischen meiner Mama und mir noch angespannter, bis zu dem Punkt, an dem sich etwas ereignete und ich zwei Jahre meines Lebens vergaß. Im Laufe der Zeit habe ich ihr irgendwann in meinem Herzen verziehen. Ich habe es ihr nie gesagt, weil da jedes Mal, wenn mir das Problem vor Augen kam und ich darüber nachdachte, eine unaussprechliche Sache war, die ich nicht mit Fingern greifen und die ich nicht verzeihen konnte. Ich dachte darüber nach und habe meine Seele durchforscht und wirklich versucht, meinen Frieden damit zu machen. Ich dachte, ich hätte es, aber dann stolperte ich über das Thema Beschneidung.

Als Teenager litt ich sehr an Depressionen und Selbstmordgedanken. Ich wurde ein bisschen auf die dunkleren Elemente des Lebens fixiert. Ich frage mich, wieviel davon wohl ein Ergebnis meiner Geburtstraumata ist. Ich kann nicht 100-prozentig sagen, dass es so oder so ist, aber ich denke, ich kann mit 90-prozentiger Sicherheit sagen, dass viel von dem Leid, das ich beschrieben habe, ein Ergebnis meiner Kindheit und seines Traumas – meines doppelten Geburtstraumas ist. Ich habe viel über das Thema gelesen.

Ich habe es sogar teilweise verstanden und war wohl nicht völlig verrückt, aber dann sah ich ein Beschneidungsvideo. Ich sah zuerst einen Link zu einem und musste zwei Tage nachdenken, bevor ich entschied, ihn anzuklicken und es anzusehen. Ich war entsetzt. Es war, als ob mich eine alte Erinnerung getroffen hätte, und sie traf mich hart. Normalerweise bin ich nicht leicht emotional aufgelöst, aber ich konnte nicht aufhören, vor dem Computer zu heulen. Ich weinte viele Stunden lang. Ich war wirklich in Rage vor Wut.

Ich wurde überwältigt von dem Wunsch, diese Monster zu quälen. Sie müssten ohne Betäubung kastriert werden (mit Riechsalz in Griffweite, so dass sie immer wieder aufgeweckt werden können, falls sie ohnmächtig werden) und natürlich auf die altmodische Weise mit einer Schere und dann ins Gefängnis gesperrt. Es müsste Spiegel geben, die so platziert sind, dass sie die Operationswunde sehen können, und ihre Augen würden mit Klebeband offengehalten, damit sie sie nicht verschließen und wegsehen können. Diese Leute sollten leiden. Ich war total dafür, mit diesen „Ärzten" Menschenexperimente zu machen. Ein guter Anfang wäre, die Verbrechen aus dem Film *„Human Centipede – Der menschliche Tausendfüßler"* zu wiederholen. Mein Standpunkt war, dass sie leiden müssten, und ich wollte sie schreien hören, am besten noch, während man ihnen, genau wie den Babys, erzählt, das alles sei nur zu ihrem Besten.

Wissen Sie, wenn ich ein Beschneidungsvideo ansah, war es wirklich so, als wenn ich mich an meine eigene erinnern könnte. Es scheint so, als könnte ich mich an die schrecklichen Schmerzen und meine Schreie erinnern. Ich weiß, dass mein Säugling-Ich nichts weniger tat, als Rache zu schwören. Es mag seltsam klingen, ein Neugeborenen-Gedächtnis zu haben, aber es ist wirklich so, als würde man eine verschollene Erinnerung wiederentdecken und die verlorene Erinnerung war aus einer Zeit, in der man vergewaltigt worden war. Ich weiß, dass ich in dem, was ich bisher niederschrieb, nicht als besonders aggressiv 'rüberkomme, abgesehen von einem Absatz, aber meine Wut ist mit Worten nicht beschreibbar. Es gibt keine Worte für meine Wut, so dass ich mir nicht die Mühe machte, sie ständig zu beschreiben, sondern stattdessen lieber erklären wollte, wie dies alles mein Leben beeinflusst hat.

In meiner Vorstellung ein neugeborenes Baby zu sehen, dessen Penis gerade verstümmelt wird, ist wie einen schrecklichen Alptraum anzusehen. Es ist, als ob man einen Horrorfilm im wahren Leben erlebt. Ich stelle mir vor, wie das arme Kind zuerst schreit, und niemand schert sich drum. Wenn sein Penis vorbereitet ist, sehe ich, wie der Teufel zu lachen beginnt. Wenn an seinem Penis herumgestochert wird, kann ich das fieberhafte Gelächter der Hölle um das Kind herum hören und ich kann sehen, wie die Verbindungskette zu seiner Mutter schon fast zerrissen ist. Ich kann die Ketten des Teufels sehen, die eine Seele in die Hölle zerren, indem sie dieses arme Kind ergreifen, während der „gute" Doktor auf sein Geheiß all das Teuflische tut. Wenn der größte Teil der Vorhaut abgeschnitten ist, höre ich, wie der schrecklichste Schrei ausgestoßen wird – ein Schrei, der durch das ganze Universum gellt. Ich sehe, wie der Himmel auf die Gabe des freien Willens herabweint, den Menschen haben. Ich sehe Tränen, die von Gott und den Engeln kommen. Wenn das letzte Stück Vorhaut abgerissen wird, weil der Doktor immer ein kleines Stück Vorhaut übriglassen muss, schreit das Baby ein letztes Mal und dieses reine und unschuldige Kind wird bei dieser Gelegenheit mit Ruß geschwärzt.

Seine Bindung zur Mama ist zerbrochen und ersetzt durch die Teufelskette, die jetzt die Bindung ist, die er zur Mama haben wird. Sein Schutzengel, bekannt als „Mama", wurde jetzt sein Schutzteufel. Ich sehe durch diesen ewigen Schrei, dass er von diesem Moment an dem Kind sein ganzes Leben lang folgen wird. Dieser Schrei wird sicherstellen, dass sein Sexualleben miserabel ist, sein Penis deformiert sein wird, sein Gehirn verändert, seine Männlichkeit zerstört und eine ganze Reihe anderer Dinge ihm folgen wird, so dass dies sein endlos ewiger, niemals endender Schrei sein wird. Lange nachdem sein Schrei den Himmel durchdringt, wird er eine Erinnerung daran mit sich tragen, dass Menschlichkeit eine böse und gemeine Schöpfung ist. Er wird daran erinnert werden, dass Gott in der Tat weinte und bereute, dass er seine Schöpfung, bekannt als der Mensch, während der Tage von Noahs Sintflut geschaffen hat. Der Teufel wird weiterhin in dem Haus und den Körpern von Ärzten leben, die solche Operationen durchführen. Dieser Junge wird für immer wissen, dass die Menschheit ihr Geschenk des freien Willens für das reine, unzensierte, unverfälschte Böse verwendet hat.

Man kann viel über eine Gesellschaft lernen, indem man schaut, wie sie ihre Kinder behandelt. Ich bin ein Amerikaner und ich liebe die Ideale und die Verfassung und das, was unsere Gründer geschaffen haben, wirklich. Ich bin ein Christ und ich liebe die Evangelium-Prinzipien wirklich, aber hierfür kann ich keine Vergebung sehen. Ein kurzer Hinweis für Christen und Mormonen-Christen: Ihre Schriften verdammen diesen Akt tatsächlich. Das Neue Testament sagt, es ist, als ob man glaube, es gäbe keinen Christus, und die Schriften der Mormonen nennen es Feierliche Verhöhnung von Gott. Sie, meine Mitchristen, verspotten feierlich den gleichen Gott, von dem Sie behaupten, ihn zu ehren.

Der ewige Schrei

Die Schreie all dieser Baby-Jungen in Amerika verdammen uns alle. Die Tatsache, dass wir es nicht mit Baby-Mädchen machen, sagt mir zudem, dass Baby-Jungen wenig Wert haben. Amerika hat sich in eine Gesellschaft von Frauen verwandelt, die die Männer verdammt. Der Anführer der Welt, die einzige Supermacht hat gesagt, wenn Du ein Junge bist, bist Du des Teufels. Welche Hoffnung gibt es für dieses Land, wenn die Schreie von Baby-Jungen uns vor einem gerechten Gott verdammen? Ich bin so traurig. Ich bin wütend und ich weine wegen all dem. Möge Gott sich unserer Seelen erbarmen für das, was wir aus den Privilegien gemacht haben, die wir haben, weil wir in einem Land leben, das der Anführer der freien Welt ist.

Wie kann die nächste Generation von Männern als Männer aufwachsen, wenn sie in Wahrheit nur halbe Männer sind, deren wirkliche Männlichkeit so ziemlich amputiert wurde? Sie sind fast kastriert. Welche Art von Männern werden sie sein? Ich weine meinetwegen und wegen Amerika, weil es seine neugeborenen Baby-Jungen „kastriert". Meine Schreie sind laut und sie sind endlos. Falls meine möglichen zukünftigen Söhne mich hören können, ich will lieber umgebracht werden, als zuzulassen, dass sie euch „kastrieren". Gott, schicke mir Deine Söhne: Sie werden in meinen Händen sicher sein. Das ist der einzige Silberstreif am Horizont für mich.

Kayne
29 Jahre
South Carolina, USA
28. Februar 2014

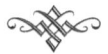

Der Gärtner

Wieder der Rasierer
Küsste meine Lippen,
Vom tropfenden Tau
Er konnte süßlich nippen.

Er hungert nach dem Aroma,
Keine Reue ihn hält,
Er begehrt die Membranen, die er erhält.

Der Altar ist bereit,
Ritual beginnt,
Noch keine Traumazeit,
Zittern macht sich bläulich breit,
Wie Deine Knospe glitzert.
Gärtner gewalttätig,
Das Scheren ist Teil
Des Systems. Schrill,
Schrill sind die Schreie, wenn er ihn schneidet!

Gitter aus Nägeln, verrückter Mann,
Knirschen hinunter bis auf
Den Stiel. Blaue Rose,
Deine Blütenblätter sind geschält,
Roh ausgesetzt und lose!

Der Gärtner

Lebend gehäutet, unnatürlich
Zurückgezogen sind die Kiefer,
Sehnen klebrig, er leckt,
Verschlingt die Blütenblätter.
Rosenblüte krümmt sich, schreit
Vor Entsetzen, als er reißt.

Blasse junge Blume,
Einst voll Leben, jetzt so furchtbar krank!
Erde blutgetränkt von milchigen Blattspitzen.

Der Rasierer schor die Blüte,
Zerstört sind alle Pollen.
Empfindsames Gewebe geschunden,
Der lebendige Weinstock ist gefällt.
Schwer verstümmelte Blüte –
Trostlos, für immer.

Jaime Banks
30 Jahre
Pennsylvania, USA
31. Dezember 2013

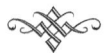

Die Reise zu meiner wahren Männlichkeit

Blick' ich zurück auf meine Lebensreise,
Möcht' manchmal ich nur weinen,
Mir fehlt etwas, ich weiß nicht, was,
Schüchtern und schamvoll, wenn ich allein,
Ich stell' diese innere Bestie infrage,
Was könnte mir fehlen? Ich schreie laut,
Empfang' keine Antwort, nur Schweigen,
Weil jeder nur schaut.

Das Band von Natur und Mensch ich niemals bedachte,
Bis ich entdeckte, was mir widerfahren war,
Ein Opfer, unnötig, grausam, barbarisch,
Grund für mein Unvollkommensein, Sklaverei fürwahr,
Jeder Tag, den ich wahrnehm', ist wie ein Trauertag,
Über meiner Seele Last nur nachzudenken,
Tiefer der Schnitt, als sie dachten, bis in mein Herz,
Würd' jemand mir doch, einmal ganz zu sein, nur schenken.

Im Versuche, es zu tragen, sucht' ich überall und fand 'nen Weg,
Traf meine Wahl und stell' mich Stück für Stück nun wieder her,
Und wenn ich auch nie wieder ganz sein werde, halt' ich fest daran,
Hoffend, mit Harmonie fällt mir das Gleichgewicht nicht schwer,
Und mag der Weg auch noch so mühsam sein,
Durch Ungeduld, Kritik und aus der Bahn geworfen werden,
Ist Ruhe meiner Seele, wenn auch noch so fern, doch greifbar,
Ich halte fest an dieser Reise in meine wahre Männlichkeit,
Und drehe jede Seite um, das wahre Leben nun zu finden.

Die Reise zu meiner wahren Männlichkeit

Die Schmerzen, die ich ausgehalten habe,
Wissend um meiner Notlage Leid und Krampf,
Verletzt, beraubt, geschändet zu sein,
Deshalb steh' ich auf wie viele and're Männer zum Kampf,
Mach' mich auf zum Schlachtfeld,
Um zu schützen, dass keine Jungen mehr im Leben
Ihren wertvollsten Teil verlieren,
Die natürliche Vorhaut, von Anfang an von Gott gegeben.

Eines Tages, wenn ich nicht mehr bin,
Bete ich, die Welt soll endlich öffnen ihre Augen,
Um diese Folter zu stoppen, diese Unmenschlichkeit,
Denn keines Menschen Leben kann mit Lüge taugen,
Bleibt stark und haltet daran fest, dass er normal,
Er hatte schließlich keine and're Wahl zu reuen,
Um schön, intakt, gesund und natürlich zu bleiben,
Muss die Beschneidung nun ein Ende haben,
Und wenn dieser Tag kommt, wird alles Männliche sich freuen.

Kohiro Hakuya
Georgia, USA
21 Jahre
2009

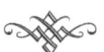

Die Kraft des Wiederherstellens

Meine Mutter hatte nicht wirklich geplant, mich beschneiden zu lassen, und war sich im Grunde gar nicht sicher, ob das überhaupt eine gute Idee sei. Mein Papa hat nie einen zweiten Gedanken daran verschwendet, weil zu der Zeit, als ich geboren wurde (1971), dem Vater nicht gestattet war, auch nur in die Nähe des Kreißsaals zu kommen. Mein Vater war als Kind ebenfalls beschnitten worden (was 1937 selten war) und er hatte in der Angelegenheit wirklich keine Meinung.

Meine Mutter wurde letztlich durch den Geburtshelfer überzeugt, der sagte: „Es ist ein unbenötigtes Überbleibsel. Es ist hygienischer ohne und der Eingriff geht sehr, sehr schnell – nur eine Minute oder zwei. Es wird nicht sehr lange weh tun." Er war angeblich der beste Geburtshelfer in der Stadt und meine Mutter dachte, er wisse schon, was das Beste ist. Er überzeugte sie und obwohl sie den Eingriff nicht sah, war sie im gleichen Raum, als es gemacht wurde.

Sie sagte, ich schrie, was sie aufregte, aber sie dachte wirklich, es wäre zu meinem Besten, und dachte, ein Moment lang Schmerzen, an die ich mich nicht erinnern würde, wäre lebenslange gute Hygiene wohl wert. Sie sagte, der Doktor hätte die Wahrheit gesagt und ich hätte nur eine Minute oder zwei geweint und es hätte mich nie wieder gestört. Wer weiß schon, ob das bedeutete, dass es tatsächlich schnell vorbeiging oder dass ich in eine Schockstarre fiel. Ich werde es niemals erfahren und sie ebenfalls nicht.

Ich habe niemals wieder daran gedacht, bis ich einmal sah, wie es gemacht wird. Ich hätte mich beinahe übergeben. Ich kann mich nicht erinnern, jemals so extrem auf irgendwas reagiert zu haben, wie bei diesem Anblick.

Meine Abscheu wandelte sich in Zorn. Ich fühlte mich total verraten und so, als ob ich entweder wie ein Jude (der ich nicht war) oder wie ein Amerikaner (der ich natürlich bin) gebrandmarkt worden war. Ich kochte vor Wut. Zum Glück entdeckte ich Vorhautrestaurierung, als ich anfing, das Thema zu erforschen. Das sollte meine Antwort werden und das Wiederherstellen meiner Vorhaut würde das riesengroße „Fickt euch" an das medizinische Establishment, den Arzt, die USA und meine Mutter sein. Ich habe nicht wegen der Empfindungszugewinne wiederhergestellt – ich hatte zu dem Zeitpunkt noch keine Ahnung davon – das kam erst später.

Ich muss mir vor Augen halten, dass es 1971 war, als im Grunde alle Leute ratlos und Ärzte die persönlichen Gehilfen Gottes waren. Ich brauchte eine sehr lange Zeit, bis ich meinen Eltern vergeben konnte – fast ein Jahrzehnt. Es war nicht genug, um unsere Beziehung, die ziemlich in Ordnung ist, zu belasten, aber da war immer dieser Groll in meinem Hinterkopf.

Es half wirklich, als ich in der Lage war, mit meinen Eltern zu sprechen und endlich die ganze Geschichte zu hören – und zu verstehen, dass sie davon überzeugt waren, es zu tun, nachdem man ihnen einen dampfenden Haufen Scheiße als Medizin getarnt verkauft hatte. Ich kann meinen Eltern keinen Vorwurf machen oder ihre Entscheidung übelnehmen, weil sie wirklich dachten, sie würden etwas Gutes tun und weil sie auf den Doktor hörten, für den es keine andere Wahl gab. Ich habe ihnen vergeben. Sie wissen jetzt, dass ich meine Vorhaut wiederherstelle, dass ich schon ein Jahr lang dabei bin, die ganze Haut wiederzukriegen, die mir gestohlen worden war, und sie beide unterstützen mich total bei meiner Restaurierung.

Ich begann die Wiederherstellung, weil ich echt sauer war und merkte, dass ich etwas dagegen tun kann. Ich war erstaunt, dass ich meine Kraft zurückholen könnte. Ich hatte keine Vorstellung davon, welch ein erstaunlicher Weg das werden würde (obwohl nicht immer einfach). Es ist eine körperliche, mentale und emotionale Herausforderung. Ganz ernsthaft. Es geht nicht darum, ein Gerät umzuschnallen und ein paar Monate zu warten. Es ist eine fortlaufende, engagierte, fast besessene Anstrengung, die durchaus fünf Jahre oder länger dauern kann, bis man fertig ist.

Allerdings sind die Belohnungen weit mehr als das, was ich jemals erwartet hätte, als ich anfing. Es ist zudem erbaulich. Als zum ersten Mal jemand anderes dachte, ich sei intakt, war es schon all die Mühe wert! Obwohl es Aufwand bedeutet und eine ziemlich langfristige Verpflichtung sich selbst gegenüber ist, gibt es einem auch Kraft – du hältst deine Vorhaut niemals wieder für selbstverständlich und hast ein Gefühl von persönlicher Leistung und Stolz, das kein intakter Mann jemals haben wird.

Ich restaurierte von 1999-2001 und erreichte einen Abdeckungsindex (AI) von 5. Im Jahr 2005 fing ich nochmals für etwa sechs Monate an und erreichte AI-6. Ich war damit bis letzten Sommer zufrieden. Seit Juli 2012 restauriere ich wieder und bin jetzt Ende 2013 bei AI-8. Ich möchte AI-9 mit einer 50-prozentigen Abdeckung bei Erregung schaffen. Wenn ich dieses Ziel erreicht habe, werde ich insgesamt fünf Jahre restauriert haben.

Das nachfolgende Zitat veranlasste mich 1999, zum ersten Mal zu restaurieren. Ich weiß nicht mehr genau, wo ich es las, aber es war auf einer dieser frühen Wiederherstellung-Websites. Es war und ist immer noch mein übergeordnetes Ziel: *„Wenn Du es richtig machst, wird Deine Restaurierung einen Penis erschaffen, der in Aussehen und Funktion einem intakten so ähnlich ist, dass nur Dein Urologe den Unterschied merkt, wenn er aufmerksam ist.“*

Ian
41 Jahre
Florida, USA
27. Oktober 2013

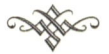

Der Eingriff – eine Kurzgeschichte

Ich stehe hier im Operationssaal, mein Kopf schwankt.[171] Ich habe dies schon früher viele Male gemacht: Desinfektionsmittel, Circumstraint, Klemme, Skalpell, Nahtmaterial nur für den Fall; die kalte, stählerne Schale hält alle Werkzeuge bereit, die wir brauchen. Als Krankenschwester in diesem großen öffentlichen Krankenhaus fühle ich mich immer geehrt, wenn Dr. Knox mich fragt, ob ich ihm assistiere. Dr. Knox scheint so überzeugt, er liebt seine Arbeit. Ich respektiere ihn. Aber manchmal bin ich mir nicht so sicher ...

Dr. Knox betritt den Operationssaal. Er lächelt. Er seift sich ein, wäscht sich, seift sich erneut ein. Schließlich würde er nicht wollen, dass sich irgendwelche Krankheitserreger in die Beschneidungswunde einschleichen. So ist Dr. Knox für Dich, denkt immer an die Kinder. Er ist ein Mann von mittlerer Statur, mit blondem Haar und einem sonnigen Gemüt. Seine eigenen Kinder nennen ihn „Dr. Smiley". Er lächelt immer. So ist Dr. Knox für Dich, immer fröhlich. Er weiß, welches Ergebnis er haben will: die Narbe hoch angesetzt, die Haut straff, immer sauber und trocken. Die Juden würden zustimmen; *Brit Mila* ist ist ein heiliger Bund. Ein Kinderkörper ist letzten Endes die Leinwand, auf die wir unsere Wünsche malen. Eine hygienische Einrichtung ist einen Schritt näher bei Gott. Der Doktor weiß das. Außerdem zeigt Tradition, dass ein Akt der Solidarität immer von Vorteil ist.

Ich hatte einmal eine Kollegin, die aber nicht in der Pädiatrie arbeitete und mir gegenüber die eigentümlichste Meinung vertrat. Sie sagte: „Eine entwendete Vorhaut ist verschwendete Leidenschaft und nimmt einem die körperliche Integrität." Sie schien eine gestörte Person zu sein. Stellen Sie sich vor, eine erwachsene Frau, die sich so über die Genitalien eines männlichen Babys sorgt. Das hat etwas Gruseliges. Zum Glück zieht sie die Kardiologie vor.

Die Juden wissen, dass das Fleisch eines Mannes die süße Götterspeise ist, die wir Gott in einer Zeremonie anbieten. Die Muslime wissen das auch. Ein Messer ans Fleisch, das Herausschneiden der Empfindung; das ist der Weg des Gesunden. Dieses Kind ist Christ, aber er ist ebenfalls Amerikaner. Er hat die Welt auf verschiedene Weisen angegriffen. Erstens wurde er durch dreckige Begattung empfangen. Zweitens hat er die Werkzeuge sexueller Verdorbenheit an sich. Drittens, tja, er ist männlich. In Amerika schätzen die Massen den Reiz der perfekten Symmetrie. Es ist keine religiöse Entschuldigung nötig. Heutzutage ist es ein medizinischer Eingriff. Hygiene und Wissenschaft sind alles, was wir an Dogmen brauchen. Sicherlich kann Symmetrie nicht garantiert werden, aber das Bemühen um Perfektion gefällt dem HErrn. Manchmal macht die Evolution Fehler. Die Vorhaut ist ein Beispiel.

---

171 Obwohl diese fiktive Kurzgeschichte voll Ironie ist, ist sie eine genaue Beobachtung eines verborgenen Aspekts der medizinischen Kultur in Amerika.

Wenn der Arzt den rosigen Sprössling wie ein Opferlamm hereinträgt, sieht der Kleine mit seiner hauchzarten Haut wie eine perfekte Gabe aus. Er sagt, dass er lieber mit weichen Baumwollgurten arbeitet; Dr. Knox hat ein weiches Herz. Dieser kleine Bursche heißt Henry. Seine Mutter fragte danach, dass „die Narbe tief angesetzt und die Haut locker" wird, aber wir wissen, was Dr. Knox bevorzugt. Während er Henry untersucht, legt der Arzt die Einschnittstelle fest. Jetzt ist er allmächtig, der Säugling kann keine Einwände bieten. Die Handlung, auf die jetzt alles ankommt, ist, die Vorhaut von der Eichel abzureißen. Es gibt da eine Synechie, eine Hautverklebung.[172] Dieser Penis ist versiegelt und geschlossen wie eine Rosenknospe. Der Doktor greift die Spitze der Vorhaut und reißt sie zurück, sie reißt wie ein Fingernagel. Erste Mission erfüllt. Der Säugling wird starr und stößt den durchdringendsten Schrei aus, den ich je gehört habe; das will etwas heißen bei meiner Berufserfahrung.

Mit jeder Faser meines Seins möchte ich ihn schnappen und wegrennen. Aber ich muss an meine Karriere denken.

Das zarte Zellgewebe von Henrys innerem Penis ist freigelegt. Es sondert Blut und andere Sekrete ab. Dr. Knox greift den Penis, setzt die Klammer an und legt sie auf die blutende Eichel. Der eisige Stich des Stahls macht, dass die Augen des Säuglings aufgerissen werden und er einen weiteren Schrei ausstößt. Der Arzt, dessen Blick gezwungenermaßen glasig wird, schraubt die Klammer fest. Er zerquetscht das Gewebe mit tausenden Pfund Druck; auf diese Weise wird der Tod normalerweise verhindert. Eine gelegentliche Blutung mit Todesfolge wird genauso banal in den Akten vermerkt: Todesursache: Blutung.

Nachdem das Skalpell angesetzt ist, gleitet die Haut ab, ein Stück Sushi. Aus der Kehle, die vor Minuten noch einen stechenden Protest hinausposaunt hat, dringt nur noch Gurgeln heraus. Katatonie ist der gesündeste Schlaf von allen.

Der Arzt weist mich an, die Vorhaut nicht wegzuwerfen, weil sie noch gebraucht werden kann, um anderen zu helfen. Die Haut wird in einem Labor vergrößert werden und Brandopfern und anderen Unglücklichen übertragen werden. Ich folge; die Vorhaut wird von einer anderen Schwester rausgebracht. Der rosige Babykörper hat jetzt ein intensives Dunkelrot. Die bläulichen Adern sind durch die hauchdünne Haut gut sichtbar; er sieht aus wie ein perfekter Knödel.

Und wie ein duftender Laib Schinken mag er zwar aus Fleisch und Blut sein, aber sein Körper gehört nicht ihm selbst. „Als fühlende Wesen haben wir das Recht zu herrschen und können unsere Kinder beliebig nach unserem Wunsche formen. Und wenn sie es wagen, sich zu beklagen, wenn es euch nicht gäbe, wären sie niemals geboren worden." Das erzählt Dr. Knox den Eltern immer, wenn er ihnen die Einverständniserklärung vorlegt.

---

172 Die *Synechie* ist eine geteilte Membrane, die bei kleinen Jungen die Eichel mit der Innenseite der Vorhaut verbindet.

Manchmal frage ich mich, ob „Der Eingriff" ethisch ist. Man sagt, dass die Vorhaut das Zentrum männlichen Sexualempfindens sei – Meissner-Tastkörperchen machen das Dreieck aus Schleimhaut, das wir Vorhautbändchen-Delta nennen, empfindsam. Ich habe selbst gelernt, dass man der Vernunft folgen sollte: Fingerspitzengefühl wird überbewertet. Außerdem würde uns Dr. Knox nicht irreführen, wie in aller Welt könnte er sonst noch schlafen? Nein, es ist alles in Ordnung. Wenn ich darüber nachdenke, ob ein Eingriff, der Geschlechtsteile eines Neugeborenen entfernt, möglicherweise harmlos, wenn nicht gar von Vorteil sein könnte, fällt mir eine Unterhaltung ein, die ich mit Dr. Fisher, dem Mitarbeiter des Arztes hatte.

Dr. Fisher erzählte mir von einem Freund, der als Kind zwei Finger bei einem Unfall im Garten verloren hatte. Die Gliedmaßen waren weg: Nerven, Venen, Haut … alles wurde durchtrennt und verloren. Aber er erlebte das bemerkenswerteste Phänomen: Er konnte seine Finger immer noch fühlen! Tatsächlich nennt er sie seine „kleinen Phantom-Zwillinge". Er tut das, weil er behauptet, er könne sie sogar noch benutzen! So ist das Leben, es zeigt sich immer wundersam. Er sagte, tatsächlich sei eine Hand mit drei Fingern viel effektiver als eine mit fünf. Phantomfinger sind sehr beweglich. Und natürlich ist jetzt, wo er diese Finger vermisst, sein Risiko, einen Niednagel oder einen Fingerbruch zu kriegen, erheblich reduziert. Aufgrund dieser Informationen hat Dr. Fisher neulich seinen Mut zusammengenommen und den Ringfinger und kleinen Finger seiner rechten Hand amputiert! Jetzt ist er genau wie sein Freund. Er erzählte mir, er wünschte, er hätte sie schon vor langer Zeit entfernt. Es ergibt absolut Sinn.

Ich fürchte, ich bin wieder abgeschweift, um die süßlichen Ängste zu besänftigen, die mich runterziehen, ein Fluch von vielen, da bin ich mir sicher. Was ist schon Intuition, wenn der Wahrnehmung besser durch den Verstand anderer gedient ist? Meine Mutter sagte immer: „Auch wenn Du sehen kannst, dass der Himmel blau ist – wenn ich sage, der Himmel ist grün, dann ist er grün." Sie war eine kluge Frau. Ich habe mich schon vor langer Zeit für den grünen Himmel entschieden. Jedes Mal, wenn ich meine Zweifel äußere, bin ich umgeben von einer Reihe blendenden Lächelns. Sie haben das Talent, einen zu nötigen, diese strahlend weißen Zähne und funkelnden Augen.

Dr. Knox ist gerade in diesem Moment dabei, die Klammer zu entfernen. Das winzige Organ des Babys ist eine zarte Tulpe in voller Blüte, nur dass ihr die meisten ihrer Blütenblätter entfernt wurden. Die Augen des Säuglings sind auf Halbmast, er sieht jetzt fast sanft aus; die Friedlichkeit des Aufgebens behütet ihn wie Engel. Der Doktor schaut auf, immer noch lächelnd. Er legt den Kopf zur Seite und seufzt. Wieder eine Arbeit glänzend erledigt; kein Stück der Eichel wurde diesmal im Eifer des Gefechts erwischt. Kein Lebenszeichen von mir, der untergebenen Komplizin des Arztes. Nein, ich schaue einfach auf und seufze auch.

Mutter sagte immer: „Die Sanftmütigen werden die Erde beherrschen." Ich warte immer noch, ich weiß nicht. Manchmal bin ich mir nicht so sicher.

Jaime Banks
30 Jahre
Pennsylvania, USA
31. Dezember 2013

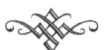

Niemand kann so blind sein ...

Als zwei Tage alter Neugeborener wurde ich in ein Circumstraint geschnallt, damit mir meine Genitalien verstümmelt werden können. Dies wurde durch einen Arzt auf sein Drängen hin gemacht. Er benutzte mich wie ein Ding, ein Mittel für seinen eigenen Zweck, welcher auch immer das gewesen sein mag.

Mit der Zeit wurde ich zornig über das, was ohne meine Zustimmung geschehen war. Ich stellte meine Vorhaut mit nicht-chirurgischer Hautdehnung wieder her und erlebte so aus erster Hand, was mir da genommen worden war. Obwohl es ein langer Prozess ist, gab es einen dramatischen Wendepunkt, als die Vorhaut anfing, sich über meine Eichel zu rollen und sie dauerhaft zu bedecken. Zu diesem Zeitpunkt erfuhr ich große Verbesserungen in meinem Sexualleben. Das Hypothetische war wahr geworden – *und ich wurde verrückt*. Ich forschte immer weiter und weiter, und je mehr ich lernte, und je mehr ich über die berührten ethischen Aspekte nachdachte, desto verrückter wurde ich. Ich suchte das Bay Pines Veterans Administration Medical Center für eine Behandlung auf und wurde von den Doktoren W und X und Herrn Y behandelt.

SENSIBLES, VERTRAULICHES DOKUMENT
DATUM/ZEIT: 29. MAI 2013 @ 1005
PATIENT BEZIEHT SICH AUF UNGEWÖHNLICHE ÜBERZEUGUNG, DASS SEINE ZIRKUMZISION [SIC] *IM ALTER VON 2 TAGEN AN UND FÜR SICH EINE „VERGEWALTIGUNG" SEI ... SIEHT SEINE BESCHNEIDUNG ALS „VERSTÜMMELN" AN ...*
GEZEICHNET: DR. W

Dr. W erklärte mehrmals: „Das Letzte, was wir wollen, ist, alles noch schlimmer zu machen." Doch je mehr sie mich behandelten, desto schlechter fühlte ich mich – die Wut überschwemmte mich wie eine Welle, die mich schwindelig machte. Von Anfang an schrieben sie über meine Gefühle in spöttischen Anführungszeichen. Als sie anfingen, ohne Rücksprache mit mir Entscheidungen zu treffen, wurde deutlich, dass sie den gleichen Ansatz in der Medizin hatten wie mein Angreifer.

SENSIBLES, VERTRAULICHES DOKUMENT
NACHTRAG 17.06.2013 STATUS: BEENDET
PATIENTENAKTE WURDE ÜBERPRÜFT UND DER FALL MIT DR. W DISKUTIERT.
PATIENT SCHEINT NICHT FÜR GRUPPENTHERAPIE GEEIGNET.
GEZEICHNET, DR. W, 17.06.2013 16:54; DR. X, 18.06.2013 08:43

Dr. W wollte, dass ich eine Kognitive Verhaltenstherapie mache und fragte mich nach Abend- und Wochenend-Terminen, um zu vermeiden, dass ich bei der Arbeit fehle. Sie setzten sich zusammen, ohne dass ich anwesend war, und entschieden ohne meine Zustimmung, mich an Dr. X zu überweisen. Sie nahmen weder Rücksicht auf meine finanziellen Möglichkeiten, noch berücksichtigten sie das Problem dieser Überweisung, vor dem ich gewarnt hatte; Dr. X ist ebenfalls ein Opfer von Genital-verstümmelung. Als Herr Y mich anrief, um mich über die Änderung zu informieren, log er mich unverhohlen an und sagte: „Dr. Z ist nicht verfügbar, so dass wir die Planungen für Sie ändern müssen …" Später sollte er schreiben, dass ich „paranoid" wäre, weil ich mich über seine Lüge beschwerte – *die eindeutig in meiner Kranken-akte dokumentiert ist.*

ICH BOT IHM ZUDEM EINE THERAPIE AN, DIE DIE EMOTIONALEN BELASTUNGEN DURCH SEIN WISSEN ÜBER SEINE ZIRKUMZISION VERRINGERN KÖNNTE, INDEM SIE IHM HILFT, ZU AKZEPTIEREN, WAS IN DIESER HINSICHT GESCHEHEN IST, ABER ER WAR NICHT INTERESSIERT. DR X.

Ohne Ahnung von Beschneidung schrieb Dr. X über meine „scheinbare Besessen-heit, weil er … als Kleinkind zirkumzisiert [sic] wurde … (was er als ‚Vergewal-tigung' ansieht) …" und über meine Versuche, ihn in philosophische Diskussionen zu verwickeln. Er rationalisierte meinen Schmerz als ein politisches Problem weg und verglich mich mit Abtreibungsgegnern. Es kam ihm nie in den Sinn, dass nicht ein einziger Abtreibungsgegner ein abgetriebener Fötus ist. Es kam ihm nie in den Sinn, dass ich sexuell misshandelt worden war – und seine Aufgabe war es schließ-lich, das zu behandeln. Ich fragte ihn, ob ich sexuell misshandelt *worden war,* oder ob ich mich so *fühlte, als sei ich es.* Er zeigte keinerlei Einsicht und präsentierte mir eine Reihe von rationalen Begründungen, wie z.B., ich würde mich nicht erinnern können, ich könnte den Unterschied nicht beurteilen, usw. Als ich ihn bedrängte, gab er zu, diese Begründungen seien alle nichtig – aber es sei dennoch kein sexueller Übergriff. Er tadelte mich für sein eigenes Versagen, mich sinnvoll zu behandeln.

Das nächste Mal, als ich Dr. W sah, sagte er ebenfalls, dass dies ein politisches Problem sei. Das war ihr Plan. Sie würden darauf bestehen, dass ich über meine Selbstachtung sprechen und aufhören solle, ihre Zeit mit diesem „politischen Problem" zu verschwenden. Sie würden entscheiden, was das Beste für mich ist. Sie verschworen sich gegen mich und drängten mir ihre Pläne auf. Es kam ihnen niemals in den Sinn, dass ich da war, weil ein Arzt mir das angetan hatte. Das verstärkte meinen Zorn und richtete ihn auf sie. Als meine Selbstachtung gewachsen war, beschloss ich, mich nicht länger mit diesem Zeug abfinden zu wollen. Ich entschied, dass unsere Beziehung beendet ist.

> *Sehr geehrter Dr. W,*
> *„Es tut mir leid, dass Sie das Gefühl haben, dass es schwierig war, sich mir und Dr. X anzuschließen."*
> *Eine seltsame Aussage, weil das Verbundensein mit Patienten im Widerspruch zu Ihrer Behandlungsphilosophie steht.*
> *„Wir finden oftmals, dass dies ... tatsächlich als ein Schritt dienen kann, Ihren Fortschritt zu unterstützen, wenn Sie versuchen, Ihr Anliegen mit mir und Dr. X ... durchzuarbeiten."*
> *Ich bin nicht zuversichtlich, dass mein Geduldverlust die Veränderung einläutet, die bei Ihnen erforderlich ist.*
> *Besten Dank,*
> *~Thomas*

Allerdings ist es nicht so einfach. Dr. W würde zustimmen müssen, dass ich jemand anders konsultieren kann – und sie hatten bereits entschieden, mich unter Druck zu setzen. Die Definition von Inkompetenz ist ein Versagen im Verständnis der Grenzen der eigenen Fähigkeiten; also kann eine Person die eigene Kompetenz nicht beurteilen. Ich weigerte mich, ihn zu aufzusuchen und schickte ihm eine Reihe Geheimbotschaften, die ihm sagten, wie sehr ich ihn hasste. Völlig ahnungslos dachte er, wir wären an der Schwelle zu einem Durchbruch und sagte immer wieder, wir sollten dies weiter bearbeiten. Er war absolut überzeugt von seinen Fähigkeiten – bis hin zur Selbsttäuschung.

Am Ende ging ich in die Notaufnahme und sprach mit der diensthabenden Psychiaterin. Sie hatte das Gefühl, ich hätte wohl Medikamente nötig und bot an, mich freiwillig einzuweisen. Dann erinnerte sie sich, dass Dr. W gerade im Urlaub sei und schlug mir vor, am nächsten Morgen in die Ambulanz zu kommen. Das war, als ich Herrn Y besuchte. Er schrieb auf, dass ich paranoid sei – *weil ich nicht angelogen werden will.* Er schrieb auf, ich sei manipulativ und soziopathisch – *weil ich Entscheidungen über meine eigene Behandlung treffen wollte.* Er schrieb von Belegen für sexuellen Fetischismus – *weil ich es ablehne, dass irgendjemand seine grotesken ästhetischen Vorlieben in meinen Penis ritzt.* Er steckte mit hinter ihrem offensichtlich sinnlosen und kontraproduktiven Plan, mich fertig zu machen und mir Dr. W aufzuzwingen. Als ich die folgenden Termine absagte und mich weigerte, Dr. W aufzusuchen, lenkten sie endlich ein und ließen mich einen polnischen Arzt konsultieren, der nicht verstümmelt worden ist.

An Dr. W, Dr. X und Herrn Y:

Ich bin hier, *und das ist eine Tatsache,* weil ich sexuell misshandelt wurde *durch einen Arzt* und deswegen emotional leide. Er fixierte mich – das ist Fesseln. Er verminderte meine Sexualität *lebenslänglich* – das ist Unterdrückung. Er fügte mir unaussprechliche Schmerzen zu – das ist Sadismus. Dies ist die extremste Form sexueller Übergriffe. Ich habe Jahre *meines Lebens* damit zugebracht, das rückgängig zu machen, was er in Minuten tat, soweit es überhaupt möglich ist. Ich leide deswegen, und deswegen bin ich hier. *Geht das in Ihren Schädel hinein?*

Es ist mein Leben, mein Penis, meine Gefühle; ich bin hier der Fachmann. Sie sind Ignoranten. Ich habe mich mit den historischen Zusammenhängen beschäftigt – *Sie nicht.* Ich habe die Anatomie und Physiologie der Vorhaut studiert – *Sie nicht.* Ich habe die daraus resultierenden Komplikationen studiert – *Sie nicht.* Ich habe Erfahrungen aus erster Hand; ich habe meine Vorhaut wiederhergestellt – *Sie nicht.* Sie sind nicht nur einfach ignorant. Sie sind mutwillig ignorant und verweigern sich neuen Informationen.

Ist es Ihnen jemals auch nur für einen Moment in den Sinn gekommen, dass Sie so *abweisend* sind, weil Sie ihren eigenen entstellten Schwanz ablehnen? Gott bewahre, dass Sie aufwachen und die Narbe auf Ihrem eigenen verstümmelten Glied sehen. Vielleicht sind Sie zu beschäftigt damit, sich selbst davor zu schützen, *Ihren eigenen Penis* wahrzunehmen, um Ihren Patienten zu helfen?

Ich war unglaublich geduldig mit Ihnen. Ich habe meinen Fall deutlich und ruhig geschildert. Ich habe erklärt, warum dies – *in der Tat* – eine sexuelle Misshandlung ist. Ich habe Ihnen belegt, dass Genitalverstümmelung *keine Bagatelle ist.* Sie haben Ihren Standpunkt nicht klargemacht. Sie behaupten schlichtweg, dass es kein sexueller Übergriff sei. Sie haben keine einzige Sache, die ich geschildert habe, widerlegt. Sie haben nicht ein Fitzelchen eines Beweises gebracht. Sie bekräftigen lediglich Rationalisierungen – die, wie Sie selbst zugeben, nichts taugen.

Es ist mein Leben, mein Penis, meine Gefühle; ich bin hier der Fachmann. Ich bin derjenige, der durch diese Tür geht mit den Folgen der Behandlung. Ich besitze sie. Es ist mein Behandlungsplan. Ihre Rolle ist es, meinen Behandlungsplan zu optimieren und mich zu beraten. Es ist nicht Ihre Aufgabe, Ihren Plan, Ihre Ziele, Ihre Hoffnungen bei mir durchzusetzen. Ich bin hier, weil ein Doktor mir das angetan

hat. Es ist dieses Verständnis von Medizin, diese verkopfte Kombination von Arro-
ganz und Ignoranz, die mein Übeltäter in meinen Penis eingraviert hat.

Sie haben kein Mitgefühl, keinen Respekt und keine Einsicht. Ihr Urteils-
vermögen ist beeinträchtigt und Ihre Inkompetenz verursacht Zorn auf Rezept – *das
ist es, was Sie mit diesen Pillen behandeln.* Sie wollen es behandeln? Ich verabscheue und verachte Sie. Was ist Ihr Plan? Sind Sie Peter Pan – wollen Sie mich mit
magischem Feenstaub verzaubern? Sie wollen es immer noch behandeln – *Sie sind
wahnsinnig.* Behandeln Sie das: Ich verabscheue und verachte Sie – *unsere
Beziehung ist beendet!*

Thomas
38 Jahre
Florida, USA
6. April 2014

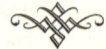

Es hätte so leicht alles anders sein können

Ich wurde Mitte 1947 geboren und irgendwann Mitte 1948 beschnitten. Das war in Nordirland, einem Teil des Vereinigten Königreichs (UK). Mein Vater war aus England und meine Mutter von hier.

Beschneidung war und ist hier immer noch sehr selten. Ich lernte so etwa mit fünf oder sechs, dass ich „anders" war. Wir lebten an der Küste, so dass wir oft mit anderen Jungen schwimmen gingen, und es wurde sehr bald offensichtlich, dass ich derjenige war, der anders war. Ich entsinne mich, dass ich meine Mutter danach fragte. Alles was sie sagte, war, ich sollte es niemandem zeigen. Das war der Beginn meiner Verlegenheit und Abneigung, dass ich beschnitten worden war.

Ich bin eine schlanke und aktive Person. Ich mag Sport, aber das Umziehen vor dem Sport sowie das Duschen danach war ein bisschen wie ein Albtraum für mich. Ich bedeckte mich normalerweise, wann immer ich konnte. Um ehrlich zu sein, ich kann mich nicht erinnern, dass man schlechte Bemerkungen über mich gemacht hat, und ich bin überzeugt, dass meine Versuche, mich bedeckt zu halten, nicht immer hundertprozentig erfolgreich waren. Ich denke, wenn ich wegen meines beschnittenen Penis schikaniert oder ausgelacht worden wäre, wäre die Wirkung auf mich wohl verheerend gewesen.

Eine andere Gelegenheit, zu der ich meine Mutter darüber befragte, bringt wahrscheinlich etwas Licht auf den Hintergrund der Beschneidung. Meine Frage wurde so beantwortet: „Es ist gut genug für Prinz Charles, also sollte es auch gut genug für Dich sein." Die Familie meiner Mutter waren Ulster-Loyalisten. Sie verehrten die Royals im Vereinigten Königreich geradezu. Charles ist nur ein paar Monate jünger als ich und es war öffentlich bekanntgegeben worden, dass er beschnitten worden war. Es sieht so aus, als ob Beschneidung im Vereinigten Königreich von der Oberschicht und dem Königshaus praktiziert wird.[173] Ich sollte hinzufügen, dass wir weit weg von der Oberschicht waren – tatsächlich ganz am anderen Ende!

Ein weiterer Faktor war, dass der Nationale Gesundheitsdienst in Großbritannien (NHS) gerade erst gegründet worden war. Beschneidung direkt nach der Geburt war gratis auf elterlichen Wunsch. Meine Eltern waren relativ arm und ich bezweifle, dass ich beschnitten worden wäre, wenn sie dafür hätten zahlen müssen. Diese Situation sollte nicht lange anhalten. Douglas Gairdners Schrift „Das Schicksal der Vorhaut"[174] setzte der Gratis-nach-Wunsch-Beschneidung im Vereinigten Königreich ein Ende. Es mögen meine Eltern gewesen sein, die forderten, dass ich beschnitten werde, aber es war ein „Doktor", der das Messer an meinen Penis ansetzte. Ich habe ein anhaltend tiefes Misstrauen gegenüber Leuten aus der Medizin.

---

173 Eine Analyse des Bezugs des Britischen Königshauses zur Beschneidung findet sich bei Robert Darby und John Cozijn, „The British Royal Family's Circumcision Tradition",*SAGE* 3, 4 (2013), abgerufen am 24. Dezember 2013, doi: 10.1177/2158244013508960.

174 D. Gairdner, „The fate of the foreskin: a study of circumcision", *BMJ* 2 (1949): 1433-7.

UNAUSSPRECHLICHE VERSTÜMMELUNGEN

Mein Vater war nie von sich aus in der Lage, mit mir darüber zu reden. Ich kann nur vermuten, was er darüber dachte. Er war intakt. Ich hatte keine Brüder, mit denen ich darüber reden konnte.

Das Wort „Beschneidung" war sehr selten zu hören, aber ich zuckte jedes Mal zusammen und der Schweiß brach mir aus, wenn es gesagt wurde. Selbst ähnlich klingende Wörter wie „Beschreibung" hatten dieselbe Wirkung auf mich. Am Ende meiner Kinderzeit oder am Anfang meiner Pubertät las ich über Beschneidung. Damals wurde in Büchern alles nur sehr grob umrissen – es gab keine grafischen Details. Aber selbst das Lesen dieser laschen, unbebilderten Erklärungen verstärkte mein Entsetzen. Mir graust davor, mir vorzustellen, wie ich wohl reagiert hätte, wenn ich damals Internetvideos von der Durchführung einer Beschneidung gesehen hätte. Als ich ein solches Video so um das Jahr 2000 sah, übergab ich mich auf den Schreibtisch neben der Tastatur.

In anderer Hinsicht war ich glücklich dran. Die Oberstufe, die ich (im Alter von 12 bis 18) besuchte, war in einer landwirtschaftlichen Gegend und war klein. Dort erfuhr ich von den Mitschülern über Sex. Ich entwickelte ein Interesse an Elektronik und Mathematik, was von den Lehrern bestärkt wurde. Mir wurde klar, dass es für mich besser wäre, so schnell ich konnte von Zuhause zu „fliehen". Kurz bevor ich die Schule verließ, hatte ich Angebote für drei Jobs, alle in Belfast. Ich zog aus meinem Elternhaus aus und kehrte niemals zurück. Danach bestand die Beziehung zu meinen Eltern auf einer formalen Ebene.

Eine meiner ersten persönlichen Handlungen mit Bezug auf meine Beschneidung war, mir ein paar Tätowierungen auf meine Oberarme machen zu lassen. In erster Linie sollte das ausdrücken, dass es meine Entscheidung ist, was mit meinem Körper passiert. Es hatte den zweiten Effekt, dass es in Situationen, in denen ich nackt war, die Aufmerksamkeit von meinem verstümmelten Penis weg lenkte.

Frauen zogen mich magisch an. Aber weil die Peinlichkeit, beschnitten zu sein, immer noch schwer auf mir lastete, bemühte ich mich nicht sehr, Frauen zu finden. Mehrere fanden mich! Wieder war ich glücklich dran – ich erinnere mich nicht daran, dass irgendeine von ihnen dumme Bemerkungen über die Beschneidung gemacht hätte. Einige waren neugierig und ich versuchte es zu erklären, so gut ich konnte. Schließlich wurde mir klar, als mir die richtige Frau mir über den Weg lief, dass ich über meine Gefühle wegen meiner Beschneidung ab der ersten Gelegenheit, wenn wir nackt zusammen sind, total offen müsste. Das funktionierte gut und wir sind immer noch verheiratet.

Mein Hass auf meine Beschneidung hielt an. Ich bedeckte mich noch immer in Situationen wie in Umkleideräumen. Als Anfang der 1990er Jahre die Möglichkeit aufkam, die Vorhaut mit nicht-operativen Methoden zu restaurieren, ergriff ich die Gelegenheit. Von Anfang an spürte ich erhebliche Erleichterung dadurch, dass ich in der Lage war, mich mit anderen Männern auszutauschen, die in einer ähnlichen

Situation wie ich waren. Noch besser war die spätere Zufriedenheit, weil ich eine restaurierte Vorhaut hatte, die sich von der echten Sache kaum noch unterscheidet.

Ich würde mich freuen, mich mit Ihnen über die oben angesprochenen Punkte auszutauschen.

T0rm0d@hotmail.com

Tormod
66 Jahre
Nordirland
28. Oktober 2013

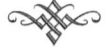

Dieses barbarische Ritual von Wilden

Dieses barbarische Wilden-Ritual der Beschneidung wurde zum ersten Mal im Tempel der Ištar (Mesopotamien) und im Isis-Tempel (Altägypten) eingeführt. Es war eine dämonische Methode, andauernde sexuelle Stimulation zu erzeugen, indem die Vorhaut entfernt wird, der natürliche Schutz des Penis.

Ich wurde in Mesopotamien (heute Irak) geboren und bin ein Opfer von MGM.[175] Als ich vier Jahre alt war, wurde ich eines Morgens von einem großen Mann überrascht, der meine Hände auf meinem Rücken festhielt, während mein Vater mich überzeugte, mich nicht zu wehren! Dann erinnere ich mich daran, dass sie meine intimen Organe den Leuten zeigten, die sich auf unserem Hof versammelt hatten. Es war öffentliche sexuelle Kindesmisshandlung! Alles, woran ich mich dann noch erinnere, sind entsetzliche Schmerzen und Blutungen. Tagelang lag ich nackt im Bett mit verwundeten und entblößten intimen Organen (die nicht mehr intim zu sein schienen).

Der Schock zerstörte meine Selbstachtung. Ich war ein sehr braver Junge und gehorchte normalerweise meinem Vater; daher wunderte ich mich, warum ich so schrecklich bestraft worden war? Warum?

Als ich ein paar Jahre später fragte, sagten einige Leute: „Du bist schmutzig geboren und die Beschneidung ist dazu da, Dich zu reinigen"!? Versetzen Sie sich in meine Lage als Kind: Ich wagte sogar, sie zu fragen, ob Mädchen perfekt geboren werden, während ich schmutzig geboren wurde! Ein solcher Konflikt in meinem Verstand zerstörte mein Vertrauen zu den Leuten, zu meinem Vater, und zu mir selbst.

Einen Monat, nachdem ich meine Vorhaut verloren hatte, spürte ich die Reibung der sensiblen Eichel an meiner Kleidung und das erzeugte ein dumpfes Vergnügen, das mir vollständig neu war. Dann versuchte ich, diese Reibung mit meinen Händen zu machen – ob Sie es glauben oder nicht, ich fing im Alter von vier Jahren mit dem Masturbieren an. Es war verheerend für mein Sexualleben, weil Sex für mich mit Gewalt und Schmerzen verbunden war. Sadomasochismus war unvermeidlich.

Nach vielen Jahren dann lernte ich, dass die Mehrzahl der Männer in der arabischen Welt Sadomasochisten sind. Viele andere clevere Jungen zeigten nach der Beschneidung bisexuelles Verhalten. Bisexualität ist sehr verbreitet bei Arabern und Juden und auch in amerikanischen Städten, in denen die Beschneidungsrate hoch ist, wie in New York. Ich habe einiges an Forschungen über die Beziehung zwischen Beschneidung und bisexuellem Verhalten gelesen. In der arabischen, nach Geschlechtern getrennten Welt verwandelt es sich in eine homosexuelle Kultur.

---

175 MGM steht für Male Genital Mutilation *(männliche Genitalverstümmelung)*.

Ich kann keine normalen Beziehungen mit einer Frau anfangen, obwohl ich jetzt über 40 Jahre alt bin. Gott möge diese barbarische sexuelle Misshandlung verfluchen!

Ich kann weiter ausholen mit meiner Geschichte, mehr erzählen über Kummer und Schmerz und einen nutzlosen Kampf gegen eine Gesellschaft, die an diesen dummen Ritus glaubt. Das Schlimmste ist, wenn ich in der Öffentlichkeit gegen MGM kämpfen würde, würde ich als „Ungläubiger" angesehen und von meinen Leuten zum Tode verurteilt werden.

Beschneidung ist ein Fluch hier im Nahen Osten. Jedes Jahr im Juni sehe ich massenhafte Massaker, wenn Millionen von Jungen in Massenfesten der Beschneidung unterzogen werden. Es ist eine unglaublich ekelhafte Szene, wenn die Jungen schreien und versuchen, sich selbst aus den Händen alter Männer zu befreien. Am schlimmsten jedoch ist, wenn die Eltern selbst ihren Jungen für den Metzger gefesselt haben. Das ist eine Szene mit geistig und emotional kranken Menschen, Massenwahnsinn, der Geruch von Blut und blasse, erschöpfte Opfer in Schock und Trauma. Und zur gleichen Zeit tanzt ihr Erwachsenen auf hysterische Weise und feiert die Schmerzen und die Erniedrigung von Minderjährigen.

Das ist eine vollkommen kranke Gesellschaft. Nach all dem wundert es mich nicht, in meiner Gemeinde jede Art von abnormalem Verhalten zu sehen, weil ich gesehen habe, wie die ultimative Scheiße in Verzückung gefeiert wurde.

Als ich heranwuchs, entdeckte ich, dass es mit normalem Geschlechtsverkehr unmöglich ist, meine Begierde zu befriedigen. Dann fand ich heraus, dass ich 20.000 Vergnügungsnerven-Rezeptoren verloren hatte, als ich meine Vorhaut verlor. Die meisten Männer in der arabischen Welt versuchen, mehrmals in einer Nacht Sex zu haben, um die Befriedigung zu erreichen, die einem normalen Geschlechtsverkehr entspricht. Das unvermeidliche Ergebnis sind Frustration und Erschöpfung. Die Frustration entlädt sich in Gewalt und sogar in Enthauptungen. Diese kranke Gesellschaft lebt besessen von Sex und Gewalt.

Ich kann noch Tage lang weitererzählen, aber dies ist genug, weil ich es nicht ertragen kann, noch mehr Schmerzen zu zeigen. Die Spitze des Eisbergs zu sehen reicht aus, um abzuschätzen, was sich unter der Wasseroberfläche befindet.

Muslim Man
43 Jahre
Irak
11. Januar 2014

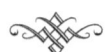

Reingelegt

Vorweg: Es ist überaus schwierig für mich, dies niederzuschreiben. Die Vorhaut ist ein Tabuthema für mich, weil der Schmerz und die Wut, die es in meinem Herz verursacht, für mich nicht zu ertragen sind. Ich wurde heute Abend in dieses Thema hineingezogen und es wuchs zu regelrechter Wut und dem Wunsch, Trost zu finden.

Um die Wahrheit zu erzählen: Jetzt, wo ich Anfang Zwanzig bin, verstehe ich voll und ganz das Ausmaß der Verstümmelung, die mir angetan wurde, und die obszön unehrlichen und bösartigen Umstände, unter denen sie mir aufgebürdet wurde, als ich kaum 14 Jahre alt war.

Ich wurde SO viele Male angelogen – so viele Lügen, warum meine Vorhaut abgeschnitten werden soll und so. Sie sagten mir, es sei ein medizinisches Risiko, wenn ich nicht beschnitten würde. ... Ich würde nicht fähig sein, überhaupt Sex zu haben. Ich könnte keine Kinder zeugen; kein Mädchen würde mich jemals nackt ansehen wollen.

Sie sagten mir, dass es unhygienisch sei, eine Vorhaut zu haben, dass es unmöglich sei, sich selbst sauber zu halten, dass ich im Laufe der Zeit wegen der Vorhaut Infektionen bekommen würde, und dass es sein könnte, dass am Ende der Penis abgeschnitten werden müsste. Sie sagten, es sei „überflüssige" Haut und es sei ein Fehler von Gott. Dass die Natur den menschlichen Körper richtig gemacht hätte, mit AUSNAHME der Vorhaut, und dass sie abgeschnitten werden müsste und so.

All dies kam von meiner Mutter. Es kam von meinem Vater. Sie stopften mich mit diesen kranken Lügen voll, als ich gerade zwölf oder dreizehn war. Was sollte ich da tun? Wie hätte ich es besser wissen können?

Ich fühle mich so verletzt. Ich weiß nicht mehr weiter. Es ist ein solcher Betrug. Ich wurde so unglaublich reingelegt.

Ich fühle mich jetzt so wütend, weil ich weiß, dass mir ein erfülltes Sexualleben geraubt wurde. Ich habe sehr viel recherchiert und entdeckt, dass der EINZIGE Grund, warum die Vorhaut abgeschnitten wird, der ist, dass Menschen im Altertum lieber GOTT als körperliche Empfindungen wollten. Diese Bastarde aus dunkler Vorzeit haben die Krankheit der Beschneidung verbreitet, um uns alle zu verderben, um uns weniger als Menschen sein zu lassen, um uns genauso psychopathisch zu machen wie sie selbst.

Ich fühle mich so deprimiert. Ich will meine Vorhaut zurück. Ich erinnere mich, dass ich als Kind nicht einmal meine Haut runterziehen konnte,[176] nicht mal unter der Dusche. Ich konnte wegen der Intensität des Gefühls in die Luft springen, unfähig zu erklären, wie angenehm es war. In den dreizehn Jahren, in denen ich meine Vorhaut hatte, war ich nicht einmal in der Lage, die Haut runterzuziehen. Ich wusste nicht

---

176 „Die Haut runterziehen" meint hier das Zurückziehen der Vorhaut.

einmal, dass der Schwanz die Form eines Helms hat, bis sie mich beschnitten. Und wann immer ich mich selbst befriedigte, war es langsam und gefühlvoll. Mein Fantasie schwamm positiv mit mir davon.

Als sie mich wirklich verstümmelten. Gott. Es fühlte sich an, als hätte ich gar keinen Schwanz mehr. Vorher nahm ich meine ganze Hand zum Masturbieren, aber jetzt kann ich nur meinen Zeigefinger und meinen Daumen auf einer Zwei-Euro-großen Fläche am Schaft nutzen, weil der Kopf jetzt bloßliegt. Er fühlt überhaupt nichts mehr! Ich kann mich daran erinnern, als ich noch meine Vorhaut hatte, war es der KOPF, der mich abspritzen ließ. Jetzt ist der Kopf so gut wie abgeschnitten. Was soll daran gut sein, wenn Du kein Gefühl mehr in der Eichel hast?

Ich würde all das Sperma, das ich in den zehn Jahren, seit ich beschnitten wurde, abgespritzt habe, für EINMAL Abspritzen tauschen, als ich noch meine Vorhaut hatte. Bis heute ist das sexuelle Erlebnis, an das ich mich am besten erinnern kann, das, wie ich entspannt mit meinem noch intakten Schwanz spiele, als ich noch elf Jahre alt war. Keine Erfahrung aus all den Jahren als Teenager ist vergleichbar mit dem Vergnügen, lässig meine Vorhaut zusammenzudrücken und zu reiben. Ich kann das Gefühl nie vergessen.

Ich weiß nicht mehr weiter. Je länger ich darüber nachdenke, desto mehr möchte ich von einem Bus überfahren werden. Das ist nicht das Leben, das die Natur für mich vorgesehen hatte. Ich wurde reingelegt, als ich noch minderjährig war. Verstümmelt durch dutzende Lügen meiner eigenen Eltern, noch bevor ich mir selbst ein gerechtes Urteil bilden konnte. Ich kann nur sehen, wie jene Heiligen aus dem Alten Testament, die diese barbarische Praxis ursprünglich begannen, mich in ihren Gräbern auslachen. Sie haben mich noch nach ihrem Tod zu einem Opfer gemacht!

Ich weiß, dass viele von euch das Gleiche durchgemacht haben. Und ich bin mir sicher, dass ihr die emotionale Wut und die schwere Depression, die ich gerade jetzt habe, gut nachvollziehen könnt. Wir alle wurden verarscht. Wir alle wurden verstümmelt. Wir können nicht zurückbekommen, was sie uns genommen haben.

Chester
24 Jahre
Philippinen
4. Oktober 2013

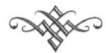

Zwei Tage altes Baby

Zwei Tage altes Baby
Ist ja noch keine Person
Macht damit, was ihr wollt.

Zwei Tage altes Baby
Ihr entscheidet, das es euch gehört
Macht damit, was ihr wollt.

Zwei Tage altes Baby
Besitzt es, markiert es, brandmarkt euer Ding
Macht damit, was ihr wollt.

Zwei Tage altes Baby
Freut euch auf seinen Penis
Macht damit, was ihr wollt.

Zwei Tage altes Baby
Wann wird das Es ein Er?
Was wird er dann denken?

Thomas
38 Jahre
Florida, USA
6. April 2014

Unnötige Operation ruinierte mein Sexualleben

Ich bin ein Kerl von Mitte Dreißig, der wegen „Phimose"[177] im Perth-Royal-Krankenhaus in Schottland beschnitten wurde, als ich vierzehn war.

Weder meine Eltern noch ich wurden vor der Zustimmung ausreichend aufge-klärt, weil uns niemand sagte, dass es alle Empfindlichkeit in meinem Penis zer-stören und folglich mein Sexualleben ruinieren würde. Auch habe ich inzwischen herausgefunden, dass Beschneidung bei Phimose nicht nötig ist, weil man das Pro-blem mit Dehnung lösen kann. Damals gab es das Internet noch nicht, so dass ich meinen Eltern wirklich nichts vorwerfen kann. Ich kritisiere den Arzt, der mir sagte, dass es getan werden müsse. Der abscheuliche Chirurg hat meinen Geist getötet und so auch meinen Körper und Verstand, als er einen Teil meiner Genitalien abschnitt.

Dies hat für mein ganzes Leben verheerenden Schaden angerichtet. Weil ich in Großbritannien lebe, passierte dies im Nationalen Gesundheitsdienst (NHS). Ich ver-suchte, den NHS wegen medizinischer Fahrlässigkeit zu verklagen, als ich einund-zwanzig war, aber sie sagten mir, für Ansprüche gäbe es eine zeitliche Frist von drei Jahren. Es hat mein Leben ruiniert: Beziehungen haben nicht funktioniert, Sex war größtenteils umständlich, weil ich kein Gefühl habe, ich kann meistens beim Sex nicht zum Orgasmus kommen, weil mir eine Vorhaut vollständig fehlt, und es hat mich psychisch total beeinflusst.

Jetzt also, mit vierunddreißig Jahren, bin ich ohne Arbeit und habe Selbstmord-gedanken. Ich bin jetzt an meinem absoluten Tiefpunkt und habe im letzten Jahr viel über Selbstmord nachgedacht.

Meine Eltern, die jetzt geschieden sind, wollen nichts davon wissen. Erstens gibt es da nichts, was sie tun können, weil das Problem unumkehrbar ist. Zweitens denke ich, dass sie es nicht als ein großes Problem ansehen. Und schließlich denke ich, dass sie meinen, ich würde übertreiben, weil es andere beschnittene Kerle gibt, die sich nicht beschweren. Wie wir alle wissen, kann man nicht meine Erfahrungen nehmen und auf jeden einzelnen beschnittenen Kerl in der Welt übertragen, weil nicht alle Beschneidungen identisch ausgeführt werden; viele Kerle behalten noch was von ihrem Vorhautbändchen, so dass es nicht überall gleich schlimm ist, und das Restau-rieren ist für sie ein Erfolg versprechendes Unterfangen.

Ich habe mich mit Wiederherstellung beschäftigt und einen TLC Tugger[178] ge-kauft. Jedoch erschien mir die Sinnlosigkeit nach weiterer Recherche klar zu sein. Ohne Vorhautbändchen (der empfindlichste Teil des Penis) und deswegen ohne Samenerguss-Auslöser, was soll das bringen? Die Eichel ist kein sehr empfindlicher

---

177 *Phimose* ist ein Zustand, in dem die Vorhaut nicht zurückgezogen werden kann. Dies ist bei Knaben absolut normal. Natürliche Selbstbefriedigung hilft dabei, die Haut zu dehnen. In seltenen pathologischen Situationen können Steroide äußerlich angewendet werden, während chirurgische Eingriffe nur letzte Möglichkeit bleiben.

178 TLC Tugger ist ein Vorhaut-Restaurierungsgerät, hergestellt von TLCTugger.com.

Teil des Penis; sie empfindet Hitze, Kälte und Schmerz, aber sie ist kein Rezeptor für feine Berührungen.[179]

So mit dreizehn oder vierzehn fing ich an, an mir selbst herumzuspielen, und ich erinnere mich daran, dass ich mich sehr schnell zum Ejakulieren bringen konnte, ohne dass ich in der Lage war, meine Vorhaut zurückzuziehen. Ich erinnere mich ebenfalls, dass ich manchmal beim Masturbieren einen stechenden Kopfschmerz wie vom Eis essen hatte, weil die Gefühle so klasse waren. Wenn ich jetzt masturbiere, fühle ich nichts. Jetzt muss ich sehr hart die Stelle kneten, an der zuvor das Vorhautbändchen war. Damit komme ich schließlich zum Samenerguss, aber es ist nur Mittel zum Zweck und bereitet mir kein Vergnügen. Es ist nur eine biologische Notwendigkeit, wie zum Klo zu gehen. Ich habe nie gefühlt, dass die Eichel ein empfindsames Gebilde wäre. Ich war nie in der Lage, Sex zu genießen, weil mein Vorhautbändchen und das Vorhautdelta vollständig entfernt worden sind.

Wie ich schon sagte, ist das nichts, was mir erst vor kurzem in den Sinn gekommen ist. Ich bin deswegen schon deprimiert, seit es gemacht wurde. Es hat mir wirklich große Angstzustände bereitet, als ich ein junger Erwachsener war, und hat viele unangenehme Situationen aufgrund meiner Erektionsschwierigkeiten verursacht. Wenn Du nichts empfindest, ist es schwierig, steif zu bleiben. Wenn Du das erste Mal einen geblasen bekommst und dabei nichts spürst, macht das Angst. Und wenn Du das erste Mal mit einem Mädchen schläfst, aber nicht weißt, ob Du schon in ihr bist, weil Du keinerlei Empfindungen hast, macht es Dich wahnsinnig.

Ich glaube, dass sogar Leute, die sich bewusst sind, welchen Schaden Beschneidung anrichtet, dazu neigen, herunterzuspielen, wie verheerend dies sein kann. Es ist genau das Gleiche wie weibliche Genitalverstümmelung und ich kann einfach nicht glauben, dass dies immer noch legal gemacht wird. Wann immer ich den Fernseher einschalte, jammern Feministinnen in Großbritannien über ein paar Fälle von illegaler FGM.[180] Aber jeder ignoriert die Tatsache, dass der NHS immer noch MGM[181] aus der Staatskasse finanziert, aus religiösen Gründen und aus „medizinischen" Gründen, obwohl Beschneidung nur selten medizinisch vertretbar ist.

Was meine Arbeitslosigkeit angeht: Ich bin momentan in einem Gemütszustand, in dem ich auch nicht arbeiten möchte. Ich bin zur Zeit als Spätstudierender an der Universität. Ich bin halb damit durch, meinen Bachelor zu machen und muss morgen wieder hin zum ersten Tag meines dritten Jahres, aber ich plane, Chloroform zu bestellen, wenn mein Studentendarlehn bewilligt wird. Ich sehe jetzt einfach keinen Wert im Leben, so dass der Tod die einzig vernünftige Lösung zu sein scheint. Ich will keine Kinder und ich bin nicht allzu ehrgeizig. Alles, was ich immer wollte, war ein bequemes Leben und ein nettes Mädchen zu finden.

---

179 Es ist wahr, dass der Großteil der Eichel nur Wärme, Kälte und Schmerz empfindet. Dennoch enthält die Eichelkorona einige Meissner-Körperchen, und nach der Restaurierung scheint sich eine erkennbare Steigerung der Empfindlichkeit für feinste Berührungen wieder einzustellen.
180 FGM steht für Female Genital Mutilation *(weibliche Genitalverstümmelung)*.
181 MGM steht für Male Genital Mutilation *(männliche Genitalverstümmelung)*.

Ich stelle fest, dass es für die Leute eine unmögliche Situation ist, mit mir zu reden. Das Problem, das ich damit habe, mit einem Mediziner zu sprechen, ist erst einmal, dass es diese sogenannten Experten waren, die mein Problem verursacht haben. Ich kann mir einfach nicht vorstellen, wie es mir helfen soll, mit jemandem zu reden, der von derselben Institution bezahlt wird, die mich verstümmelt hat, weil ich darüber sprechen würde, wie ihr Barbarentum diese Probleme verursacht hat. Angesichts der Tatsache, dass sie nicht um Entschuldigung bitten oder mir Schadenersatz leisten werden; dass sie immer noch Jungen im NHS verstümmeln; dass sie wegen des körperlichen Schadens, den sie mir zugefügt haben, nur mit den Schultern zucken werden, könnte ich mir vorstellen, bei ihnen zu amtlichen Maßnahmen zu greifen.[182]

Ich suchte deswegen einen Urologen auf, als ich einundzwanzig war. Er zuckte nur mit den Schultern und sagte: „Es kann sein, dass es Schädigungen der Nerven gibt, aber Sie können das nicht beweisen." Später erfuhr ich, dass dies bereits festgestellt worden ist, weil das Abhacken erogenen Gewebes zum Verlust von Nerven führt. Ich hatte sogar einen Arzt, der schulterzuckend meinte: „Na ja, zumindest können Sie länger." Können Sie sich den Aufschrei vorstellen, wenn er das zu einem weiblichen Opfer von Genitalverstümmelung gesagt hätte?

Nicht in der Lage zu sein, Sex überhaupt zu genießen, lähmt mich total, vor allem seit ich durch die Wissenschaft hinter die Funktionsweise des Penis gekommen bin und gelernt habe, warum ich da unten nichts mehr fühlen kann. Ich denke momentan, dass MGM auf gewisse Weise schlimmer als FGM ist, weil da so viel Druck auf Männer ausgeübt wird. Eine Frau kann sich auf den Rücken legen und muss überhaupt nichts machen; ein Mann muss das ganze Stoßen übernehmen. Zu versuchen, mit einem Mädchen in Missionarsstellung Sex zu haben, wenn Du absolut nichts fühlst, ist einfach nur eine schreckliche Situation. Es ist mir sogar unmöglich, zu ejakulieren. Die einzigen Stellungen, in denen ich jemals in der Lage war, abzuspritzen, waren Doggy und Löffelstellung: Es hat irgendwas mit der Reibung der Stelle des Vorhautbändchens und der Fähigkeit, meine Muskeln anzuspannen und mich zu konzentrieren, zu tun.

Die Stelle des Vorhautbändchen ist der einzige Teil meines Penis, an dem ich irgendwas fühlen kann, und es ist nur ein leichtes Kribbeln, das nach einer Weile nachlässt. Ich weiß, wie empfindsam es gewesen sein muss, vom Rumfummeln an mir selbst aus der Zeit vor meiner Beschneidung. Ich erinnere mich an die kribbeligen Gefühle und wie leicht es war, zum Orgasmus zu kommen, und das war, ohne die Vorhaut zurückzuziehen. Seit dem Tag, an dem ich beschnitten wurde, habe ich niemals mehr sexuelle Befriedigung erlebt. Von dem schrecklichen Moment an, als ich das Ergebnis meiner Operation sah, habe ich immer intuitiv gewusst, dass das Vorhautbändchen die Quelle für all dieses Vergnügen war, und das war entfernt worden.

---

182 *Amtliche Maßnahmen* meint hier das Ziehen einer Waffe für ein Massaker.

Wenn der NHS in Großbritannien mir eine Entschädigung gegeben hätte, die mir rechtmäßig zustünde, hätte ich vielleicht diese Plackerei schlafwandelnd für ein paar weitere Jahrzehnte ertragen können, dank der Sicherheit, die das Geld gegeben hätte. Wie es aussieht, habe ich einfach nicht den Enthusiasmus, die Motivation, Entschlossenheit und Hoffnung, die nötig wären, um weiterzumachen. Ich weiß, dass ich nie wieder arbeiten werde. Es war ein Wunder, dass ich gestern zur Uni gegangen bin, aber alles, was ich während der Vorlesungen tat, war, ständig an Selbstmord und meine Beschneidung zu denken. Es war Folter. Um das Ganze abzurunden, nehme ich mehr und mehr zu, weil ich einfach keine Energie oder irgendeinen Antrieb habe, Gewicht zu verlieren. Was soll das bringen? Gewicht verlieren, um gut auszusehen, so dass ich eine Frau finden kann, um Sex mit ihr zu haben, und nie in der Lage zu sein, es zu fühlen?

Da gibt es eine Frau, bei der ich schon nervös werde, wenn ich nur mit ihr rede, weil ich letztlich niemals in der Lage sein werde, Sex so zu erleben, wie normale, intakte Leute es können. Ich muss ständig über diese Auffassung nachdenken. Wenn ich Filme schaue und sehe, wie Männer und Frauen spontan Sex haben, werde ich ängstlich und depressiv. Die Tatsache, dass ich beim Sex nichts fühlen kann, macht das ganze Getue um Verlobung und Beziehung bedeutungslos. Leben ist Sex. Frauen haben heute mehr denn je zuvor hohe Ansprüche, was Sex angeht.

Ich kaufe diese ganze „Sex geschieht im Hirn“-Theorie nicht ab. Das ist als zusätzlicher Bonus fein, wenn man seine ganze Ausstattung intakt hat und man sexuelle Befriedigung aus den erogenen Zonen erzielen kann, aber für mich, ohne das, kann es nicht als Ersatz fungieren. Ich bin nicht wirklich jemand, der irgendwelche schrägen Fantasien hat. Ich mag gut aussehende Frauen mit tollen Körpern und nettem Charakter; ich bin ziemlich geradeheraus und unkompliziert. Ich kann wirklich nicht sehen, dass ich irgendwann den Antrieb und den Enthusiasmus finden werde, um auszugehen und irgendwann wieder eine Freundin zu finden. Ich meide Frauen jetzt, weil ich keinen Sinn mehr sehe.

Lawrence
34 Jahre
Perth, Schottland
18. September 2013

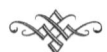

Ganz prima, „Doktor"

Ich wurde nach der Geburt mit einem Plastibell[183] beschnitten. Wenn ich könnte, würde ich achtzehn Jahre zurückgehen und den Typen finden, der meine Vorhaut abschnitt und ihm in die Eier treten, diesem Riesen-Kinderschreck.

Mittwochnacht verbrachte ich mit meiner Freundin. Wir waren in meinem Auto, parkten irgendwo in einer dunklen Ecke und die Sache entwickelte sich „heiß und heftig", wie man so sagt. Nach einer Weile lehnt sie sich zurück und schaut mich belustigt an, dann nimmt sie ihren Mut zusammen und bietet mir an, mir einen zu blasen oder es mir mit der Hand zu machen (das war bewundernswert). Ich setzte mein Pokerface auf, sagte so was wie „ja, sicher, das wäre cool, denke ich", aber im Innern schrie ich „WAAAAAHNSINN!" Nun, durch das College und eine Menge Schulblödsinn waren meine Aktivitäten zur Restaurierung ein wenig auf Eis, so dass zu diesem Zeitpunkt da nur wenig Haut zum Spielen vorhanden war.

Sie beschließt, mit ihren trockenen, nicht eingecremten Händen anzufangen.

An dieser Stelle würdet ihr vermutlich alle schreien: „NEIN! TU DAS NICHT", wie man es dem Typen in einem Horrorfilm zuruft, der allein in den Keller geht, um den Hauptschalter zu untersuchen. *Es fühlte sich an wie Sex mit _Feuer_.* Ich versuchte, mitzugehen, aber ich konnte nicht, also sagte ich ihr, es sei zu trocken, sie solle irgendwas anderes probieren. Okay, wegen der intensiven Reibung schaffte ich es irgendwie, völlig taub zu werden (was besser ist, als Schmerzen zu fühlen, denke ich). Sie fängt an, ihren Mund zu gebrauchen und ICH KANN KAUM IRGEND-ETWAS FÜHLEN. Dann nach einer Weile benutzt sie wieder ihre Hände, was sich okay anfühlt, abgesehen von der Reibung, die ein wenig intensiver zu sein schien, weil ihre Spucke das einzige Gleitmittel war.

Nun, ich brauchte eine STUNDE voll unbeholfener, halb schmerzhafter Anstrengungen, um endlich zum Höhepunkt zu kommen. Sie war am Ende so erschöpft, Gott segne sie für die Geduld; ich liebe sie bis an mein Lebensende, weil sie es versucht hat. Währenddessen hatte sie immer wieder gefragt, was sie falsch macht und warum es so lange dauert. Ich fühle mich ihretwegen so schlecht, weil sie nicht akzeptieren will, dass es nicht ihre Schuld war. Als Krönung des Ganzen kam ich in der Nacht nach Hause und schaute runter auf mein Glied (das ich in dem abgedunkelten Auto nicht hatte deutlich sehen können) und stellte fest, dass ich MASSIVE, VOLLSTÄN-DIG GEFÜHLLOSE WUNDEN auf meiner inneren Vorhaut hatte, knapp unterhalb der Korona.

Mein Pimmel fühlt sich roh und wie zusammengeschlagen an und meine Freundin fühlt sich wie eine Versagerin (und hat wirklich müde Arme). Großartig, in der Tat.

---

183 Der Plastibell ist ein Beschneidungsgerät, das 1950 von Hollister Inc. erfunden wurde und aus einem transparenten Plastikring mit einer tiefen umlaufenden Nut besteht.

Dem „Doktor", der dies tat, möchte ich nur sagen: Ganz prima, Du Arsch, du hast mein erstes sexuelles Erlebnis völlig ruiniert.

Ich muss wieder mit der Restaurierung weitermachen, oder ihr zumindest ein Gleitmittel besorgen.

DPX1
18 Jahre
Minnesota, USA
25. April 2009

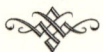

Verwundet, aber nicht gebrochen

Ich war mir über meinen Beschneidungsstatus bewusst, seit ich ein junges Kind war und entdeckt hatte, dass ich mit Körperteilen geboren war, die ich nicht länger besitze. Das passierte, nachdem ich meine Mutter um eine Erklärung für die deutliche braune Narbe gebeten hatte, die den Schaft meines Penis umgibt.

Sie erklärte mir, dass ich beschnitten worden war, dass Männer mit einem „unnötigen Hautlappen, der Dreck zurückhält" am Ende ihres Penis geboren werden, und dass alle zivilisierten Leute dies direkt nach der Geburt abgeschnitten bekommen. Das leuchtete mir niemals als richtig ein.

Als ich so etwa sechzehn war, fing ich an, Boxershorts statt Slips zu tragen, weil Freunde mich gehänselt hatten, weil ich diese „engen Weißen" trage, als ob das ein wichtiges gesellschaftliches Thema wäre. Mein Schwanz war immer sicher im Gummi meiner Unterwäsche festgehalten, so dass die Eichel meinen Bauch berührte; das ist vielleicht skurril, aber es machte möglich, dass die Haut ihr lebendiges Rosa behielt und sehr sensibel für Berührungsstimulation blieb.

Nachdem ich auf lockere Unterwäsche umstieg, musste ich lernen, mit dem Unbehagen und den Schmerzen umzugehen, dass mein Schwanz umher schwang und den ganzen Tag gegen den Stoff scheuerte. Schließlich ließen die Schmerzen und die Beschwerden nach. Ich fing auch an, die eigentliche Eichel und das Überbleibsel der inneren Vorhaut mit Seife zu waschen, nachdem ein Freund sagte, er sei geschockt, dass ich das nicht tun würde. Ich hatte zuvor niemals die Schleimhaut meines Penis direkt gewaschen, was klug war, wie ich jetzt weiß. Das Schleimhautgewebe der Genitalien ist, wie jede andere Schleimhaut sehr dünn und immer ein bisschen feucht. Aber nachdem es so sehr dem trocknenden und aufrauenden Effekt ausgesetzt war, weil es unnatürlich der Luft, der Reibung und Seife ausgesetzt war, wurde mein Schleimhautgewebe braun, ledrig und vollständig unempfindlich.

Zu diesem Zeitpunkt war ich zwar verzweifelt, aber noch gesund. Eines Nachts recherchierte ich über männliche Sexualität, absolut ohne Bezug zu meinem Problem, und stolperte über Informationen zur Beschneidung. Als meine Augen schockiert und in revoltierender Ehrfurcht über den Bildschirm flogen, fühlte ich, wie eine Flut der Qual mich verschlang. Ich war sexuell völlig taub, mit 17 Jahren. Verschlimmernd kam noch hinzu, dass ich mitten in meiner ersten romantischen Liebesbeziehung war.

Ich war geistig zerschmettert, hatte keine Verteidigung; ich leide an einem nicht funktionierenden Verleugnungsmechanismus. Ich kann mich einfach nicht selbst belügen. Ich verkroch mich in dem begehbaren Kleiderschrank, weil ich noch bei meiner Familie lebte und sonst keinen Platz zum Verstecken hatte. Ich schluchzte und fühlte meine Haut am ganzen Körper kribbeln, hatte das lebhafte Gefühl, ein Messer würde in mein Herz und in meinen Unterleib gestochen. Ich kann mich an das Gefühl erinnern, als ob boshafte, unsichtbare Wesen an meinem Fleisch zerren, um mich lebend aufzufressen.

Wie konnte so etwas in den Vereinigten Staaten geschehen, im Jahre 1983? Jemand schnallte mich fest, ließ mich die schlimmsten vorstellbaren körperlichen Qualen erleiden und ließ mich mit Narben zurück, verlustig der meisten meiner sexuellen Nervenenden. Und jetzt war ich VOLLSTÄNDIG taub. Ich flippte beim Gedanken an meinen Partner aus, der intakt war; meine Eifersucht war unerträglich. Was hatte er gemacht, um verschont zu bleiben? Er war zu früh geboren, betreut von einem alten italienischen Arzt im Hinterland von New York im Jahr 1961, das war's. Es war einfach eine Sache glücklicher Umstände, oder in meinem Fall das Fehlen solcher Umstände. Es ging um das Glückslos in einer Lotterie.

Die emotionalen Schmerzen waren so intensiv, dass ich jede Nacht betete, ich möge am nächsten Morgen nicht mehr aufwachen. Ich begann, mich selbst zu verstümmeln, indem ich mich selbst mit Zigaretten brannte, und oft benutzte ich psychoaktive Substanzen, um mein Bewusstsein zu benebeln, im Versuch, den Höllenqualen zu entkommen. Schließlich wurde ich wegen Selbstmordgedanken in eine psychiatrische Notfallaufnahme eingewiesen.

Einmal dort, schilderte ich den Leuten in der Aufnahme, warum ich zusammengebrochen war. Ich war völlig bei Verstand und beschrieb mich selbst sehr artikuliert, obwohl ich durch die Selbstmordgedanken niedergeschlagen war. Die Krankenschwester in der Aufnahme sagte mir: „Aber jeder Mann auf der Welt ist beschnitten." Ich informierte sie über die Tatsachen hierzu. „Nun, mein Mann ist beschnitten und er hatte niemals irgendwelche Probleme." Oh, meine Liebe, wenn Sie und er nur wüssten, dachte ich im Stillen.

In ihren Augen hatte ich Wahnvorstellungen. Ich weiß, dass sie das in der Krankenakte eintrugen. Am nächsten Tag sah ich einen Psychiater. Ich schilderte ihm, dass ich aufgrund meiner Internet-Recherchen zu der Selbstdiagnose gekommen sei, ich hätte bipolare Störungen 2. Grades. In Wahrheit habe ich auch eine Borderline-Persönlichkeitsstörung – die durch dieses sexuelle Trauma verstärkt wurde. Der Psychiater fragte mich, ob ich jemals irgendeine andere größere Operation gehabt hätte, abgesehen von meiner Beschneidung. Er hatte ein hämisches Grinsen im Gesicht, als er den Beschneidungsaspekt erwähnte.

Ich war siebzehn und er sah aus, als sei er höchstens Mitte Zwanzig. Die Frechheit auf seiner Seite, anzunehmen, dass ich komplett bescheuert und abwesend sein müsste, um sein offensichtliches Überlegenheitsgrinsen nicht wahrzunehmen, als er mich besänftigte; dass ich bescheuert und wahnhaft sein müsste, zu denken, Beschneidung sei in irgendeiner Weise schädlich. Unnötig, zu sagen, dass das nicht die Art von Hilfe war, die ich brauchte.

Man gab mir Serotonin-Wiederaufnahmehemmer und Stimmungsstabilisierer, die halfen, meine akuten Qualen runterzufahren in eine schwelende, pochende, traurige Wut. Ich hatte einen Vollzeitjob in einem Pflegeheim und war sehr geschätzt für die gefühlvollen Bindungen, die ich zu den Bewohnern hatte. Ich klammerte mich zum Schutz an meinen Freund, trank viel Alkohol und versuchte, so gut wie möglich Gedanken an meine Verstümmelung zu vermeiden.

Ich habe mich zu der Zeit meines Lebens ein wenig in Restauration geübt, vor allem über die „T-Tape-Methode", die die Haut genügend lockerte, dass ich einen Klebeband-Ring um die Haut ziehen konnte, die ich über meine Eichel gezogen hatte, um meine Schafthaut die ganze Zeit nach vorn gezogen zu halten und somit das Schleimhautgewebe meiner Genitalien vor direkter Entblößung zu schützen. Das erlaubte mir, eine große Menge an Keratin abzustoßen. Die Hornhautschichten bilden eine Schwiele, die die verbleibende innere Vorhaut eines beschnittenen Penis gefühlstaub macht.[184] Je weiter die Hornhaut entfernt wurde, desto mehr bekam ich sexuelle Empfindsamkeit zurück und meine Schleimhaut wurde hellrosa und geschmeidig. Ich wurde faul und machte Jahre lang keine weiteren Anstrengungen zur Wiederherstellung, hielt aber meinen Penis immer mit seinem Klebeband-Ring eingepackt, wenn ich nicht pinkeln musste oder Sex hatte.

Ich wollte den Arzt verklagen, der mich verstümmelt hatte, aber ich hatte die Verjährungsbestimmungen von Florida verpasst, weil ich zu traumatisiert war, um mich selbst dazu zu bewegen, einen Anwalt aufzusuchen, als ich noch achtzehn war. Der Arzt, der mich beschnitten hatte, ist ohnehin schon tot. Meine Mutter hat für das, was geschehen ist, um Entschuldigung gebeten, und sie fühlt sich schuldig. Ich habe ihr in der letzten Zeit öfters gesagt, sie solle sich nicht schuldig fühlen, weil ich weiß, dass sie es nicht besser wusste. Aber ich muss zugeben, dass ich das Gefühl habe, ich war nicht beschützt worden. Tief in mir fühle ich mich oft so, als gebe es keine Sicherheit auf dieser Welt.

Ich verbrachte die meiste Zeit meines zweiten Lebensjahrzehnts in einem Drogennebel, womit ich versuchte, den Schmerz meiner Verstümmelung wie auch andere Traumata, die ich in meiner Kindheit und Jugend erlebt hatte, nicht mehr an mich heranzulassen. Meine Verstümmelung brachte mich viele Male an den Rand des Selbstmords. Ich meine damit in keinster Weise, dass die meisten Männer, die die negativen Auswirkungen ihrer Beschneidung gewahr werden, so verstört werden. Allerdings habe ich mit vielen anderen gesprochen, die durch die Verstümmelung genauso stark emotional und psychisch beschädigt wurden wie ich, und mit manchen, die sich sogar noch deutlich schlechter fühlen.

Während meiner wilden Teenager- und Zwanzigerjahre war ich sexuell sehr freizügig. Ich habe viele Männer kennengelernt, die beim Sex nichts oder kaum etwas spüren. Ich war auch mit vielen intakten Männern zusammen, und auch mit vielen beschnittenen Männern, die Vergnügen durch sexuelle Stimulierung unterschiedlich

---

184 Es wird allgemein angenommen, dass die Schleimhaut der Eicheloberfläche dicker wird (keratinisiert) infolge der Beschneidung. Eine Studie fand keinen Unterschied, siehe Dinh M.H. et al. „Keratinization of the adult male foreskin and implications for male circumcision" *AIDS* 24, 6 (2010): 899-906.

stark empfinden. Durch ausführliche Recherchen und Erfahrung gleichermaßen habe ich ein umfassendes, klares Verständnis der männlichen Genitalanatomie und sexuellen Erfahrung entwickelt, das das aller Leute, die ich kenne, übersteigt, abgesehen von ein paar Personen, die auch unglückliche, beschnittene schwule Männer sind.

Die Eichel ist bei den meisten intakten und sogar den meisten beschnittenen Männern nicht der zentrale Ausgangspunkt für sexuelles Vergnügen. Das Vorhautbändchen-Delta ist der Sitz des männlichen sexuellen Vergnügens: Es ist die „männliche Klitoris". Die Eichel ist das nicht. Die Eichel ist durchzogen von Nervenenden, die in erster Linie Schmerz, Druck und Temperaturschwankungen erkennen. Meissner-Körperchen sind die feinen Druckrezeptor-Nervenenden, die für die intensivsten Empfindungen sexuellen Vergnügens verantwortlich sind. Sie sind nur in kleiner Anzahl auf der Eichel verteilt, mit etwas höheren Konzentrationen in der Korona (dem Eichelrand) und nahe der Spitze, kurz über der Harnröhre. Die Eichel kann tatsächlich deutlich Vergnügen empfinden, aber hauptsächlich hält sie eine unterstützende Art von Empfindung für die hochsensible Ekstase des Vorhautbändchen-Deltas bereit.

Das Vorhautbändchen verbindet die Eichel mit der Vorhaut und dem Schaft auf eine Weise, die bewirkt, dass die Vorhaut vorn bleibt, wenn sie nicht absichtlich zurückgezogen wird. Es sieht ähnlich aus und funktioniert ähnlich wie das Bändchen unter der Zunge. Das gefurchte Band, das sehr stark mit Meissner-Körperchen durchzogen ist, ist von engen Bändern aus Schleimhaut gebildet.

Diese Bereiche laufen alle zusammen, um das Vorhautbändchen-Delta zu formen, das etwa 2,5 cm unter der Eichel eines intakten Penis liegt, wenn die Vorhaut vollständig zurückgezogen ist. Manche beschnittene Männer haben noch ein gutes Stück des gefurchten Bands übrig und können daher deutlich sexuelles Vergnügen empfinden. Andere haben nichts mehr von diesem Gewebe und ihnen bleibt nur die Eichel für Stimulierung.

Für mich ist die Stimulierung der Eichel ohne Stimulierung des Vorhautbändchen-Deltas unangenehm und kann sogar schmerzhaft sein; meine Eichel empfindet nur Vergnügen, wenn sie in Verbindung mit dem Vorhautbändchen-Bereich darunter stimuliert wird. Andere Männer empfinden mehr, wenn sie nur die Eichel stimulieren. Allerdings sehen alle Männer, die ich getroffen habe und die immer noch Vorhautbändchen-Bereiche haben, die empfindsam sind, letztere als viel wichtiger für ihr sexuelles Vergnügen an.

Wenn ein Junge beschnitten wird, ist es unmöglich, vorherzusagen, wie viel sexuelles Vergnügen ihm bleiben wird. Mein bester Freund war so locker beschnitten worden, dass er mehr wie ein intakter Mann als wie ein beschnittener funktioniert. Er wurde mit der Mogen-Klammer beschnitten.[185] Diese Klammer führt oft zu sehr lockeren Beschneidungen und spart aufgrund ihrer Form das Vorhautbändchen-Delta

---

185 Die Mogen-Klammer ist ein Beschneidungsgerät, das 1954 von Rabbi Harry Bronstein erfunden wurde.

aus. Sie wurde nach einem Sammelklage-Prozess vom Markt genommen, weil vielen Babys aufgrund der spezifischen Art dieses Geräts die komplette Eichel amputiert worden war.

Bei meinem besten Freund war noch sein ganzes Vorhautbändchen-Delta intakt und er kann seine Eichel vollständig bedecken, wenn er schlaff ist, und halb, wenn er erregt ist. Das ist sehr selten und er ist sehr glücklich damit. Aber wenn der Arzt durch die Klammer vor dem Festdrücken nur einen Millimeter mehr vom Vorhaut-bändchen-Fleisch genommen hätte, hätte er einen Teil des Deltas verloren und würde dadurch sexuell deutlich weniger fühlen, als er es glücklicherweise tut. Und natürlich war es trotz allem qualvoll für ihn, als das passierte, weil er ein wehrloser Säugling war, und es hätte sein Leben kosten können.

Es wird berichtet, dass mindestens 100 Babys aufgrund von Komplikationen nach einer Beschneidung jedes Jahr allein in den Vereinigten Staaten sterben.[186] Nicht zu vergessen, es gibt sicherlich Todesfälle, die nicht öffentlich der Beschneidung ange-lastet werden, aber die in Wahrheit von einer solchen verursacht werden. Der Wis-sensstand der Entwicklungspsychologie macht offensichtlich, dass solche extremen Schmerzen, die in diesem frühen Alter erfahren werden, langfristige psychologische Auswirkungen haben.

Ich könnte zu diesem Thema ewig weitermachen, weil die Auswirkungen einfach so gigantisch sind, so tief und so breit, dass ich noch nicht mal alles davon begreifen kann. Wir sind die einzige Nation der Ersten Welt, die dies unseren Kindern in Scharen antut. Gegen weibliche Genitalverstümmelung in Afrika zu kämpfen, wäh-rend wir Massen-Beschneidungen von Männern auf der ganzen Welt empfehlen, ist krankhaft hinterwäldlerisch und fehlgeleitet.

Ob Sie es mögen oder nicht, Sex ist ein extrem wichtiger Bestandteil menschli-cher Erfahrung. In den meisten Fällen ist es eine schöne Sache. Unsere Geschlechts-organe und die Gehirnchemie ermöglichen es uns, größere sexuelle Lust zu erleben als alle anderen Organismen auf der Erde. Dies geschieht sowohl, um das Leben für uns alle angenehmer zu machen, als auch, um uns aneinander zu binden. Einer Per-son, die man sehr tiefgründig liebt, köstliches Vergnügen zu bereiten, ist die schönste Sache der Welt.

Alle Formen sexueller Verstümmelungen haben Erfolg darin, eine bereits kompli-zierte Angelegenheit weiter zu verkomplizieren, nämlich die, wie wir über sexuelle Aktivität mit einem anderen kommunizieren und uns binden. Maimonides, der mittelalterliche jüdische Philosoph, sagte geradeheraus in seinen Schriften, dass die Beschneidung dazu da ist, das sexuelle Vergnügen drastisch zu verringern. Er schrieb:

---

186 Es wird angenommen, dass jährlich in den USA 117 Todesfälle durch Beschneidung geschehen. Dies entspricht 1,3 % aller Neugeborenen-Todesfälle aller Ursachen. Dan Bollinger, „Lost boys: An estimate of U.S. circumcision-related infant deaths", *Thymos: Journal of Boyhood Studies* 4, 1 (2010): 78-90.

Und ebenso hat, wie ich glaube, die Beschneidung nebst anderen Gründen auch noch den, die geschlechtliche Lust zu verringern und dieses Organ möglichst zu schwächen, so dass es diese Handlung selten vollziehe und möglichst ruhen lasse. Manche glauben übrigens, dass die Beschneidung die Vervollkommnung einer Mangelhaftigkeit der Erzeugung sei, wogegen aber jedermann einwenden kann: Wie können diese Dinge der Natur mangelhaft sein, um einer Vervollkommnung von außen zu bedürfen? Abgesehen davon, dass der Nutzen der Haut für dieses Organ schon erwiesen ist. Dieses Gebot ist aber keineswegs dazu gegeben, um einen Defekt der Erschaffung, sondern um eine Mangelhaftigkeit der Sitten zu verbessern. Dieser leibliche Schaden aber, der diesem Organ widerfährt, ist absichtlich so veranstaltet, dass dadurch keine der Funktionen gestört wird, die zum Fortbestande des Individuums erforderlich sind und auch die Zeugung dadurch nicht unmöglich gemacht wird, wohl aber die übermäßige Lust verringert wird. Dass aber die Beschneidung die Erektionskraft schwächt und manchmal die Sinnenlust vermindert, ist eine unanfechtbare Tatsache. Denn ohne Zweifel wird das Organ schwächer, wenn sofort im Beginne seiner Erschaffung das zu ihm gehörende Blut vergossen und seine Hülle weggenommen wird. Ausdrücklich sagen auch unsere Weisen, dass eine Frauensperson, die von einem Unbeschnittenen beschlafen wird, sich nur schwer von ihm losmachen kann. Dies ist meiner Meinung nach der wichtigste Grund der Beschneidung.[187]

Ist es das, was Sie für Ihre Kinder wollen? Wie kann von etwas Gestohlenem gesagt werden, dass dies ein williges Opfer sei? Wenn ein Mann wirklich seine Treue zu seinem Gott zeigen will, indem er die für sein sexuelles Vergnügen wichtigsten Körperteile aufgibt, würde diese Überzeugung nicht umso deutlicher sein, wenn er diese Entscheidung als wohl informierter Erwachsener trifft und die Erfahrung mit Absicht, Sorgfalt und spiritueller Bedeutung durchlebt?

Durch gesetzliche Verfolgung erlauben wir Muslimen nicht, von denen einige es vorziehen, sowohl Jungen- als auch Mädchen-Genitalien zu beschneiden, dies bei ihren weiblichen Nachkommen zu tun. Doch die Männlichen bleiben ungeschützt.

Heute bin ich wieder aktiv dabei, meine Vorhaut wiederherzustellen, mit Hilfe von Geräten, die ich von innovativen und fürsorglichen Intaktivisten erhalten habe, die ihre Geräte zu unser aller Nutzen verkaufen. Ich habe jetzt da unten genügend

---

187 Moses Maimonides, *Der Führer der Unschlüssigen*
http://www.jmberlin.de/main/DE/Pdfs/Sonderausstellungen/hautab_maimonides.pdf (abgerufen am 25. Juli 2015). Ohne Kenntnis von Sexualhormonen orientiert sich Maimonides an den Alten, indem er den Sexualtrieb der Anatomie zuschreibt. (Der Klerus und die Ärzte zum Ende des neunzehnten und zu Anfang des zwanzigsten Jahrhunderts erlagen dem gleichen Trugschluss in ihrem männerfeindlichen Antrieb, die männliche Sexualität abzuschwächen.) Auch schreibt er dem Blut eine „Lebenskraft" zu, eine ebenfalls altertümliche Auffassung. Maimonides ignoriert das erhöhte Niveau männlicher sexueller Frustration völlig, das entsteht, wenn die vom Gehirn erwartete normale Sensibilität des Penis diesem genommen wurde.

Haut, um meine Eichel im schlaffen Zustand ohne Hilfe von Klebeband zu bedecken. Abdeckung im erregten Zustand wird nicht ganz so einfach werden, aufgrund der ziemlichen Größe meines Glieds und der Tatsache, dass ich sehr stramm beschnitten worden war. Aber das Ausmaß der sexuellen Lust, die zu empfinden ich jetzt in der Lage bin, ist viel größer als das, was ich fühlte, bevor ich mit der Restaurierung begann. Ich empfehle es allen beschnittenen Männern.

Ich wurde mit dem Plastibell beschnitten und habe, wie die meisten, die diese Methode hatten, einen Gutteil meiner inneren Vorhaut übrig, aber die Empfindlichkeit ist unregelmäßig, so wie auch die Narbenlinie. Im linken ventralen (unteren) Bereich, in Überbleibsel meines Vorhautbändchen-Deltas, gibt es intensive Lustempfindungen. Ich verlor alles Fleisch, das ursprünglich die äußere Schafthaut und Vorhaut bildete und das jetzt durch gewanderte Schambeinhaut gebildet wird, die haarig ist und bis zur Narbenlinie wächst. Kann schließlich jemand eine gestrichelte Linie zeichnen, wo die Vorhaut endet und der „wahre Penis" beginnt? Es gibt keine gestrichelte Linie, weil es keine klare Abgrenzung gibt. So wie der Finger zwar Teil der Hand ist, aber auch eine eigene Einheit ist, ist die Vorhaut integraler Bestandteil des Säugetier-Penis. Sie entwickelte sich zu dem hochkomplexen und wunderschönen Funktionszustand, den sie zur Zeit aus gutem Grund hat. Es gibt kein Dilemma, wenn man einen Jungen zur Welt bringt, ob man ihn beschneiden soll oder nicht. Die Antwort sollte jedem aufgrund all der Informationen und gesundheitlichen Motive glasklar sein.

Und denken Sie daran, ziehen Sie niemals die Vorhaut eines Kindes mit Gewalt zurück. Ich habe so viele Schäden in den USA bei den wenigen glücklichen intakten Männern meiner Generation und den paar Generationen vor meiner gesehen, die durch dämliche und ignorante „Untersuchungen" der Innenseite des Penis während ihrer Kindheit verursacht wurden. Es gibt Texte, die all dies umfassend erklären, ich empfehle, einen davon auf *Mothering.com* zu nehmen und ihn allen werdenden Eltern eines neugeborenen Jungen zu geben.

Es ist mir klar, dass die Eifersucht, die so viele beschnittene Männer gegenüber intakten Männern fühlen, in vielen Fällen der Hauptantrieb ist, die Verstümmelung fortzusetzen. Nehmen Sie zum Beispiel die *American Academy of Pediatrics*, die fast ausschließlich von beschnittenen Männern betrieben wird. Angesichts der überwältigenden Belege, dass Beschneidung überhaupt keine Vorteile hat und all der Belege, wie unglaublich wunderbar die Vorhaut in Wahrheit ist, unterstützen sie nach wie vor den Standpunkt, dass die Beschneidung einige Vorteile habe und dass es die Wahl der Eltern sein soll, ob sie sie durchgeführt haben wollen.

Doch wir erlauben nicht, dass Kindern andere Körperteile aus sogenannten prophylaktischen medizinischen Gründen abgeschnitten werden. Warum? Es gibt so viele andere Körperteile, die so viel weniger nützlich sind und viel eher problematisch sind als die Vorhaut. Warum keine vorbeugenden Brustamputationen,

Fingernagelentfernungen usw.? Könnte es sein, dass die Leute beim Thema Beschneidung überhaupt keine Logik walten lassen?

Ich, ich werde überleben, und ich werde gedeihen, so weit das möglich ist; ich werde mir selbst nicht gestatten, von dieser schrecklichen Praxis besiegt zu werden. Aber die Narben werden immer da sein, sowohl die auf meinem Penis als auch die auf meiner Psyche und meiner Seele. Ich schreie noch immer manchmal nachts, das hilflose Schreien eines Baby-Jungen mitten in der Verstümmelung erfüllt meine Ohren. Nur durch den Aktivismus finde ich ein gewisses Maß an psychischem Trost.

Lasst uns unsere zukünftigen Generationen schonen, einverstanden?

Jaime Banks
30 Jahre
Pennsylvania, USA
31. Dezember 2013

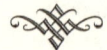

Glossar

Abdeckungsindex
Ein Klassifizierungssystem, das mit nummerischen Werten die Länge einer Vorhaut beschreibt. Siehe: http://www.newforeskin.biz/

Beschneidungskoma
Der Geisteszustand einer beschnittenen Person, gekennzeichnet durch das Leugnen, dass sie anatomisch, physiologisch und psychisch geschädigt worden sei.

CAT
Constant Applied Tension *(permanent anhaltender Zug)*, ein Vorhaut-Restaurationsgerät, erhältlich auf www.catstretcher.com.

Circumstraint
Eine Kunststoff-Formplatte, die verwendet wird, um Säuglinge für Behandlungen wie die Beschneidung zu fixieren, hergestellt von der Olympic Medical Company, Seattle, WA.

Dartos-Muskel
Eine Schicht glatter Muskelfasern in der Penis- und Hodensackhaut, die sich bei niedrigen Temperaturen zusammenzieht.

DTR
Dual Tension Restorer *(Doppelzug-Wiederhersteller)*, verkauft durch www.fore skinrestore.com.

Eichel
Der relativ unempfindliche, gerundete Kopf des Penis, der normalerweise von der Vorhaut bedeckt ist.

Fehlstellung
Die unnatürliche Ausrichtung zweier gegenüberliegender Körperstrukturen.

FGM
Female Genital Mutilation *(weibliche Genitalverstümmelung)*

Foregen
Eine gemeinnützige Organisation, die gegründet wurde, um die Entwicklung von Techniken zur Regenerierung von Hautgewebe zu fördern, in der Hoffnung, beschnittenen Männern eine Ersatzvorhaut bieten zu können.

Frenektomie
Chirurgische Entfernung des Vorhautbändchens.

Furche
Die Rille rund um den Penisschaft, wo er an die *Eichel* grenzt.

Gefurchtes Band
Eine Zone geriffelten Gewebes, das vom Vorhautbändchen um die Innenseite der Spitze der Vorhaut und zurück zum Vorhautbändchen läuft. Es liegt zwischen der äußeren Haut und der weichen inneren Schleimhaut und ist das primäre erogene Penis-Gewebe. Es ist stark mit *Meissner-Körperchen* an den Spitzen der Riffeln durchsetzt.

Gomco-Klammer
Ein Beschneidungsgerät, das von Hiram S. („Inch") Yellen und Aaron A. Goldstein entwickelt und in den USA seit 1935 benutzt wurde.

Hämatom
(Prellung) Eine lokale Ansammlung von Blut, das aus den Blutgefäßen durchgesickert ist.

Hautbrücke
Eine Brücke aus Haut zwischen der beschädigten Schleimhaut und der Eichel, die sich während des Heilungsprozesses nach einer Beschneidung bilden kann.

Hautlappen
Eine nicht funktionale Hautansammlung.

Intakt (Penis)
Ein natürlicher Penis, vollständig samt Vorhaut.

Intaktivismus
Die Bewegung, die genitale Selbstbestimmung für alle Kinder unterstützt, ob männlich, weiblich oder intersexuell.

Meatotomie
Der Vorgang, die Harnröhrenöffnung chirurgisch zu weiten.

Meatus
Öffnung der Harnröhre am Ende des Penis.

Meatusstenose
Eine Verengung der Harnröhrenöffnung, die zu verringertem Harnfluss führt. Häufig bei beschnittenen Jungen anzutreffen.

Meissner-Körperchen
Eine kapselartige Struktur am Ende einer Nervenachse, die feinste Berührungen und Bewegungen genau erkennt. Kommt in der Vorhaut, dem Vorhautbändchen und in geringerem Maße in der Eichelkorona vor.

MGM
Male Genital Mutilation *(männliche Genitalverstümmelung)*

Mogen-Klammer
Ein Beschneidungsgerät, das 1954 von Rabbi Harry Bronstein erfunden wurde.

Mohel
Ein jüdischer ritueller Beschneider.

NOCIRC
National Organization of Circumcision Information Resource Centers *(Nationale Organisation von Beschneidungsinformationsquellen-Zentren)*. Eine pädagogische, gemeinnützige Organisation mit Sitz in Kalifornien, die sich dem Intaktivismus verpflichtet hat.

NORM
National Organization of Restoring Men *(Nationale Organisation restaurierender Männer)*, 1990 in San Francisco gegründet.

Penile Uncircumcising Device
(Penis-Unbeschneidungsgerät) Ein Vorhaut-Restaurierungsgerät, das 1996 von Roland Clark erfunden und patentiert wurde.

Penis-Hodensack-Verflechtung
Eine Komplikation der Beschneidung, durch die die Haut des Hodensacks in einem größeren Bereich als normalerweise mit dem Penis verbunden ist.

Phimose
Ein Zustand, in dem die Vorhaut nicht zurückgezogen werden kann.

Plastibell
Ein Beschneidungsgerät, das 1950 von Hollister Inc. erfunden wurde und aus einem transparenten Plastikring mit einer tiefen umlaufenden Nut besteht.

Präputium
Vorhaut

PUD
Siehe *Penile Uncircumcising Device*.

RIC
Routine Infant Circumcision *(routinemäßige Kleinkinder-Beschneidung)*. Beschneidung, die bei einem Säuglingsjungen ohne bestimmte medizinische Indikation durchgeführt wird.

Schleimhaut
Dauerhaft glatte und feuchte Haut auf der inneren Vorhaut und bei intakten Männern auch auf der Eichel.

Synechie
Die geteilte Membrane, die die *Eichel* mit der Innenseite der Vorhaut verbindet. Siehe auch: *Vorhautbändchen*.

TLC Tugger
Ein Vorhaut-Restaurierungsgerät, hergestellt von TLC Tugger.com.

TLC-X Tugger
Ein Vorhaut-Restaurierungsgerät ohne Klebebänder, erfunden von Ron Low.

TUG-A-HOY
Ein Vorhaut-Restaurierungsgerät ohne Klebebänder, das von Dr. James A. Haughey erfunden und 2003 patentiert wurde.

Verbindungszone
Die Stelle am Ende der erschlafften Vorhaut, wo das äußere und innere Gewebe aufeinandertreffen.

Vorhautbändchen
Ein erogenes Hautband, das die Unterseite der Eichel mit dem *gefurchten Band* der Vorhaut verbindet. Es zieht die zurückgezogene Vorhaut wieder über die Eichel und dient dazu, die Länge der Penisstöße beim Geschlechtsverkehr zu steuern.

Vorhautbändchen-Delta
Ein erogener, dreieckiger Bereich hochempfindlicher innerer Vorhautschleimhaut an der Unterseite des Penis, am *Vorhautbändchen* zentriert, begrenzt durch das *gefurchte Band* und die *Verbindungszone*, reich mit *Meissner-Körperchen* versehen.

Your Skin Cone
(Dein Haut-Konus) Ein Gerät, das von TLCTugger.com hergestellt wird und dazu dient, mit der verbliebenen Vorhaut die Eichel zu bedecken, um verlorene Empfindsamkeit wieder zu erlangen.

Literaturverzeichnis (Auswahl)

Brayton, Jerry, „My circumcision story, as told to J. Steven Svoboda", in Chantal Zabus (Hrg.), *Fearful Symmetries: Essays and Testimonies around Excision and Circumcision* (Amsterdam und New York: Rodopi, 2009); online auf http://arclaw.org/sites/default/files/Chantal-Zabus-Fearful-Symmetries.pdf

Bigelow, Jim, *The Joy of Uncircumcising!: Exploring Circumcision: History, Myths, Psychology, Restoration, Sexual Pleasure and Human Rights* (Aptos: Hourglass Publishing, 1992).

Bisque, Lisa, *You Call This Love?* (Lincoln: Writer Club Press, 2000).

Boyd, B. R., *Circumcision: What it Does* (San Francisco: Taterhill Press, 1990).

Darby, Robert J. L., „The child's right to an open future: is the principle applicable to non-therapeutic circumcision?" *Journal of Medical Ethics* online veröffentlicht am 30. Januar 2013 doi: 10.1136/medethics-2012-101182

Darby, Robert, *The Sorcerer's Apprentice: why can't the United States stop circumcising boys?* (Kindle Edition, SJF Publishing, 2013).

Darby, Robert & Cox, Laurence, „Objections of a sentimental character: The subjective dimension of foreskin loss", in Chantal Zabus (ed.), *Fearful Symmetries: Essays and Testimonies around Excision and Circumcision* (Amsterdam und New York: Rodopi, 2009); online auf http://www.circinfo.org/documents/ObjectionsSentimental-Zabus.pdf.

Glick, Leonard B., *Marked in Your Flesh: Circumcision from Ancient Judea to Modern America* (York: Oxford University Press, 2005).

Goldman Ronald, *Circumcision: The Hidden Trauma* (Boston: Vanguard Publications, 1997).

Gollaher, David L., *Circumcision: A History of the World's Most Controversial Surgery* (New York: Basic Books, 2000).

Hammond, T. A., „Preliminary Poll of Men Circumcised in Infancy or Childhood", *British Journal of Urology International* 83, Ergänzung 1 (1999): 85-92.

Hammond, T. A., *Global Survey of Circumcision Harm.* Online auf: http://www.circumcisionharm.org/results.htm.

O'Hara, Karen & O'Hara, John, *Sex As Nature Intended It* (Hudson: Turning Point, 2002).

Peterson, Shane, „Assaulted and mutilated: A personal account of circumcision trauma", in George C. Denniston, Frederick Hodges und Marilyn Milos (Hrg.), *Understanding circumcision: A multi-disciplinary approach to a multi-dimensional problem*, London und New York, Kluwer Academic and Plenum Press, 2001. Online auf: http://www.historyofcircumcision.net/index.php?option=com_content&task=view&id=93&Itemid=50.

Robinett, Patricia, *The Rape of Innocence* (Eugene, Nunzio Press, 2010).

Romberg, Rosemary, *Circumcision: The Painful Dilemma* (Massachusetts: Bergin & Garvey, 1985).

Index

Hymen-OP 86

Irak 11, 18, 190, 191

Iran 11, 117

Judentum 60, 62, 63, 64, 178
  Brit/Brit Mila 60, 63, 178
  Davidstern 108
  Metzizah b'peh 60
  Mohel 39, 63
  orthodox 60
  Periah 60

Kanada 11, 17, 50, 82, 154, 157, 160
  Quebec 50

Kognitive Verhaltenstherapie 183

Mandeln 69, 70, 71

Meatotomie 210

Meatotomie120 79

Meissner-Körperchen 19, 58, 180, 196, 204, 210, 212

Melbourne, Australien 77

Mohel 39, 63, 211

Mormonen-Christen 170

Muslime
  Schiiten 62

Narbe
  aufgerissen 104
  blutend 44
  braun 16, 124, 125, 201
  dunkler Ring 92
  Fehlstellung 78
  hypersensible 18
  hypertroph 17
  schartig und schief 125
  unregelmäßig 207

Neuseeland 11, 54, 220

NOCIRC 88

NORM 45, 109, 211

Oralsex 46, 47, 53, 134
  Blowjob 18, 134, 165, 199

Orgasmus 18, 19, 46, 47, 52, 57, 94, 110, 125, 129, 134, 138, 146, 147, 164, 165, 195, 197
  Ejakulation 18

erfüllend 129
Ganzkörper 35, 99, 105, 146, 147
harte Arbeit 57
verzögert 94, 98, 110
Wundsein 137, 138

Penis
  roh 199
  Schmerz 168

Penis-Hodensack-Verflechtung 17, 75

Peniskrebs 8, 59, 62

Penisschaft 16, 17, 19, 48, 57, 75, 96, 111, 209
  haarig 17, 75, 207

Philippinen 11, 18

Phimose 24, 113, 127, 195, 211

Pinkeln
  schüchtern 167

Plastische Chirurgie 123, 126, 145

Psychische Auswirkungen
  Alexithymie 29
  Alpträume 27, 69, 167
  bisexuelles Verhalten 190
  Demütigung 138
  Depression 21, 22, 24
  Minderwertigkeitsgefühle 137
  Misstrauen gegenüber Frauen 168
  Neugeborenen-Erinnerungen 27
  Sadomasochismus 190
  Schamgefühl 138
  verringerte Selbstachtung 190

Rastafari 62

Rechtsweg ausgeschlossen 105

Restaurierungsgeräte
  CAT 122
  DTR (Dual Tension Restorer) 119
  TLC Tugger 46, 83, 122, 195
  TLC-X 90

Restaurierungsmethoden
  Aufblasen 35
  Erweitertes Kleben 35
  Geräte 35
  Klebeband 203
  Manuell 34, 99
  Überkreuz-Kleben 34

Scham 154, 155

Über den Autor

Lindsay R. Watson, Bachelor of Science (Honours), DipTchg, ist ein unabhängiger Forscher aus Neuseeland. Sein Buch ist ein Ergebnis seiner Forschungen zur Veränderung von Einstellungen und Behandlung der männlichen Sexualität während des neunzehnten und zwanzigsten Jahrhunderts. Derzeit erforscht er die Geschichte der Sozial- und Gesundheitsfragen Neuseelands mit Bezug auf die nicht-therapeutische Beschneidung männlicher Minderjähriger, von den alten Polynesiern bis zur Gegenwart. Er hat auch die sogenannten Reinheitskampagnen von Henry Bligh in der Australasischen Weißes-Kreuz-Liga (1902 - 1930) erforscht.

Veröffentlichte Arbeiten:

Lindsay R. Watson, „The Universal Condition: Medical Constructions of ‚Congenital Phimosis‘ in Twentieth Century New Zealand and their Implications for Child Rearing", Health & History 16, Nr. 1 (2014): 87-106.

Lindsay R. Watson, „Tom Tiddler‘s Ground: Irregular Practitioners and Male Sexual Problems in New Zealand, 1858-1908", Medical History 57, Nr. 4 (2013): 537-558.

Über den Übersetzer

Ulf Dunkel ist ein deutscher Kaufmann, Politiker, Autor und Intaktivist, der sich seit Sommer 2012 dafür einsetzt, dass die medizinisch nicht indizierte Beschneidung von Knaben rechtlich verboten wird.

Die Lektüre dieses Buches im Original bewegte ihn dazu, es ins Deutsche zu übertragen, weil ihn nicht nur die Berichte der betroffenen Männer sehr berührten, sondern auch die Analyse des Autors sehr bewegte, was mit Männern geschieht, die durch Trigger-Erlebnisse aus ihrem sog. „Beschneidungskoma" erwachen.

Selbst Opfer eines frühkindlichen Traumas, hatte er beim Ansehen des bekannten Dokumentarfilms „It‘s A Boy!" über Säuglingsbeschneidung Ende 2012 auch ein solches Trigger-Erlebnis. Dies veranlasste ihn zu einem öffentlich gewordenen, in den Medien umstrittenen Wutausbruch und bewegte ihn zu seinem *„Gedicht zur Abschaffung der Menschenrechte für Jungen in Deutschland"*, um seinen Zorn auf Menschen, die wehrlosen Kindern traumatisierende Dinge antun, auszudrücken.

Er engagiert sich nach wie vor für die Intaktheit aller Kinder und sieht auch die Übersetzung und Verbreitung dieses Buches als einen Beitrag dazu.

Ulf Dunkel ist u.a. Herausgeber des Intactiwiki auf http://intactiwiki.org.

www.ingramcontent.com/pod-product-compliance
Lightning Source LLC
Chambersburg PA
CBHW050441290526
45786CB00006B/2118